T. Laux | H. Kawach
(Hrsg.)

Die Anästhesieambulanz

D1677326

Medizinisch Wissenschaftliche Verlagsgesellschaft

Gebrauchsanweisung für dieses Buch

Die Einleitung führt Sie in die Thematik des Beitrages hinein oder beleuchtet kurz, welchen Nutzen Ihnen der Beitrag für die Praxis bringt.

Praxistipp / Tipps zur Umsetzung

Dieses Zeichen steht für:

- *Hinweise für die Beurteilung einer Situation oder der Anwendung einer Maßnahme*
- *Tipps für die Implementierung von neuen Strukturen oder Abläufen*
- *Persönliche Tipps aus der Praxis des Autors*

Wichtige Aussagen, die Sie nicht überlesen sollten, werden hervorgehoben – z.B. Fehlerquellen und Gefahren bei der Beurteilung einer Situation oder der Anwendung einer Maßnahme.

Fazit

Jeder Beitrag endet mit einem Fazit, das die wesentlichen Aussagen nochmals zusammenfasst.

T. Laux | H. Kawach
(Hrsg.)

Die Anästhesie-
ambulanz

mit Beiträgen von
J. Bernhart, R.-W. Bock, R. Gäbler, H. Kawach, T. Klöss,
M. Kluth, H. Krieter, T. Laux, C. Madler, A. Meißner,
H. Möck, C. Müller, J. Neidel, A. Pape, M. Pape,
W. Schaaf, H. Vogel, M. Weiß

mit einem Geleitwort von C. Madler

 Medizinisch Wissenschaftliche Verlagsgesellschaft

Dr. med. Tino Laux
Westpfalz-Klinikum Kaiserslautern GmbH
Institut für Anaesthesiologie und Notfallmedizin I
Hellmut-Hartert-Str. 1
67655 Kaiserslautern

Hildegund Kawach
Westpfalz-Klinikum Kaiserslautern GmbH
Institut für Anaesthesiologie und Notfallmedizin I
Hellmut-Hartert-Str. 1
67655 Kaiserslautern

MWV Medizinisch Wissenschaftliche Verlagsgesellschaft OHG
Axel-Springer-Str. 54 a
D - 10117 Berlin
www.mwv-berlin.de

ISBN 10: 3-939069-09-4
ISBN 13: 978-3939069-09-6

Bibliografische Information der Deutschen Bibliothek

Die Deutsche Bibliothek verzeichnet diese Publikation in der Deutschen Nationalbibliografie; detaillierte bibliografische Informationen sind im Internet über http://dnb.ddb.de abrufbar.

Planung: Dr. Thomas Hopfe, Berlin
Projektmanagement: Claudia Leonhardt, Berlin
Produktmanagement: Nina Heinlein, Berlin
Lektorat: Dipl. Med.-Päd. Ingrid Fritz, Freising
Zeichnungen: Hippmann GbR, Schwarzenbruck
Layout & Satz: eScriptum – Publishing Services, Berlin
Druck: Druckhaus Köthen

Zuschriften und Kritik an:
MWV Medizinisch Wissenschaftliche Verlagsgesellschaft OHG, Axel-Springer-Straße 54 a, 10117 Berlin, lektorat@mwv-berlin.de

Geleitwort

Heute lässt sich kein Gebiet der Heilkunde ausschließlich auf seine medizinischen Inhalte beschränken. Die praktische Umsetzung von Medizin ist niemals frei von Kontext und wird von wechselnden Rahmenbedingungen beeinflusst. Dies gilt für die Anästhesiologie als interdisziplinäres Schnittstellenfach in besonderem Maße. Dabei sind unserem Fach in den letzten Jahren – gefördert durch ein enges ökonomisches Korsett und neue Finanzierungssysteme – organisatorische und logistische Aufgaben erwachsen, wie z. B. die Koordination zentraler operativer Einheiten.

In diesem Zusammenhang hat sich zunehmend der Nutzen einer speziellen anästhesiologischen Ambulanz für präoperative Patienten herauskristallisiert. Über die eigentliche Prämedikation, Aufklärung, Auswahl des Narkoseverfahrens und Risikostratifizierung hinaus kann sie bei entsprechender Konzeption eine entscheidende Rolle im Management perioperativer Prozessabläufe spielen und die OP-Koordination unterstützen oder ergänzen. Sie ist an einigen Kliniken bereits zu einer festen Einrichtung innerhalb anästhesiologischer Institutionen geworden. Vielerorts sind Anästhesieambulanzen geplant oder befinden sich im Aufbau. Dieses Buch stellt erstmals die medizinischen, organisatorischen, logistischen und wirtschaftlichen Aspekte einer Anästhesieambulanz umfassend, aber kompakt, dar.

Ich wünsche dem Buch weite Verbreitung und bin mir sicher, dass die Leser aus den konzeptionellen und praktischen Erfahrungen von Herausgebern und Autoren beim Aufbau und dem Betreiben anästhesiologischer Ambulanzen großen Gewinn ziehen werden.

Kaiserslautern, April 2006

Prof. Dr. C. Madler

T. Laux

H. Kawach

Vorwort

Die in diesem Buch beschriebene Institution innerhalb einer Anästhesieabteilung, für die wir den Begriff „Anästhesieambulanz" bevorzugen, verfügt über zahlreiche synonyme Bezeichnungen. Im deutschsprachigen
Raum sind auch „Prämedikationssprechstunde", „Prämedikationsambulanz", „Anästhesiesprechstunde", „Ambulante Anästhesie-Sprechstunde"
und „Anästhesiologische Poliklinik" üblich, im angloamerikanischen u. a.
„preoperative anaesthetic clinic", „preoperative anaesthetic day clinic", „preoperative assesment clinic" oder „preoperative evaluation clinic". Der Begriff
„Anästhesieambulanz", den wir im Folgenden verwenden werden, beinhaltet besser die heutigen, über die Prämedikationsuntersuchung von Patienten hinausgehenden weiteren Aufgaben. Grund für diese weiteren Aufgaben ist die Bedeutung der Anästhesiologie als Schnittstellenfach. Die
Anästhesieambulanz kann die zentrale Einrichtung einer Anästhesieabteilung sein, an der reichhaltige Informationen über operative Patienten
vorliegen oder gar verwaltet werden. An dieser Stelle seien als Stichworte
nur DRG-Kodierung, Patientenpfade, Standard Operating Procedures, Qualitätsmanagement, Management von Intensivkapazitäten und OP-Management genannt.

Obgleich die Anästhesieambulanz seit langem als eigener Funktionsbereich in Deutschen Kliniken etabliert ist, fristet diese Einrichtung dennoch

in Publikationen ein Schattendasein. Dabei sind Ihre Vorteile unbestritten: Neben der Entlastung der Anästhesisten von Untersuchungen auf Bettenstation mit langen Wege- und Wartezeiten ermöglicht sie eine optimale Risikostratifizierung der Patienten in „Sprechstunden"-Atmosphäre. Seit der Etablierung von Anästhesieambulanzen konzentrieren sich allerdings die wenigen Publikationen und Studien aus dem Bereich der anästhesiologischen Voruntersuchung vor allem auf Risikostratifizierung und die Fortführung von Medikamenten. Im Laufe der Jahre kam der anästhesiologischen Voruntersuchung der wichtige präoperative Patientenkontakt fast völlig abhanden. Zeit- und Kostendruck lassen die Prämedikationsuntersuchung zur gebetsmühlenartigen Wiederholung von Aufklärungstexten mit dem einzigen Ziel der Einholung einer Unterschrift unter den Anamnesebogen ohne echte Information des Patienten, Abfertigung von Patienten am Fließband und Risikostratifizierung allein anhand apparativer Untersuchungen und Laborwerten verkommen. Tatsächlich ist die Anästhesieambulanz nicht unbedingt ein beliebter Arbeitsplatz unter Anästhesisten. Diese Probleme hat DICK, einer der Väter der Deutschen Anästhesieambulanz, bereits 1997 in einem Beitrag im ANÄSTHESIST angeprangert. Seither haben die Einführung der G-DRGs und zunehmende „Kunden"-Orientierung im Gesundheitswesen zur Aufwertung von Ambulanzen mit der Übernahme neuer Aufgaben und zur zunehmenden Etablierung von Anästhesieambulanzen geführt – nicht umsonst war das Thema des Deutschen Anästhesiekongresses 2005 „Perioperative Patientenzuwendung". Doch im Programm des Kongresses finden sich kaum Ansätze für die Patientenzuwendung im präoperativen Bereich, der doch fast der einzige Ort ist, an dem Patienten, ohne unter dem Einfluß von sedierenden Medikamenten zu stehen, dem Anästhesisten Fragen zur Narkose stellen können und die Möglichkeit besteht, frühzeitig Ängste abzubauen. Die Herausgeber haben seit 1994 Erfahrungen im Bereich der Anästhesieambulanz gesammelt und publiziert. Mehrere Anästhesieseminare bezüglich des Aufbaus einer Anästhesieambulanz fanden bei uns statt. Daher war es unser Wunsch, in einem Werk Risikostratifizierung, Weiterführung von Medikamenten und rechtliche Aspekte mit Organisationsformen dieser Einrichtung, personellen und technischen Anforderungen sowie neuen Konzepten einer besseren präoperativen Patientenzuwendung zusammenzuführen.

Das vorliegende Buch ist gegliedert in einen allgemeinen, speziellen, praktischen sowie einen Service-Teil. Dabei enthält der Teil *Organisation* neben der Geschichte der Anästhesieambulanz eine Übersicht über die derzeitigen Aufgaben, räumliche und technische Ausstattung, personelle Besetzung, rechtliche Aspekte der Narkoseaufklärung und neue Konzepte wie audiovisuell unterstützte Aufklärungsverfahren. Im Teil *Anästhesie-Management* finden sich präoperative Risikostratifizierung und Medikation, fachspezifisches Narkosemanagement sowie Beiträge, die sich mit neuen und aktuellen Entwicklungen wie G-DRGs, Patientenzufriedenheit und Qualitätsmanagement beschäftigen. Im praktischen Teil schließlich sollen typische Probleme, Praxistipps und Fallbeispiele die theoretischen Grundlagen vertiefen.

Dabei erheben wir keinen Anspruch auf Vollständigkeit. Möglicherweise sind bereits bei Erscheinen dieses Buches einige Themen hochaktuell geworden. Es sollen auch unterschiedliche Meinungen zur Sprache kommen und Diskussionen angeregt werden. In diesem Zusammenhang möchten wir bereits hier wichtige neue bzw. alte Konzepte herausgreifen: Die audiovisuelle unterstützte Narkoseaufklärung und die moderne Risikostratifizierung, die in der Wiederentdeckung von Anamnese und klinischer Untersuchung besteht. Die Einrichtung als selbständiger Funktionsbereich mit entsprechender Ausstattung und personeller Besetzung muss, um entsprechende Akzeptanz zu erhalten, von der Abteilungsleitung initiiert und getragen werden. Letztlich muss aber jede Anästhesieabteilung ihren eigenen Weg in der Organisation der Anästhesieambulanz und im Umgang mit den anderen Fachabteilungen finden. Auf eine Anästhesieambulanz verzichten kann jedoch heute kaum noch eine Klinik.

Wir möchten an dieser Stelle Herrn Dr. Thomas Hopfe danken, der dieses Buch erst möglich gemacht hat, den Autoren und Beteiligten für Ihre Mühen und dem Team der Medizinisch Wissenschaftlichen Verlagsgesellschaft in Berlin, das es in beispielhafter Weise ermöglicht hat, das Buch von der Idee bis zur Auslieferung in weniger als einem Jahr zu realisieren. Ein besonderer Dank geht an Herrn Prof. Christian Madler, der nicht nur mit seinen eigenen Einfällen Pate für dieses Buch stand, sondern auch uns und unsere Ideen zu jeder Zeit förderte. Nicht zuletzt danken wir unseren Familien, die uns nicht nur tatkräftig bei diesem Projekt unterstützt haben, sondern auch unsere Abwesenheit während der Arbeit für dieses Buch erdulden mussten.

Kaiserslautern, im Februar 2006

H. Kawach, T. Laux

Autorenverzeichnis

Dr. med. Jutta Bernhart
Westpfalz-Klinikum Kaiserslautern GmbH
Institut für Anaesthesiologie und Notfallmedizin I
Hellmut-Hartert-Str. 1
67655 Kaiserslautern

Rechtsanwalt Rolf-Werner Bock
Schlüterstr. 37
10629 Berlin

Dr. med. Ralf Gäbler
Klinik und Poliklinik für Anästhesiologie und
Intensivtherapie / Kinderanästhesie
Universitätsklinikum Carl Gustav Carus Dresden
Fetscherstr. 74
01307 Dresden

Hildegund Kawach
Westpfalz-Klinikum Kaiserslautern GmbH
Institut für Anaesthesiologie und Notfallmedizin I
Hellmut-Hartert-Str. 1
67655 Kaiserslautern

Priv.-Doz. Dr. med. Thomas Klöss
Abteilung für Anästhesiologie und operative
Intensivmedizin
Asklepios Klinik Harburg
Eißendorfer Pferdeweg 52
21075 Hamburg

Dr. med. Mario Kluth
Institut für Anästhesiologie
Herz- und Diabeteszentrum Nordrhein-Westfalen
Universitätsklinik der Ruhr-Universität Bochum
Georgstr. 11
32545 Bad Oeynhausen

Priv.-Doz. Dr. med. Heiner Krieter (DEAA)
Klinik für Anästhesiologie
Klinikum Saarbrücken
Winterberg 1
66119 Saarbrücken

Dr. med. Tino Laux
Westpfalz-Klinikum Kaiserslautern GmbH
Institut für Anaesthesiologie und Notfallmedizin I
Hellmut-Hartert-Str. 1
67655 Kaiserslautern

Prof. Dr. med. Christian Madler
Westpfalz-Klinikum Kaiserslautern GmbH
Institut für Anaesthesiologie und Notfallmedizin I
Hellmut-Hartert-Str. 1
67653 Kaiserslautern

Priv.-Doz. Dr. med. Andreas Meißner
Klinik und Poliklinik für Anästhesiologie
und operative Intensivmedizin des UKM
Albert-Schweitzer-Str. 33
48129 Münster

Dr. med. Heide Möck
Geschäftsstelle, Qualitätsmanagement
Westpfalz-Klinikum GmbH Kaiserslautern
Hellmut-Hartert-Str. 1
67653 Kaiserslautern

Dr. med. Carmen Müller
Klinik für Anästhesie und Operative Intensivmedizin
Klinikum St. Elisabeth, Straubing
St.-Elisabethstr. 23
94315 Straubing

Dr. med. Julia Neidel
Anästhesieambulanz
Universitätsklinikum Carl Gustav Carus Dresden
Fetscherstr. 74
01307 Dresden

Dr. med. Andreas Pape
Klinik für Anästhesiologie, Intensivmedizin und
Schmerztherapie
Klinikum der Johann Wolfgang Goethe-Universität
Frankfurt/Main
Theodor Stern-Kai 7
60590 Frankfurt/Main

Dr. med. Monika Pape
Klinik für Anästhesiologie
Klinikum der Johannes Gutenberg-Universität Mainz
Langenbeckstr. 1
55131 Mainz

Dr. med. Wolfgang Schaaf
Klinik für Anästhesie und Operative Intensivmedizin
Klinikum St. Elisabeth, Straubing
St.-Elisabethstr. 23
94315 Straubing

Priv.-Doz. Dr. med. Hans Vogel
Klinik für Anästhesie und Operative Intensivmedizin
Klinikum St. Elisabeth, Straubing
St.-Elisabethstr. 23
94315 Straubing

Michaela Weiß
Klinikum Saarbrücken
Winterberg 1
66119 Saarbrücken

Inhalt

Organisation

Anästhesie-Management

Praxis

Service

Organisation

T. Laux

H. Kawach

1 Geschichte der Anästhesieambulanz

Die Voruntersuchung eines Patienten hat einen entscheidenden Einfluss auf anästhesiebedingte Komplikationen [Madler et al. 1996]. So konnten LUTZ et al. schon 1982 zeigen, dass die Komplikationsrate bei einer Allgemeinanästhesie ohne Voruntersuchung 8,1% und bei voruntersuchten Patienten je nach pathologischen Befunden 1,8–5,6% betrug [Lutz et al. 1982]. Obligat sollte daher auch aus forensischen Gründen eine Voruntersuchung durchgeführt werden – traditionell als Prämedikationsvisite am Vorabend des geplanten Eingriffs auf der Bettenstation, möglichst durch den narkoseführenden Anästhesisten. Die Voruntersuchung hat sich dabei im Wesentlichen auf die Risikostratifizierung und die Anforderung von Zusatzuntersuchungen konzentriert. Dabei verkam jedoch das – im ärztlichen Bereich sonst selbstverständliche – persönliche Gespräch mit dem Patienten zu einer Aufklärung „in letzter Minute" mit unbeteiligten Zuhörern (Bettnachbarn) ohne wirkliche Information des Patienten [Dick 1997]. Eine solche „Aufklärung" ist inzwischen auch rechtlich bedenklich, zudem hat die zunehmende Kundenorientierung im Gesundheitswesen und die geringe Akzeptanz eines solchen Vorgehens bei Anästhesisten mit der arbeitsrechtlichen Begrenzung der Arbeitszeit schon lange eine Änderung dieses Konzepts erforderlich gemacht. In den USA wurde daher schon Mitte der 70er Jahre des vergangenen Jahrhunderts eine Einrichtung innerhalb der Anästhesiologie geschaffen, in der die Patienten am Morgen bzw. Nachmittag des Tages vor der OP vorstellig werden – eben eine Ambulanz – und somit eine Umkehr des bisherigen Vorgehens. Diese Ambulanz wird als „preoperative anaesthetic clinic", „preoperative anaesthetic day clinic", „preoperative assessment clinic" oder „preoperative evaluation clinic" bezeichnet.

Mitte bis Ende der 1970er Jahre wurden auch in Deutschland solche Einrichtungen eröffnet. Insbesondere Publikationen von DICK haben hierzu beigetragen [Dick et al. 1978, 1985]. Inzwischen hat diese Einrichtung zahlreiche Namen bekommen. DICK selbst bevorzugt die Bezeichnung „Anästhesiesprechstunde" [Dick 1997], auch die Bezeichnungen „Ambulante Anästhesie-Sprechstunde", „Anästhesiologische Poliklinik", „Prämedikationssprechstunde", „Prämedikationsambulanz" und „Präanästhesiesprechstunde" sind heute üblich.

Dabei waren die primären Ziele evident:

- verkürzte Wege- und Wartezeiten für den Anästhesisten
- bessere Akzeptanz der Voruntersuchung bei Anästhesisten durch zeitliche Vorverlagerung (d. h. nicht mehr nach Ende des OP-Programms, also oft nach 16:00 Uhr).

Nach ersten Erfahrungsberichten wurden weitere Ziele der Etablierung einer solchen Einrichtung definiert [nach Dick et al., 1978]:

- Verbesserung der präoperativen Situation der Patienten im Hinblick auf Anästhesie, Operation und postoperative Phase
- verbesserte Arzt-Patienten-Beziehung unter Beachtung der Privatsphäre des Patienten
- Verminderung des Anästhesierisikos durch rechtzeitige Durchführung erforderlicher Voruntersuchungen und -behandlungen
- Kostenreduktion durch Verlagerung der teuren stationären Voruntersuchung in die preiswertere ambulante oder vorstationäre Phase.

Unserer Erfahrung nach könnten 80–90% der elektiv operierten Patienten in einer Klinik einer Maximalversorgung in der Anästhesieambulanz gesehen werden [Madler et al. 1996]. Als eigener Funktionsbereich wurde die Anästhesieambulanz aber erst Anfang der 1990er Jahre an großen Kliniken etabliert [Dick 1997]. Der Anteil von Anästhesieabteilungen mit Anästhesieambulanz wird regelmäßig in Umfragen des Bunds Deutscher Anästhesisten (BDA) ermittelt, die entsprechenden Zahlen sind in Tabelle 1 nachzulesen. Im Rahmen aktueller gesundheitspolitischer und anästhesiologischer Entwicklungen besteht offensichtlich zunehmend der Bedarf nach einer solchen Einrichtung, nicht nur in großen Kliniken, sondern auch in kleineren: In DRG-Zeiten gewinnen Ambulanzen im Rahmen der Kanalisierung von Patientenströmen und der Einführung von Patientenpfaden zunehmende Bedeutung, werden zum Aushängeschild eines Krankenhauses und sind mitentscheidend für die Patientenzufriedenheit [Rochell et al. 2001]. Dabei ist interessanterweise eines der entscheidenden Argumente für die Anästhesieambulanz 1978 von DICK formuliert worden: Die Kostenreduktion durch Verlagerung der teuren stationären Voruntersuchung in die preiswertere ambulante oder vorstationäre Phase [Dick et al. 1978]. Es bestehen mittlerweile vielerlei Beziehungen der Anästhesieambulanz mit z. B. Diagnosekodierungen, OP-Management, Verteilung von Intensivbetten etc. Die neuen Aufgaben der Anästhesieambulanz werden ausführlich im Kapitel 2 dargestellt. Aufgrund der neuen Aufgaben, die diese Einrichtung zu einem „Anästhesiemanagementzentrum" [Dick 1997] werden lassen, bevorzugen wir den Begriff „Anästhesieambulanz", der die weiteren Aufgaben besser beinhaltet als „Prämedikationsambulanz", „Anästhesiesprechstunde" etc.

Jahr	Abteilungen mit Anästhesieambulanz in %
1994	40,5
1998	55,8
2003	78

Tab. 1 Entwicklung des Anteils von Anästhesieabteilungen mit Anästhesieambulanz unter den erfassten Abteilungen nach Umfragen des BDA [nach Hack et al. 2000, Sorgatz et al. 2003].

Im Exkurs zeigen wir die Entwicklung der Anästhesieambulanz im Westpfalz-Klinikum Kaiserslautern, einem Klinikum der Maximalversorgung mit ca. 15.000 Narkosen pro Jahr [nach Laux et al. 2004].

Exkurs:
Entwicklung der Anästhesieambulanz im Westpfalz-Klinikum Kaiserslautern

Bis 1994: Prämedikationsgespräch wird auf Station im Arzt- oder Patientenzimmer nach Beendigung der OP-Tätigkeit durchgeführt.

Ab 1994: Eröffnung der Anästhesieambulanz, ca. 25 Patienten pro Tag. *Einrichtung:* 1 Untersuchungszimmer, Anmeldetresen im Flur/Wartebereich. *Personelle Besetzung:* 1 Arzt (fest eingeteilt), 2 Notärzte zwischen den Einsätzen, 1 Sekretärin.

Ab Mitte 1995: Erstellen eines festen Einbestellschemas nach Umfragen bezüglich der für die Stationen optimalen anästhesiologischen Untersuchungszeit, ca. 30 Patienten pro Tag.

Ab 1997: Einführung der EDV in der Anästhesieambulanz, Aufstockung des Sekretariatspersonals, Beginn eines Qualitätsmanagements, zusätzliches Zimmer.

Dezember 1999: Umzug der Anästhesieambulanz, 35 Patienten pro Tag, *Aufstockung der Räumlichkeiten:* 1 Raum für administrative Aufgaben der Anästhesieambulanz, 2 Untersuchungsräume, großer Wartebereich.

Ab 2001: Kodierung von Nebendiagnosen in der Anästhesieambulanz, damit verbunden ständige Besetzung mit 2 Ärzten, davon 1 Oberarzt, Einführung eines Rotationssystems, zusätzlich ein Auszubildender zum Verwaltungsangestellten, 40–50 Patienten pro Tag.

2003–2004: Zunahme ambulanter und prästationärer Patienten, 50 Patienten pro Tag, Einrichtung der elektronischen Patientenakte.

2005: Erneuter Umzug in einen Neubau, 2 weitere Untersuchungsräume (jetzt 4 Zimmer), räumliche Neugestaltung der Anästhesieambulanz.

2006: Beginn mit der audiovisuell unterstützten Narkoseaufklärung.

Eine Umfrage von Herrn Klöss auf dem OP-Management-Kongress in Bremen 2005, einer interdisziplinär besetzten Fortbildungsveranstaltung mit 218 Teilnehmern aus dem deutschsprachigen Raum, zeigt die rasante Entwicklung der Anästhesieambulanz seit Einführung der G-DRGs und den Bedarf an Publikationen und der Weitergabe von Erfahrungen in diesem Bereich (Abb. 1).

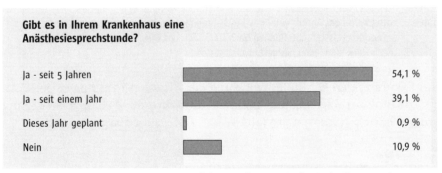

Abb. 1   Umfrage von Herrn Klöss zum Stand des Anteils von Anästhesieabteilungen mit Anästhesieambulanz 2005.

Literatur

Dick WF. Die Anästhesieambulanz – Lösung des Problems? Anästhesist 1997; 46: 96–98

Dick WF, Ahnefeld FW, Fricke M, Knoche E, Milewski P, Traub E.: Die Anästhesieambulanz. Anaesthesist 1978; 27: 450–458

Dick WF. Die Anästhesieambulanz: ein neuer Funktionsbereich. In: Just OH, Wiedemann K (Hrsg). Die anästhesiologische Poliklinik. 4. Heidelberger Anästhesie-Symposium. Thieme, Stuttgart, New York; 1985: 209–210

Hack G, Götz E, Sorgatz H, van Eimeren W, Wulff A. Umfrage zur Situation der Anästhesiologie in Deutschland. Anästh Intensivmed 2000; 41: 535–541

Laux T, Kawach HC, Madler C. Die Etablierung einer Anästhesieambulanz. Anästhesiol Intensivmed Notfallmed Schmerzther 2004; 39: 391–399

Lutz H, Osswald PM, Bender HJ. Risiken der Anästhesie. Anaesthesist 1982; 31: 1–5

Madler C, Danner K, Kawach H. Präoperative anästhesiologische Visite, Anästhesieambulanz. Anästhesiol Intensivmed Notfallmed Schmerzth 1996; 31: 633–653

Rochell B, Roeder N, Hennke M. Rätsel AR-DRG?, Teil 2. Arzt und Krankenhaus 2001; 74: 130–152

Sorgatz H, Hack G, Götz E, Wulff A. Umfrage zur Situation der Anästhesiologie in Deutschland. Anästh Intensivmed 2005; 46: 392–398

T. Laux

H. Kawach

2 Die Anästhesiembulanz im Umbruch – Aufgaben der Anästhesieambulanz heute

2.1. Einleitung

Vor dem Hintergrund aktueller gesundheitspolitischer Entwicklungen hat sich das Aufgabenbild der Anästhesieambulanz grundlegend geändert [Laux u. Madler 2004a]. Während die klassischen, im vorherigen Abschnitt genannten Vorteile dieser Einrichtung weiterhin aktuell sind, kamen zahlreiche neue Aufgaben hinzu. Diese müssen wiederum in die Anästhesieambulanz eingegliedert werden und verändern diese grundlegend. Ursachen für die neuen Aufgaben und das geänderte Erscheinungsbild sind:

- Die Zunahme der Bedeutung von Ambulanzen durch die Einführung der G-DRGs.
- Die Erkenntnis, dass im G-DRG-System durch zunehmenden Wettbewerb unter Krankenhäusern Ambulanzen eine entscheidende Rolle als Aushängeschild der Abteilung und des ganzen Hauses zukommt.
- Die Einführung von Clinical Pathways (Patientenpfaden), in denen Ambulanzen eine wichtige Rolle zur Kanalisierung von Patientenströmen zukommt.
- Die zunehmende Rolle von ökonomischen Aspekten, die zur Zentralisierung von Prozessen führen.

- Die Einführung von Projekten zum Qualitätsmanagement in Krankenhäusern, welche zentrale Strukturen zur Informationsgewinnung fördern.

Alle diese Aussagen haben eine Gemeinsamkeit: In der Anästhesieambulanz liegt ein einzigartiger Informationspool über perioperative Patienten vor. Damit ist die Anästhesieambulanz die einzige Einrichtung innerhalb einer Klinik, die über Daten aller elektiv zu operierenden Patienten verfügt (insofern mehr als eine Fachabteilung operiert). Diese Daten betreffen zum Beispiel:

- OP-Pläne
- Vorerkrankungen
- Patientenaufkommen
- potentielle Intensivpatienten
- Privatpatienten.

Mit der DRG-Einführung besteht ein erheblicher Bedarf an Prozessoptimierungen, die sich dieser Informationen bedienen. Insbesondere sollten Vorgänge mit hoher ökonomischer Relevanz zentral gesteuert werden. Die Anästhesieambulanz bietet sich hierfür als zentrale Einrichtung einer Anästhesieabteilung an. Der Begriff „Anästhesiemanagementzentrum" für die Anästhesieambulanz wurde dabei frühzeitig von Dick geprägt [Dick 1997]. Die Abbildung 1 zeigt einige Zusammenhänge in der Anästhesieambulanz.

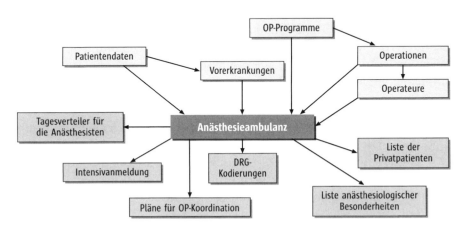

Abb. 1   Informationsfluss in einer Anästhesieambulanz.

2.2. Neue Aufgaben der Anästhesieambulanz

Neue Aufgaben für die Anästhesieambulanz außerhalb der klassischen Prämedikation sind z. B.:

- Kodierung von Nebendiagnosen
  (s. Beitrag „zentrale Kodierung von Nebendiagnosen")
- Mithilfe bei der Entwicklung von Patientenpfaden
  (s. Beitrag „Clinical Pathways (CP) und Standard Operating Procedures (SOPs) in der Anästhesieambulanz")
- Implementierung von Standard Operating Procedures
- Qualitätsmanagement
  (s. Kap. 16 „Qualitätsmanagement in der Anästhesieambulanz")
- Anmeldung von Intensivpatienten
- zentrale Anlaufstelle für das OP-Management
- Disposition von Privatpatienten
- Hilfe für die Erstellung eines Anästhesiologischen Tagesverteilers
- ambulante Patienten
- Rekrutierung von Patienten für klinische Studien.

Im Folgenden soll auf die Punkte eingegangen werden, die nicht ausführlich in anderen Abschnitten behandelt werden.

2.3. Voraussetzungen

Die Übernahme neuer Aufgaben durch die Anästhesieambulanz bedarf einiger struktureller Änderungen und Voraussetzungen. Hierzu gehört eine frühzeitige Bekanntgabe der OP-Programme. Auch elektive Patienten, die im Laufe des Tages nachgemeldet werden, müssen der Anästhesieambulanz möglichst frühzeitig bekannt sein. Nur so ist tatsächlich ein Überblick über die OP- und Intensivkapazitäten des Folgetages möglich. Die Anästhesieambulanz dagegen sollte gewährleisten, dass Patienten, die innerhalb der Regeldienstzeit angemeldet werden, frühzeitig anästhesiologisch untersucht sind, so dass rechtzeitig entschieden werden kann, ob noch zusätzliche Untersuchungen erforderlich sind und eine Operation am Folgetag möglich ist.

> **!** Ohne die Kooperation der operierenden Abteilungen, insbesondere die frühzeitige Bekanntgabe der OP-Programme des Folgetages und eventueller Änderungen, sind über die Prämedikation des Patienten hinausgehende Aufgaben in der Anästhesieambulanz nicht durchführbar.

Weiterhin ist dem gestiegenen Aufwand durch die neuen Aufgaben in der Anästhesieambulanz mit einer ausreichenden personellen Besetzung Rechnung zu tragen. Hierzu gehört sowohl eine ausreichende Anzahl von Arzthelferinnen für den gestiegenen administrativen Aufwand als auch genügend Ärzte. In der Praxis waren Anästhesieambulanzen jedoch auch vor der Einführung der G-DRGs nicht üppig ärztlich besetzt. Häufig sollen zusätzliche Aufgaben wie die Kodierung von Nebendiagnosen durch die gleiche Anzahl von Ärzten geleistet werden, die vorher allein für die Prämedikationsuntersuchung zuständig waren. Dies ist in der Praxis undurchführbar und führt zu Wartezeiten, Stress, Unzufriedenheit der Mitarbeiter und mangelhaften Ergebnissen. Insbesondere leidet unserer Erfahrung nach die Qualität der Prämedikationsuntersuchung und damit die der präoperativen Risikostratifizierung. Weiteres zu diesem Thema ist dem Beitrag über Qualitätsmanagement (s. Kap. 16) zu entnehmen.

Fehler und Gefahren

Die Übernahme von neuen Aufgaben in der Anästhesieambulanz ist ohne Aufstockung des Personals nicht möglich.

Eine weitere Voraussetzung ist die Konstanz der ärztlichen Besetzung [Laux u. Madler 2004b]. Nur so wird die Qualität von Untersuchungen gewahrt, werden neue Mitarbeiter schnell eingearbeitet und neue Konzepte können schnell umgesetzt werden. Nicht zuletzt ist es von Vorteil, feste Ansprechpartner für Operateure zu haben. Deshalb ist die Leitung durch einen Oberarzt sinnvoll. Insofern sollte die Anästhesieambulanz wie ein eigener Funktionsbereich betrachtet werden. Die nachgeordneten ärztlichen Mitarbeiter sollten Facharztstandard erfüllen, insofern sie eigenverantwortlich arbeiten. Näheres ist dem Beitrag über die personelle Besetzung der Anästhesieambulanz (s. Kap. 4) zu entnehmen.

Für die Anästhesieambulanz ist die Leitung durch einen Oberarzt und eine personelle Konstanz der ärztlichen Mitarbeiter zu fordern.

2.4. Anästhesieambulanz und OP-Management

DICK beschrieb schon 1997, dass die Anästhesieambulanz die Organisation des OP-Ablaufs zum Ziel haben könnte [Dick 1997]. Unter dem Druck wirtschaftlich zu arbeiten, sind in vielen Kliniken OP-Koordinatoren bestellt worden. In jüngerer Zeit wird OP-Management als neue Aufgabe für die Anästhesiologie gefordert [Bender 2003]. In der Anästhesieambulanz liegen Daten aller elektiv zu operierenden Patienten des Folgetags vor. Durch die zentrale Erfassung der OP-Pläne und eventueller Änderungen gibt es in der Anästhesieambulanz alle Daten zur Belegung der Säle des Folgetags, inklusive ggf. der Operateure, von potenziellen Intensivpatienten etc. Diese Daten können von einem OP-Management genutzt werden. Eine zusätzliche Meldung von OP-Programmen und Nachmeldungen an den OP-Koordinator würde entfallen, wenn sich das OP-Management der Daten der Anästhesieambulanz bedienen könnte. Alternativen sind:

- Die Meldung von OP-Programmen und Nachmeldungen sowohl an Anästhesieambulanz als auch OP-Management. Diese Vorgehensweise kompliziert unseres Erachtens das Verfahren und ist fehleranfällig. Beispiel: Wurde auch jeder Patient der Anästhesieambulanz gemeldet, der dem OP-Management mitgeteilt wurde und umgekehrt? Außerdem ist die Nachmeldung von Patienten an unterschiedliche Institutionen eine zusätzliche Arbeitsbelastung für Stationsärzte.
- Keinerlei Meldung von OP-Plänen und Nachmeldungen an die Anästhesieambulanz, sondern ausschließlich an das OP-Management. In diesem Modell wäre die Anästhesieambulanz ausschließlich Dienstleister zur Prämedikation von allfällig auflaufenden Patienten. Dies führt unserer Erfahrung nach zu unkontrollierter Überschwemmung der Anästhesieambulanz mit Patienten und dadurch bedingt zur Verlängerung der Wartezeiten. Zudem gingen die anderen in diesem Beitrag genannten Vorteile einer zentralen Einrichtung der Anästhesie verloren.

Werden aus dem Datenpool in der Anästhesieambulanz eigene OP-Pläne generiert, entweder auf Papier oder EDV-gestützt, so können auf solchen Plänen auch anästhesiologische Besonderheiten mit entsprechenden Konsequenzen für das OP-Programm vermerkt werden, zum Beispiel ist der Anfall potenzieller Intensivpatienten frühzeitig abschätzbar. Die voraussichtliche Laufzeit der Säle wird kalkulierbar, nicht ausgelastete Säle und unrealistische Programme werden bereits am Vorabend erkannt und ermöglichen die frühzeitige Intervention. Außerdem sind solche Pläne sinnvoll zur Weitergabe der in der Anästhesieambulanz gesammelten Informationen über anästhesiologische Besonderheiten. Bei den modernen Arbeitszeitmodellen im Schichtdienst und mit flexibler Arbeitszeit ist die Informationsweitergabe im Rahmen einer Frühbesprechung nicht mehr gewährleistet – insbesondere nicht, wenn der ärztliche Dienstbeginn in der Anästhesieambulanz bei 9:00 Uhr morgens liegt. Die Abbildung 2 zeigt einen solchen OP-Plan, wie er EDV-gestützt am Westpfalz-Klinikum Kaiserslautern erstellt wird.

Operationsplan vom 15.03.2006 — *Unfallchirurgie*

Saal	Position	Patient	Alter	Station	Operation	Anmerkungen	Narkoseart	Intensiv	Beatm.	PP
1	1	Müller, Norbert	75	10/6	HTP re.	Adipositas, art. Hypertonus, Nikotinabusus, NIDDM	Allg.-An.	□	□	☑
1	2	Mustermann, Karl	78	8/6	KTP re.	art. Hypertonie, RSB, chronisches Schmerzsyndrom, Polyarthrose	ITN/Fem.-Kat	□	□	☑
1	3	Laux, Manfred	62	10/6	ME OSG re.	art. Hypertonie, Anstrengungs-, Infektasthma	SpA	□	□	□
1	4	Schmitt, Jutta	40	8/6	Philosplatte re.	Schizophrene Psychose (Betreuung), Kurzdarmsyndrom mit Hypalbuminämie (Perikarderguss, Aszites)	Allg.-An.	☑	□	□
1	5	Musterfrau, Nadja	23	amb.	ASK Knie li.	PONV, Mallampati III	Ma/Lma	□	□	□
2	1	Kinder, Alex	10	20/5	ME Elasic nails	60 kg	Allg.-An.	□	□	☑
2	2	Hüfte, Gerda	79	8/6	H-TEP Wechsel li.	KHK CCS II, Z. n. ACVB 2004, EF 50 %, Hypertonie	Allg.-An.	☑	□	□
2	3	Knie, Sylvia	39	amb.	OSG-ASK re.	Retrognathie	Ma/Lma	□	□	☑
2	4	Schmitt, Nadine	24	amb.	ASK re.	ASA I	Ma/Lma	□	□	☑

Abb. 2　Beispiel für einen OP-Plan (die Namen der Patienten sind frei erfunden).

Intensivanmeldung Station 8/3 für den 02.12.2004

Klinik	Position	Patient	Alter	Station	Operation	Anästhesietechnik	Anmerkungen	Beatmung
CA	3	Muster, Fritz	60	D6	Abdominoperineale Rektumamputation	Komb.-An.	KHK CCS II, Z. n. Myokardinfarkt 2000, EF 50 %	Ja
UR	1	Blase, Eva	70	D2	Zystektomie, Ileumconduit	Komb.-An.	Adipositas permagna, IDDM, Hypertonie	Ja
HNO	1	Kehlkopf, John	40	GB	Laryngektomie, ND bds., TT, PEG	Allg.-An.	Alkohol- und Nikotinabusus, COPD, schwierige Intubation vorbeschrieben (Cormack III)	Ja
CU	1	Hüfte, Gerda	80	AD3	Hüft-TEP-Wechsel re.	Allg.-An.	DM, Metformin bis 30.11., NYHA III, AA bei VHF	Ja
CA	5	Falk, Andreas	50	D6	Laparoskopische Sigmaresektion	Allg.-An.	Aortenstenose dP max. 30 mmHg, KHK, Z. n. PTCA + Stent des RIVA 2000, ASS + Plavix-Einnahme	Ja
GY	1	Test, Op	30	D3	Exenteration	Komb.-An.	ASA I	Ja

Freie Betten auf Station 8/3   Intensiv:- ☐ ☐ ☐

Intermediate Care

IMC-Nachbeatmung

Geplante Verlegung mit PDA

Abb. 3   Beispiel für eine Intensivanmeldung (die Namen der Patienten sind frei erfunden).

2.5. Disposition von Intensivkapazitäten

Mit Einführung der G-DRGs kommt es in Deutschland zum Abbau kostenträchtiger Intensivbetten, was zu einer Verlegung schwerstkranker Patienten aus kleineren Häusern in größere Zentren führt. Als Folge ist an vielen Kliniken ein relativer Mangel an Intensivbetten aufgetreten. Dies gefährdet die Versorgung von Patienten, die sich einer elektiven Operation unterziehen müssen und danach auf Intensivpflege angewiesen sind. Da Intensivbetten aus Kostengründen meist nicht aufgestockt werden, sind Konzepte zur optimalen Verteilung von Intensivkapazitäten gefordert. Hier kann die Anästhesieambulanz einen wesentlichen Beitrag leisten: Wenn sich jeder Patient vor elektiven Operationen einem Anästhesisten vorstellen muss und alle elektiven Patienten über die Anästhesieambulanz prämediziert werden – unabhängig davon, ob der Patient zu dieser gelangen kann oder auf Station untersucht wird – ist die Anästhesieambulanz der einzige Ort innerhalb der Klinik, der über eine komplette Übersicht aller potenziellen elektiven Intensivpatienten der Folgetage verfügt. Das betrifft nicht nur Patienten, die aufgrund der Größe und Art des Eingriffs Intensivpflege benötigen werden, sondern auch Patienten mit entsprechenden Vorerkrankungen. Werden die Patienten nach Abschluss der Prämedikationen und dem Vorliegen endgültiger OP-Programme an die verschiedenen Intensivstationen gemeldet, so ist bereits am Vortag der Operation abschätzbar, ob entsprechende Intensivkapazitäten vorliegen. Angemessene Programmänderungen können dann noch vorgenommen werden. Eventuell ist sogar die Nutzung freier Kapazitäten anderer Intensivstationen möglich (z. B. geplante postoperative Verlegung eines allgemeinchirurgischen Patienten auf die kardiochirurgische Intensivstation) [Laux u. Madler 2004c].

Schon hier sei gesagt, dass zentrale Punkte wie Intensivanmeldungen zumindest in größeren Kliniken EDV-gestützt vorgenommen werden sollten (siehe Kap. 14 EDV in der Anästhesieambulanz). Eine Anmeldung auf „Zuruf", z. B. Telefonanruf auf der Intensivstation am Vortag mit Dokumentation auf einer Tafel, ist unter G-DRG-Verhältnissen nicht mehr sinnvoll: Es fehlt eine zentrale Kontrolleinrichtung, die z. B. bei späten Programmänderungen EDV-gestützt aus den Datensätzen die entsprechenden Intensivpatienten herausfiltert und die Intensivanmeldung direkt auf den verschiedenen Intensivstationen ausdruckt. Dies ist vor allem wichtig, wenn Patienten frühzeitig in der Anästhesieambulanz vorgestellt werden, obgleich der OP-Tag sicher nicht am Folgetag liegen wird, z. B. wegen ausstehender Untersuchungen oder Prozeduren wie Darmspülung vor großen Darmeingriffen oder wegen prästationärer Einbestellung. Die Abbildung 3 zeigt ein Beispiel für eine Intensivanmeldung, die mit einer selbst erstellten Datenbank (Microsoft Access®) ausgedruckt wurde.

2.6. Managementzentrum Anästhesieambulanz: Tagesverteiler, Privatpatienten, ambulante Patienten und klinische Studien

Mit den genannten Aufgaben kommt die Anästhesieambulanz dem „Anäs-thesiemanagementzentrum" von DICK sehr nahe. Andere, bisher nicht ge-nannte Aspekte sind:

- Die Erstellung eines *„Anästhesiologischen Tagesverteilers"*: Die Informa-tionen über die Saalbelegung, eventuelle Privatpatienten, die durch-geführten Operationen und die Vorerkrankungen der Patienten er-leichtert die Einteilung der Anästhesisten nach Ausbildungsstand.
- Aus den Daten der prämedizierten Patienten lässt sich eine Liste der *Privatpatienten* erstellen – z. B. für Abrechnungszwecke oder für prä- und postoperative Visiten.
- Die Untersuchung *ambulanter* und *prästationärer Patienten*: Mit der Öffnung der Krankenhäuser für klinikambulantes Operieren, der Zu-nahme von ambulanten Operationen, die früher immer stationär durchgeführt wurden und der Einsparung des Aufnahmetages durch einen prästationären Tag aufgrund des Kostendrucks der Krankenkas-sen werden sehr viele Patienten in der Anästhesieambulanz gesehen, die nicht am Folgetag operiert werden. Dies ist praktisch nur mit einer Anästhesieambulanz möglich, da solche Patienten über kein Bett in der Klinik verfügen, von dem sie abgerufen werden könnten und an-dere Räumlichkeiten wie eine Zentralambulanz nicht blockiert werden sollten. Ausgenommen hiervon sind Patienten, die direkt in ambu-lanten OP-Zentren prämediziert werden können – falls ein solches in der Klinik vorliegt. Es ist sogar möglich, die Entlassung ambulanter Patienten über die Anästhesieambulanz vorzunehmen, falls in einem Klinikum kein ambulantes OP-Zentrum besteht. Dazu müssen die Patienten von den Bettenstationen in die Anästhesieambulanz ge-schickt werden – für diese zwar eine zusätzliche Arbeitsbelastung, aber eine erhebliche Entlastung für den anästhesiologischen Bereitschafts-dienst. Näheres zu ambulanter Anästhesie ist dem Beitrag über Be-sonderheiten bei ambulanten Patienten zu entnehmen (s. Kap. 12).
- Bei *klinischen Studien* ermöglicht die Anästhesieambulanz eine opti-male Sicherstellung konstanter Teilnehmerzahlen. Die Aufklärung über die klinische Studie ist gleichzeitig in der Anästhesieambulanz möglich. Der zeitliche Ablauf kann so erheblich verkürzt werden.

Fazit

Vorteile für Operateure

- Entlastung der Stationsärzte
- rechtzeitige Information über anästhesiologisch bedingte Programmänderungen
- frühzeitige Disposition von Intensivbetten

Vorteile für Patienten

- „Sprechstunden"-Atmosphäre
- Vermeidung unnötiger Untersuchungen
- Kompetenz

Vorteile für Anästhesisten

- verkürzte Wegezeiten
- Vermeidung „frustraner" Prämedikationsvisiten
- Verminderung von Überstunden

Literatur

Bender HJ. OP-Management – eine neue Aufgabe für die Anästhesiologie? Anästh Intensivmed 44 (2003), 31–42

Dick WF. Die Anästhesieambulanz – Lösung des Problems? Anästhesist 46 (1997), 96–98

Laux T, Madler C. Die Anästhesieambulanz im Umbruch. Abstractband DAC 2004. Ebelsbach: Diomed Verlags GmbH 2004a; 93

Laux T, Madler C. Arbeitszeitmodelle in der Anästhesieambulanz. Abstractband DAC 2004. Ebelsbach: Diomed Verlags GmbH 2004b; 93

Laux T, Madler C. Management von Intensivkapazitäten. Intensivmed 41, 2004c: S. 35

H. Kawach
T. Laux

3 Räumliche Voraussetzungen und technische Ausstattung der Anästhesieambulanz

Räumlichkeiten und Ausstattung einer Anästhesieambulanz sind durch die vielfältigen Aufgaben und die sich ergebenden Arbeitsabläufe vorgegeben. Abgesehen davon ist diese Ambulanz in Ausstattung und Besetzung der erste Kontakt des Patienten mit der anästhesiologischen Abteilung und hinterlässt somit auch bleibende Eindrücke.

Die primäre Planung einer solchen Ambulanz setzt die detaillierte Erstellung einer Aufgabenliste für die Ambulanz generell, Sekretariat und Prämedikationsteam im Einzelnen voraus. Unterschiede ergeben sich natürlich aus den vorhandenen räumlichen Gegebenheiten, bereits etablierten Arbeitsabläufen, die ggf. in die Planung übernommen werden sowie personellen und finanziellen Ressourcen der jeweiligen Klinik.

Unabdingbar ist die Kooperation der operativen und diagnostischen Abteilungen, ebenso der Aufnahmeambulanzen und des Stationspersonals. Gleichermaßen notwendig ist die Einbeziehung der Konsiliarkliniken bzw. -ärzte, weshalb im Vorfeld der Einrichtung einer Anästhesieambulanz sicher mehrere Informations- und Organisationsgespräche nötig sind. Ziel der Anästhesieambulanz ist u. a.

- Prämedikationsgespräch in ruhiger, privater Atmosphäre
- Einsparen unnötiger präoperativer Untersuchungen
- Risikostratifizierung
- zeitnaher Konsiliardienst
- rechtzeitige Weitergabe anästhesiologisch bedingter OP-Programmänderungen
- Evaluierung möglicher Intensivpatienten

Dafür sind als Minimalforderung folgende Räume einzurichten:

- 1 eigenes Ambulanzsekretariat
- mindestens 2 Prämedikationsräume (abhängig von der durchschnittlichen Anzahl der anfallenden Prämedikationen)
- Patientenwartebereich.

3.1. Das Ambulanzsekretariat

Das Sekretariat einer Prämedikationsambulanz ist zentrale Empfangsstelle für OP-Programme, telefonische oder schriftliche Nachmeldungen, Meldungen von dringlich zu prämedizierenden Patienten für das laufende OP-Programm, ebenso Anlaufstelle von ambulanten, prästationären und stationären Patienten zur Prämedikation.

Die vornehmlichen *Aufgaben des Sekretariatspersonals* sind:

- Koordination der zu prämedizierenden Patienten
- Evaluierung der nicht gehfähigen Patienten
- primäre Ansprechstelle für die zu prämedizierenden und wartenden Patienten
- Aushändigung der Anamnesebögen an die Patienten und Anleitung zum Ausfüllen
- ggf. Erheben der Vitalparameter (Blutdruck, Puls und Sauerstoffsättigung) als Basiswert
- Vorbereitung der Prämedikations- und Narkoseprotokolle sowie Eintrag der Vitalparameter, Größe und Gewicht
- ggf. Eingabe der Patientendaten in die Prämedikationsdatei
- ggf. Vorbereiten der audiovisuellen Aufklärung (siehe auch „Stellenwert audiovisueller Aufklärung").

Um diese Aufgaben bewältigen zu können müssen *Größe und Ausstattung des Sekretariats* entsprechend ausgelegt sein.

Größe und Ausstattung des Sekretariats

- *Sekretariat mit Sichtfenster auf Wartebereich*
- *ausreichend Platz für administrative Aufgaben*
- *genügend Stauraum für Schreibmaterialien, Formulare, Ordner, Anästhesieprotokolle, Aufklärungsbögen*
- *Möglichkeit der Individualbetreuung der Patienten*
- *ausreichend und deutliche Hinweisschilder*

Die fehlende Möglichkeit einer individuellen Betreuung (Hilfe beim Ausfüllen der Aufklärungsbögen, Erheben von persönlichen Daten) lässt ein Tresenmodell ungeeignet erscheinen. Ein Sichtfenster im Sekretariatsraum soll einen ausreichenden Überblick über den Wartebereich gewährleisten, um einerseits Probleme bei den Wartenden zu erkennen, andererseits aber auch eine Überfüllung der Wartezone mit Patienten und deren Begleitpersonen zu registrieren und zu entzerren. Abbildung 1 und 2 zeigen Beispiele für ein Ambulanzsekretariat.

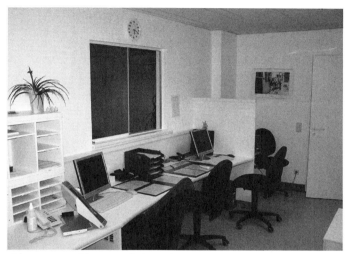

Abb. 1 Beispiel für ein Ambulanzsekretariat. Zu beachten ist der separate, sichtgeschützte Bereich für die Blutdruckmessung und das Sichtfenster auf den Wartebereich.

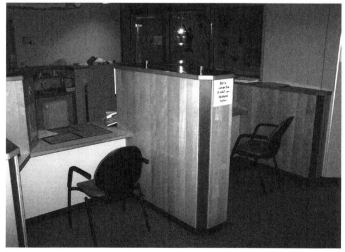

Abb. 2 Eher ungeeignet für ein Ambulanzsekretariat: Tresen, offener Bereich. Persönliche Angaben erfolgen mehr oder weniger öffentlich.

Das Lagern der Anästhesieprotokolle, Anamnesebögen und sonstiger häufig gebräuchlicher Formulare außerhalb des Sekretariats (z. B. in den Schränken der Prämedikationsräume) führt zu unnötigen Wegen und ggf. Störungen des Prämedikationsgespräches. Ausreichender Stauraum im Ambulanzsekretariat ist deshalb notwendig.

!

Eine zentrale, gut ausgeschilderte Lage der Anästhesieambulanz in der Klinik und deutliche Hinweisschilder zur Anmeldung und zum Ablauf vermeiden Wartezeiten, da unsichere und aufgeregte Patienten verstärkt Orientierungsprobleme haben (Abb. 3 und 4).

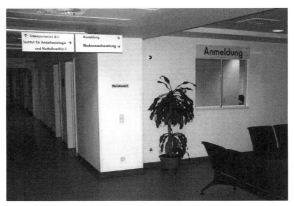

Abb. 3   Hinweisschilder vor der Anästhesieambulanz.

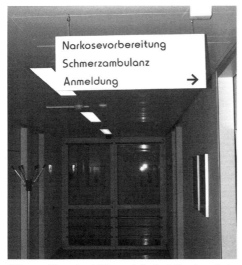

Abb. 4   Hinweisschilder auf die Anästhesieambulanz in der Klinik.

Die *Ausstattung des Sekretariats* erfordert neben der üblichen Basisausstattung einen zweiten Telefonanschluss, da erfahrungsgemäß allein die Einbestellung der Patienten und die Evaluierung der nicht gehfähigen Patienten ein Telefon blockieren. Ein schnurloses Telefon für den Leiter der Ambulanz spart Wegezeiten und fördert die Erreichbarkeit. Über einen PC ist die Eingabe von Patientendaten in ein eigenes anästhesiologisches OP-Programm möglich; ggf. können OP-Programme und Änderungen während des Tages direkt im Klinikinformationssytem (KIS) eingesehen werden. Über das Faxgerät können OP-Programme übermittelt werden, Patientenbefunde können sowohl von intern, als auch von extern (z. B. Hausarzt, Facharzt, auswärtige Klinik) angefordert und somit unnötige Mehrfachuntersuchungen vermieden werden. Waage und Messlatte ermöglichen Bestimmung von Gewicht und Größe bei nicht bekannten Daten oder Differenzwerten.

Viele Patienten sind im Rahmen einer Operationsvorbereitung sehr aufgeregt, manche sogar in einem psychischen Ausnahmenzustand, so dass häufig vor allem ältere Patienten ihre Lesebrille vergessen. Um Studium und Ausfüllen des Anamnesebogens trotzdem ohne Umstände und Wartezeiten leisten zu können, empfiehlt sich der Vorrat eines Sortiments von Lesebrillen verschiedener Stärken.

Notwendige technische Ausstattung des Ambulanzsekretariats

- Schreibtische und ausreichend Stühle für Sekretariatspersonal
- 2 Telefonanschlüsse, evtl. schnurloses Telefon
- 1 Faxgerät
- PC
- automatisches Blutdruckmessgerät
- Pulsoxymeter
- Waage, Messlatte
- Klemmbretter
- Protokolle, Anamnesebögen, Schreibmaterialien, Ordner
- Telefonlisten
- ggf. Sortiment Lesebrillen

3.2. Die Prämedikationsräume

Bezüglich der *Anzahl der Prämedikationsräume* existieren in der Literatur wenige Angaben. DICK forderte 4 Räume bei 40 Patienten/Tag [Dick 1997]. Unseren Erfahrungen nach sollte die Anzahl der Räume der Anzahl der prämedizierenden Ärzte entsprechen, d. h. für 50 Untersuchungen/Tag sind 3–4 Ärzte und damit 3–4 Zimmer ausreichend [Laux et al. 2004]. Vermieden werden sollte ein Dauerzustand, bei denen zwar ausreichend Ärzte, jedoch nur 1 Prämedikationsraum vorhanden ist.

Die Größe der Zimmer ist von untergeordneter Bedeutung, notwendig sind jedoch Einzelzimmer. Trennwände als Raumunterteilung sind wegen der akustischen Störfaktoren und der dadurch nicht vorhandenen Privatsphäre ungeeignet. Auf möglichen Sichtschutz nach außen ist ebenfalls zu achten (Auskultation/Untersuchung, ggf. therapeutische Maßnahmen). Die Abbildungen 5 und 6 zeigen ein Untersuchungszimmer.

»»» Räumliche Anforderungen der Untersuchungszimmer

- *Einzelzimmer, keine Raumunterteilung durch dünne Trennwände*
- *Sichtschutz nach außen*
- *Größe der Zimmer von untergeordneter Bedeutung*
- *Anzahl abhängig von durchschnittlicher Patientenzahl und Anzahl der prämedizierenden Ärzte*

Eine ausreichende Bestuhlung für Patienten und deren Begleitpersonen ist sinnvoll. Eine Untersuchungsliege ermöglicht eine eingehende körperliche Inspektion und ggf. notfallmäßige therapeutische Interventionen. Die Vernetzung der PC im Ambulanzbereich ermöglicht die Eingabe der Patientendaten von jedem Arbeitsplatz aus. Gleichzeitig besteht über das Klinikinformationssytem (KIS) auch Zugriff auf Diagnosen und Prozeduren von früheren Aufenthalten, was eine fundierte Anamnese bei unspezifischen Patientenangaben schon während des Prämedikationsgespräches ermöglicht. Zugriff auf Medikamentenliste und medizinisches Wörterbuch sowie SOPs (Standard Operating Procedures) ersparen zeitaufwendiges Nachschlagen. Zudem können z. B. Änderungen der Narkoseverfahren schnell im Netz abgespeichert und sofort jedem Prämedikationsarbeitsplatz zur Verfügung gestellt werden.

Bei Bedarf erhalten Eltern, deren Kinder sich einem operativen Eingriff unterziehen müssen, EMLA®-Pflaster sowie die zugehörige, sehr sinnvolle Infobroschüre und werden bezüglich der Anwendung aufgeklärt.

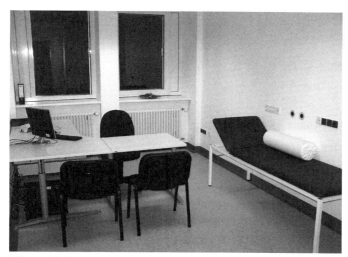

Abb. 5   Blick in ein Untersuchungszimmer.

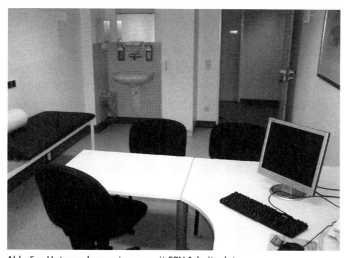

Abb. 6   Untersuchungszimmer mit EDV-Arbeitsplatz.

Die Ausstattung mit EKG und Lungenfunktionsgerät muss fakultativ bleiben, da der zeitliche Aufwand der Untersuchung im Rahmen der Anästhesieambulanz bei einer großen Patientenzahl erheblich ist und in den
Kliniken entsprechende Strukturen schon vorhanden und problemlos nutz-
bar sind.

>>> **Ausstattung der einzelnen Prämedikationsräume**

- *1 Schreibtisch, 3 Stühle*
- *PC mit Vernetzung*
- *Telefon*
- *Untersuchungsliege*
- *Konsilscheine, Röntgen- und EKG-Formulare*
- *Bücher: Rote Liste, Lexikon, z. B. Pschyrembel,
  ggf. Diagnosenthesaurus*
- *SOPs: Endokarditisprophylaxe/Koagulanzien und
  Regionalanästhesie/Anästhesieverfahren, Monitoring
  bei bestimmten Eingriffen etc.*
- *EMLA®-Pflaster und Informationsbroschüre*

3.3. Der Wartebereich

Der Wartebereich sollte entsprechend dem Patientenaufkommen ausreichend groß, hell und vom Sekretariat aus überschaubar sein. Ausreichend Sitzplätze für Patienten mit Begleitpersonen, aber auch Stellplätze für Patienten im Rollstuhl, Kinderwagen und gelegentlich sogar Patienten auf Liegen sind erforderlich. Das Ganze sollte z. B. durch Pflanzen als Raumteiler eine freundliche Atmosphäre vermitteln. Auch längeren Wartezeiten muss dieser Bereich angepasst sein. Aufgrund von Nachmeldungen, zunehmender Zahl von prästationären und ambulanten Patienten können Stoßzeiten mit erhöhtem Patientenaufkommen entstehen. Zudem bearbeiten viele Patienten erst im Wartebereich den Anamnesebogen, weshalb ausreichend Sitzplätze vorhanden sein sollten. Wartezeiten im Stehen werden auch von Begleitpersonen erheblich schlechter toleriert.

Häufig ist die Anästhesieambulanz die letzte Anlaufstelle nach Anmeldung, operativer Befunderhebung, Aufklärung, Blutentnahme und ggf. sonstiger Diagnostik, so dass die Patienten ermüdet, gestresst und gelegentlich auch gereizt zur Anmeldung kommen. Bereitgestellte Getränke wie Wasser, Kaffee können da mitunter die Stimmung der Patienten verbessern und ermöglichen ggf. die Einnahme einer zeitlich notwendigen Dauermedikation.

Zur Verkürzung der Wartezeit sollte für die Kinder Spielzeug, altersentsprechend sortiert und für die Erwachsenen Zeitschriften sowie Informationsbroschüren bereitliegen.

Bauliche Voraussetzung und Ausstattung des Wartebereichs

- *ausreichende Größe*
- *Helligkeit*
- *genügend Sitzplätze*
- *Stellplätze für Rollstuhl, Kinderwagen*
- *Getränke, Becher*
- *Informationsbroschüren, Zeitungen*
- *Kinderspielzeug*

Die Abbildungen 7, 8, 9 und 10 zeigen verschiedene Wartebereiche.

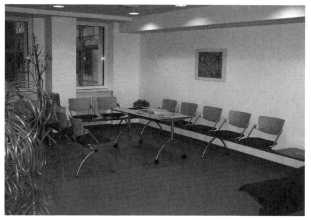

Abb. 7   Wartebereich einer Anästhesieambulanz.

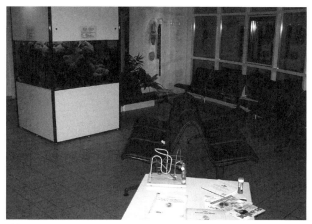

Abb. 8   Wartezone mit Aquarium. Zu beachten sind die großen Glasfronten.

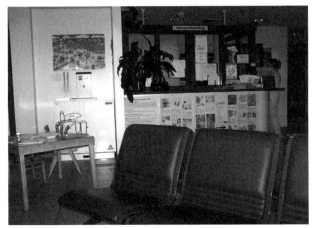

Abb. 9   Wartebereich mit Kinderspielecke und Wasserspender.

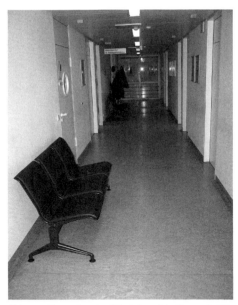

Abb. 10 Ungeeigneter Wartebereich: Zuwenig Sitzplätze, Sitzreihen auf dem Flur und dadurch
nicht hell genug. Die Wartezone ist vom Ambulanzsekretariat aus nicht komplett
einsehbar.

3.4. Notfallequipment

Für Notfälle im Anästhesieambulanzbereich sollte an zentraler Stelle ein transportabler Notfallwagen vorhanden sein, insbesondere dann, wenn die Wege zum nächsten Notfallkoffer weit sind. Bei einer hohen Anzahl von Untersuchungen im Ambulanzbereich sowie immer mehr prästationären Patienten und Patienten im höheren Alter mit vorhandenen Begleiterkrankungen ist auch hier gelegentlich mit Notfallsituationen zu rechnen (vasovagale Synkopen, Hypoglykämien, hypertensive Krisen, Angina pectoris, zerebrale Krampfanfälle). Die zügige Notfalltherapie ist selbstverständlich zum Nutzen des Patienten, aber auch die wartenden Mitpatienten werden eine sofortige Intervention positiv registrieren. Möglich ist diese Notfalltherapie nur dann, wenn die Wartung dieses Notfallwagens den gleichen Kriterien wie den bei sonstigen Anästhesiearbeitsplätzen entspricht. Die Medikamentenbestückung kann sich aber entsprechend der möglichen Notfallsituationen (schwerstkranke Patienten werden oft auf Station anästhesiologisch untersucht) auf eine Basisausstattung beschränken.

 Notfallequipment

- *transportabler Notfallwagen*
- *Sauerstoffquelle*
- *Absauggerät*
- *Beatmungsbeutel, Intubationszubehör*
- *Venenverweilkanülen, Infusionen, Spritzen, Kanülen*
- *Medikamente wie z. B. Nitrospray, Asthma-Dosieraerosole, Glucose, Adrenalin, Atropin, Clonazepam, Diazepam*
- *Labormaterial*

Fazit

Räumliche und Technische Ausstattung einer Anästhesieambulanz sind primär von den entsprechenden Strukturen und Prozessabläufen einer Klinik abhängig und können dementsprechend variiert werden. Wichtig im Vorfeld der Einrichtung einer solchen Ambulanz ist eine Analyse der vorhandenen Arbeitsabläufe und Ressourcen, die Aufstellung erwarteter Ziele und die Information und Einbindung der operativen Kliniken. Abbildung 11 zeigt einen beispielhaften Grundriss einer Anästhesieambulanz.

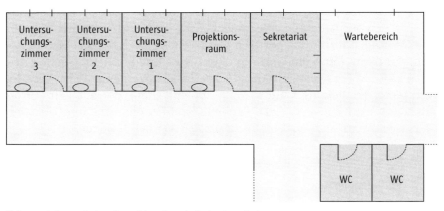

Abb. 11   Schematischer Grundriss einer Anästhesieambulanz.

Die vorgestellten Bedingungen stellen nach unserer jetzt jahrelangen Erfahrung eine notwendige Grundausstattung dar, um die Anforderungen einer Anästhesieambulanz erfüllen zu können, Arbeitsabläufe zu optimieren und eine hohe Akzeptanz bei Patients und Personal zu erreichen.

Literatur

Dick W. F. Die Anästhesieambulanz – Lösung des Problems? Anästhesist 1997, 46: 96–98

Laux T, Kawach H C, Madler C. Die Etablierung einer Anästhesieambulanz. Anästhesiol Intensivmed Notfallmed Schmerzther 2004; 39: 391–399

H. Kawach
T. Laux

4   Personelle Besetzung der Anästhesieambulanz

Allgemein gelten die anästhesiologischen Voruntersuchungen („Prämedikation") als „unbeliebte Notwendigkeit", die schnell „abgearbeitet" werden. Die Einstufung der Anästhesieambulanz als eigener Funktionsbereich und die entsprechende ärztliche Besetzung belegen jedoch den Stellenwert als „Anästhesiemanagementzentrum" (siehe auch Kapitel: Die Anästhesieambulanz im Umbruch). Ein Ziel muss u. a. die strukturierte Voruntersuchung sein, die die Besonderheiten der Patienten erfasst, notwendige Zusatzuntersuchungen initiiert, eine forensisch fundierte Aufklärung bietet und das anästhesiologische Vorgehen, evtl. sogar die postoperative Intensivtherapie plant. Das Ganze muss in einer ruhigen, freundlichen Atmosphäre stattfinden, was dem Patienten auch ein Gefühl der Sicherheit vermitteln soll.

Voraussetzung für das Funktionieren einer solchen Prämedikationsambulanz ist die ausreichende Besetzung durch ärztliches und nichtärztliches Personal.

4.1. Nichtärztliches Personal

Das Aufgabengebiet des nichtärztlichen Personals umfasst sowohl administrative Aufgaben wie Einbestellung der Patienten, Vorbereiten der Protokolle als auch im Messen von Vitalparametern wie Blutdruck, Puls und Sauerstoffsättigung. Außerdem gehören die Koordination der Prämedikation von Patienten unter Betreuung oder mit Dolmetscher und das Erfassen der nicht gehfähigen Patienten dazu.

Dadurch wird das ärztliche Personal von Schreibarbeiten und Telefondiensten entlastet, woraus eine enorme Zeitersparnis und ein beschleunigter Arbeitsablauf resultierten.

Sowohl Sekretärinnen, als auch Arzthelferinnen können diese Position besetzen. Wichtige Voraussetzung ist ein freundlicher, souveräner Umgang mit den Patienten, Hilfsbereitschaft und Koordinationsfähigkeit. Ein steter Informationsaustausch zwischen Ärzten und Sekretariatspersonal ist notwendig im Hinblick auf rasche Aufdeckung von Schwachpunkten im System und wichtigen Informationen zu den Patienten (z. B. extreme Schwerhörigkeit, Gangunsicherheit, Kollapsneigung). Eine enge Einbindung des Personals in die Abläufe der Ambulanz bewirkt nach unseren Erfahrungen ein höheres Engagement.

In Kliniken der Maximalversorgung ist zur Erfüllung dieser Aufgaben mindestens die gleichzeitige Anwesenheit von 2 Sekretärinnen bzw. Arzthelferinnen erforderlich. Um Urlaub und Krankheit abdecken zu können, sind mindestens 3,5 Stellen notwendig, alternativ sind aber auch 3 Stellen + 1 Auszubildender denkbar. Die Verteilung von Ambulanzpersonal auf zwei Ambulanzen bzw. die Aushilfe durch das Personal des Anästhesie-Sekretariats in der Anästhesieambulanz stellen Notlösungen dar. Bei geringerem Patientenaufkommen ist die ständige Anwesenheit von einer Person, mithin 2 Stellen und ggf. eine Teilzeitkraft sowie ein Auszubildender ausreichend. Als kritische Grenze für ein „geringes Patientenaufkommen" sehen wir 25 Patienten pro Tag.

4.2. Ärztliches Personal

Nur als eigener Funktionsbereich mit der entsprechenden Besetzung ist die notwendige Akzeptanz innerhalb der Abteilung gewährleistet. Dazu muss die *Bereichsleitung* in der Person eines Oberarztes oder Funktionsoberarztes vom Chefarzt eingesetzt sein. So können Funktionsabläufe optimiert, Änderungen mit Nachdruck rasch umgesetzt und zusätzliche nahe liegende Aufgaben integriert werden, wie z. B. Diagnosekodierungen und die Entlassung ambulanter Patienten.

Nur eine *ausreichende Anzahl ärztlichen Personals* gewährleistet einen zügigen Arbeitsablauf, weniger gestresste Mitarbeiter ob des Patientenaufkommens und auch eine gesteigerte Patientenzufriedenheit infolge akzeptabler Wartezeiten. Die Anzahl der Ärzte ist von der Anzahl der Patienten, den Erfahrungen einer Anästhesieabteilung und dem Aufwand zusätzlicher Aufgaben (z. B. Diagnosekodierungen) abhängig. Ab 20 Patienten pro Tag sind unseres Erachtens 2 Ärzte, bei 40–50 Prämedikationen am Tag 4 Ärzte erforderlich [Dick 1997, Laux et al. 2004]. Dies kann oftmals nur durch die Hinzuziehung von Notärzten erreicht werden. Das Einbeziehen von Notärzten in der einsatzfreien Zeit kann jedoch nur als Notlösung angesehen werden, da die Kontinuität der einzelnen Untersuchung nicht gewährleistet ist und die Mithilfe durch die unterschiedliche Einsatzfrequenz nicht vorhersehbar ist.

Für die *Qualifikation des ärztlichen Personals* ist Facharztstatus anzusetzen, zumindest jedoch Ärzte im höheren Ausbildungsjahr. Häufig sind zum Zeitpunkt der Prämedikation die Befunde noch nicht vorhanden, so dass die Prämedikationsuntersuchung weitgehend klinisch orientiert ist und damit die Erfahrung des Arztes eine große Rolle spielt. Des Weiteren entscheidet der Anästhesist in der Anästhesieambulanz über weitere erforderliche Untersuchungen (EKG, Rö-Thorax, Konsile, Labor etc.). Erfahrungsgemäß steigt vor allem die Anzahl der geforderten Konsiliaruntersuchungen mit der Unerfahrenheit des Anästhesisten, so dass deshalb Berufsanfänger hier ungeeignet sind.

Eine wichtige Säule der Besetzung einer Anästhesieambulanz ist die *personelle Konstanz* nicht nur der Bereichsleitung.

Eine Rotation der nachgeordneten Ärzte in einem Turnus von mindestens 2–3 Monaten ist sinnvoll, da auf diese Weise eine suffiziente Einarbeitung in die Strukturen möglich ist, zugleich aber auch das Verständnis für diesen arbeitsintensiven Bereich gefördert wird, was in der Folge zu einer höheren Inzidenz an freiwilliger Mitarbeit führt. Der Jahresurlaub sollte nicht in die Zeit der Rotation fallen. Bereitschaftsdienste können abgeleistet werden, für die dienstfreie Zeit kann der Kollege des vorherigen Rotationsabschnittes eingeteilt werden.

》》》 *Personelle Besetzung in einer Klinik der Maximalversorgung*

- *Bereichsleitung: Oberarzt oder Funktionsoberarzt (konstante Besetzung)*
- *bei 50 Prämedikationen/Tag 2–3 nachgeordnete Ärzte*
- *personelle Konstanz durch Rotationsprinzip (mindestens 2 Monate)*
- *kein Jahresurlaub im Rotationszyklus*
- *Qualifikation: Facharztstatus*
- *mindestens 2 Arzthelfer/innen oder Sekretäre/Sekretärinnen gleichzeitig anwesend*
- *1 Auszubildende/r*

4.3. Dienstzeiten und Arbeitszeitmodelle

Die Dienstzeiten müssen sich natürlich den bekannten Strukturen der einzelnen Abteilungen anpassen. Ein Ziel der Anästhesieambulanz muss jedoch auch sein, möglichst alle anfallenden anästhesiologischen Voruntersuchungen (auch der Patienten außerhalb der Ambulanzräume, z. B. auf Bettenstation) innerhalb der Regelarbeitszeit zu erledigen, um möglichst nur spätere Nachmeldungen dem Bereitschaftsdienst zu überlassen. Dazu sollten Befunde evtl. notwendiger Zusatzuntersuchungen noch am selben Tag vorhanden sein, um Verschiebungen eines OP-Termins und damit eine Änderung der Programme gering zu halten. Absolute Vorraussetzung dafür ist eine Meldung der vorläufigen OP-Programme zwischen 8:15 und spätestens 11:00 Uhr, was die Kooperation der operativen Kliniken erfordert.

Außerdem sollten in der Arbeitszeit anästhesiologische Besonderheiten der Patienten schriftlich fixiert werden, um eine Übergabe dieser Informationen an die anästhesiologischen Bereichsleiter im OP zu gewährleisten. Die Weitergabe anästhesiologischer Besonderheiten in einer „Morgenbesprechung" durch Ärzte der Anästhesieambulanz ist oft aufgrund Ihrer variablen Arbeitszeiten nicht möglich.

Ein Beginn der Arbeitszeit für das ärztliche Personal um 7:30 oder 8:00 Uhr ist sinnlos, da vor 8:30 Uhr nur ganz wenige Patienten zur Prämedikation erscheinen, ein Ende der Arbeit um 16:00 Uhr nicht gewährleistet ist und ständig anfallende Überstunden zur Unzufriedenheit der Mitarbeiter und fehlenden Akzeptanz der Anästhesieambulanz führen. Ein abgestufter Beginn der Arbeitszeit ermöglicht früh erscheinende oder einbestellte Patienten zu versorgen und für spät eintreffende Patienten, Nachmeldungen nach 16:00 Uhr und administrative Aufgaben noch Puffer zu haben [Laux u. Madler 2004]. Die Abbildung 1 zeigt ein mögliches Arbeitszeitmodell.

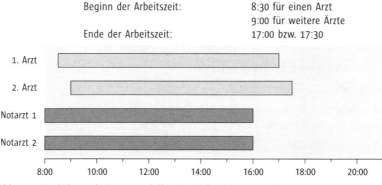

Abb. 1   Mögliches Arbeitszeitmodell unter Einbeziehung von Notärzten.

Somit bleiben im Allgemeinen für Spät- und Bereitschaftsdienst nur wenige Prämedikationen übrig, was zu einer erhöhten freiwilligen Mitarbeit im Routinebetrieb der Anästhesieambulanz führt (z. B. in Pausen, nach Beendigung der anästhesiologischen Arbeit im OP).

Für das nichtärztliche Personal bietet jedoch der Arbeitsbeginn 7:30 oder 8:00 Uhr die Gelegenheit, administrative Vorbereitungen vor dem Ansturm der Patienten zu erledigen.

>>> *Tipp zur Umsetzung: ärztlicher Arbeitszeiten*

- *1 Arzt Arbeitszeit 8:30 Uhr bis 17:00 Uhr*
- *1 Arzt Arbeitszeit 9:00/9:30 bis 17:30/18:00Uhr*
- *weitere Ärzte nach Bedarf früher oder später Beginn der Arbeitszeit*
- *nichtärztliches Personal: Arbeitszeit 7:30 bis 16:00 Uhr, nach Bedarf späterer Beginn*
- *Voraussetzung: Vorläufige OP-Programme zwischen 8:15Uhr und 11:00 Uhr*

4.4. Aus- und Weiterbildung von jüngeren Kollegen

Die Anästhesieambulanz in der vorgestellten Struktur bietet durch die Präsenz eines Oberarztes eine kontinuierliche Einarbeitung der nachgeordneten Ärzte in die Materie, ermöglicht zeitnahe Rückfragen, Absprache bezüglich angeforderter Konsiliarleistungen, Korrekturen und auch die rasche Umsetzung von Änderungen der Standardnarkoseverfahren für bestimmte Eingriffe. usw.

Eine Rotation in den Ambulanzbereich ist innerhalb der Aus- und Weiterbildung für Ärzte in höherem Ausbildungsstand genauso anzusetzen wie die Rotation in die anderen Funktionsbereiche. Gewisse Erfahrungen bezüglich der Narkose- und operativen Verfahren sind Voraussetzung, weshalb Berufsanfänger für die Rotation nicht geeignet sind. Strukturen der Ambulanz, Patientenpfade und Standard Operating Procedures (SOPs), aber auch die Koordination und Kommunikation mit anderen Abteilungen werden vermittelt, so dass nach der Rotation die Mitarbeiter in der Lage sind, vertretungsweise die Ambulanz zu leiten.

Allerdings besteht auch für die Anfänger durch Hospitation und kontinuierliche Anleitung die Möglichkeit, langsam in die Standards der Prämedikation eingeführt zu werden und durch die ständige Präsenz eines Oberarztes dann auch selbständig zu prämedizieren, zunächst unter Supervision, immer mit der Möglichkeit, direkt Probleme ansprechen zu können. Unnötige EKG-, Röntgenbefunde und Konsiliaruntersuchungen, die von unerfahrenen Mitarbeitern häufiger angefordert werden, können somit problemlos unterbunden werden, Unsicherheiten und Fehler können diskutiert und erläutert werden. Somit ist eine suffiziente Mitarbeit der jungen Kollegen bei den Prämedikationen früher möglich. Eine ausführliche Darstellung ist dem Kapitel „Aus- und Weiterbildung der Ärzte in der Anästhesieambulanz" zu entnehmen.

Fazit

Eine ausreichende personelle Besetzung des ärztlichen und nichtärztlichen Personals ist neben der räumlichen Ausstattung Grundvoraussetzung für einen funktionierenden Ablauf der Anästhesieambulanz. Daraus resultieren geringe Wartezeiten, ausreichende Zeitfenster für Problempatienten, Patientenzufriedenheit, aber auch höhere Akzeptanz bei allen Mitarbeitern der Abteilung. Einrichtung als eigenständiger Funktionsbereich, personelle Konstanz durch Rotationsprinzip, variable Arbeitszeiten und nicht zuletzt die Kooperation der operativen Kliniken erleichtern die Arbeitsabläufe. Daneben bietet die Ambulanz für Aus- und Weiterbildung der Mitarbeiter als eigener Funktionsbereich durch die ständige Präsenz eines Ober-, bzw. Facharztes eine kontinuierliche Einarbeitung in dieses Arbeitsgebiet.

Literaturverzeichnis

Dick W. F. Die Anästhesieambulanz – Lösung des Problems? Anästhesist 1997; 46: 96–98

Laux T, Madler C. Arbeitszeitmodelle in der Anästhesieambulanz. Abstractband DAC 2004. Diomed Verlags GmbH Ebelsbach 2004: 93

Laux T, Kawach H C, Madler C. Die Etablierung einer Anästhesieambulanz. Anästhesiol Intensivmed Notfallmed Schmerzther 2004; 39: 391–399

R.-W. Bock

5 Rechtliche Anforderungen an das Aufklärungsgespräch

5.1. Rechtliche Bedeutung der Aufklärung

Es ist heute allgemein anerkannt, dass die Aufklärung von Patienten schon unter medizinischen Aspekten große Bedeutung im Behandlungsverlauf hat. Darüber hinaus kommt adäquater Aufklärung allerdings auch aus Rechtsgründen enorme Relevanz zu. Es darf nicht vernachlässigt werden, dass aus fehlender oder auch nur lückenhafter Aufklärung zivilrechtliche Haftung und strafrechtliche Verantwortlichkeit resultieren können. Dies gilt sogar, wenn die Behandlung als solche insgesamt lege artis ausgeführt wurde.

Behauptet ein Patient, er sei fehlerhaft behandelt worden, so obliegt ihm zivilprozessual im Ansatz die dahingehende Beweislast. Demgegenüber ist der Arzt bzw. die Klinik hinsichtlich adäquater Aufklärung a priori beweisbelastet, wenn der Patient die sog. Aufklärungsrüge erhebt. Daraus resultiert rechtspraktisch vielfach der Effekt, dass die Patientenseite die Aufklärungsrüge spätestens dann „nachschiebt", wenn ihr der Beweis eines Behandlungsfehlers – etwa infolge der Arztseite günstiger Begutachtung – nicht gelingt.

Vor diesem Hintergrund wird deutlich, dass auch eine adäquate Dokumentation der Aufklärung eklatante Bedeutung hat, um nötigenfalls überhaupt Beweis für eine insgesamt ordnungsgemäße Aufklärung führen zu können.

! Der Patient kann im Zivilprozess trotz Behandlung lege artis und
adäquater Aufklärung obsiegen, weil die ordnungsgemäße Aufklärung
mangels fundierter Dokumentation nicht bewiesen werden kann.

Rechtssystematisch gilt, dass jeder ärztliche Eingriff in die körperliche
Integrität eines Menschen grundsätzlich nur aufgrund entsprechender
Einwilligung nach gehöriger Aufklärung erlaubt ist. Insofern wirkt nach
wie vor die Rechtsprechung des Reichsgerichts aus dem Jahre 1894, wo-
nach jeder ärztliche Eingriff im Ansatz den Tatbestand der Körperverletzung erfüllt, selbst wenn eine Indikation gegeben ist und die Ausführung
lege artis erfolgt. Die Rechtswidrigkeit und damit die Strafbarkeit des Eingriffs entfällt, wenn ein Rechtfertigungsgrund für seine Durchführung
durch die Einwilligung des Patienten herbeigeführt wird. Diese Einwilligung ist allerdings nur wirksam, wenn der Patient über die für seine Entscheidung relevanten Umstände durch adäquate Aufklärung unterrichtet
wurde.

Darüber hinaus bleibt jedoch auch zu veranschlagen, dass der Verpflichtung zur adäquaten Aufklärung im Kern das in Art. 2 Abs. 1 GG als allge-
meines Persönlichkeitsrecht konstituierte Selbstbestimmungsrecht eines
jeden zugrunde liegt. Dies impliziert zudem, dass die Vornahme von Behandlungsmaßnahmen seitens des Patienten auch abgelehnt werden kann.
Demgemäß ist kein therapeutisches Privileg und keine Vernunfthoheit des
Arztes anerkannt, obwohl es sein „vornehmstes Recht und seine wesentlichste Pflicht" ist, „den kranken Menschen nach Möglichkeit von seinem
Leiden zu heilen. Dieses Recht und diese Pflicht finden aber in dem grund-
gesetzlichen freien Selbstbestimmungsrecht des Menschen über seinen
Körper ihre Grenze" (BGHSt 11, 111 [114]).

Ausnahmsweise kann den Rechtfertigungsgrund für die Eingriffs-
behandlung auch eine sog. mutmaßliche Einwilligung des Patienten und/
oder ein Notstand im Sinne von § 34 StGB bilden, wenn der Patient – etwa
infolge Bewusstlosigkeit – eine Einwilligung nicht persönlich erklären kann
und wegen akuter vitaler Gefährdung keine Zeit zur Einschaltung des Vormundschaftsgerichts mit Veranlassung einer Betreuerbestellung verbleibt.
Dann darf/muss der Arzt als „Geschäftsführer ohne Auftrag" tätig werden.

5.2. Zu differenzierende Aufklärungsbereiche

Ärztliche Aufklärungsmaßnahmen können im Wesentlichen drei Bereiche
betreffen, die wie folgt zu differenzieren sind:

- die therapeutische Aufklärung, die auch als Verlaufs- oder Sicherungsaufklärung bezeichnet wird,
- die Diagnoseaufklärung und
- die Eingriffs- bzw. Risikoaufklärung.

Unterrichtungen des Patienten zur therapeutischen Aufklärung unterfallen im Eigentlichen der erforderlichen „Behandlung", weshalb im Zivilprozess beweisrechtlich die Regeln hinsichtlich eines Behandlungsfehlers eingreifen (die Beweislast für Mängel insoweit obliegt im Ansatz dem Patienten).

Gegenstand dieses Aufklärungsbereichs ist, dem Patienten Maßgaben zu erteilen, ihm ein „therapierichtiges Verhalten" zu ermöglichen, um den Behandlungserfolg auch insoweit möglichst zu sichern. Zwar dürfte der therapeutischen Aufklärung regelmäßig größere Relevanz im Zusammenhang mit der Behandlung des Grundleidens zukommen (Erläuterung des Befund- und Krankheitsbildes, Verhaltenshinweise betreffend Diät, Hygiene, Mobilisierung und Belastungsfähigkeit sowie bezüglich des Verhaltens bei Auffälligkeiten etc.), doch bleibt auch unter anästhesiologischen Aspekten generell und im Einzelfall zu prüfen, welcher Aufklärungsinhalt dem Patienten insofern zuteil werden muss (beispielsweise betreffend Nüchternheitserfordernisse etc.). Dies gilt verstärkt auch im Zusammenhang mit ambulanter Eingriffsdurchführung. Es bleibt zu veranschlagen, dass sich die Narkose als solche mit ihren (potenziellen) Folgewirkungen gleich gestaltet, sei es, dass der Eingriff unter stationären oder ambulanten Bedingungen ausgeführt wird. Jedoch entfällt bei letzterem mit der Entlassung des Patienten im Wesentlichen die Möglichkeit zum ärztlichen „Kontrollzugriff", weshalb umso mehr ein eigenverantwortliches Agieren des Patienten gefordert ist. Dazu muss er durch adäquate therapeutische Aufklärung bzw. Sicherungsaufklärung in die Lage versetzt werden. Dies betrifft etwa Hinweise zu Fahrtauglichkeitseinschränkungen, die Unterrichtung über eventuelle Nachwirkungen des Anästhesieverfahrens und mögliche Auffälligkeiten, was insbesondere regionalanästhesiologische Verfahren anlangt.

Damit sich der Patient auf entsprechende postoperative Erfordernisse (z. B. Nichtteilnahme am Straßenverkehr) einrichten kann, sind dahingehende Aufklärungsmaßnahmen bereits präoperativ veranlasst.

In der Anästhesie hat die Diagnoseaufklärung des Patienten regelmäßig wohl nur nachgeordnete Bedeutung, da insofern im Wesentlichen Zusammenhänge der Grunderkrankung betroffen sind. Jedenfalls darf die sog. Diagnoseaufklärung nicht mit gebotener Risikoaufklärung vor der Durchführung eines diagnostischen Eingriffs verwechselt werden.

Rechtspraktisch am bedeutsamsten ist die Eingriffs- bzw. Risikoaufklärung. Dabei handelt es sich um die Information des Patienten über den beabsichtigten Eingriff (Anästhesieverfahren, Transfusion von Fremdblut etc.)

samt damit einhergehender Risiken. Dergestalt soll eine selbstbestimmte Entscheidung des Patienten zur Vornahme des Eingriffs mit darauf beruhender Einwilligung in die Eingriffsdurchführung herbeigeführt werden.

5.3. Kriterien einer wirksamen Eingriffsaufklärung

Die Bestimmung von Inhalt und Umfang einer Eingriffs- bzw. Risikoaufklärung kann sich im Einzelfall problematisch darstellen. Denn die Rechtsprechung konstatiert einerseits keine Verpflichtung des Arztes, „den Kranken auf alle nachteiligen Folgen aufmerksam zu machen, die möglicherweise mit einer Operation entstehen können" (vgl. dazu bereits RGZ 78, 432), fordert im Grundsatz vielmehr, der Patient müsse lediglich „im Großen und Ganzen" informiert werden. Gleichwohl ist die Aufklärungsjudikatur mit einer Fülle von Einzelfallentscheidungen kaum noch zu überblicken. Deshalb ist umso mehr geboten, eine adäquate Patientenaufklärung anhand unabdingbarer Voraussetzungen und Kriterien zu gewährleisten. Dies erfordert auch die Etablierung eines entsprechenden klinikintern organisatorisch vorgegebenen Aufklärungsmanagements.

5.3.1. Aufklärung als qualifizierte Arztaufgabe

Die Aufklärung des Patienten bildet eine originäre ärztliche Aufgabe. Infolge dessen kann eine Delegation von Aufklärungsmaßnahmen an Pflegekräfte nicht in Betracht kommen.

Zwar obliegt die Verpflichtung zur Aufklärung grundsätzlich dem behandelnden Arzt, etwa dem narkoseführenden Anästhesisten, da er mit seiner Behandlungsmaßnahme in die körperliche Integrität des Patienten eingreift und entsprechender Rechtfertigung bedarf. Zulässig ist jedoch eine Delegation bzw. arbeitsteilige Erledigung von Aufklärungsmaßnahmen. So unterliegt die Praxis, dass ein Anästhesist die Aufklärung und Prämedikation durchführt und einem anderen Anästhesisten die Narkoseführung obliegt, keinem Einwand. Jedoch muss gewährleistet sein, dass der Arzt, der die Aufklärung des Patienten erledigt, dafür über hinreichende Kompetenz – auch den individuellen Behandlungsfall betreffend – verfügt. Eine entsprechende Diensteinteilung ist bereits organisatorisch sicherzustellen.

5.3.2. Adäquater Aufklärungsinhalt und -umfang

Im Ausgangspunkt ist der Patient über das Erfordernis anästhesiologischer Maßnahmen, insoweit in Betracht kommende Verfahren, die Art und Weise etwaiger Eingriffsdurchführung, damit jeweils verbundene Risiken und

Nebenwirkungen, jeweilige Vor- und Nachteile sowie mögliche Komplikationen und Konsequenzen etc. aufzuklären.

Entgegen früherer Praxis stellt die Rechtsprechung zur Auslösung einer Aufklärungspflicht hinsichtlich etwaiger Risiken der Behandlung nicht mehr auf statistische Risikofrequenzen ab. Maßgeblich soll vielmehr sein, „ob das in Frage stehende Risiko dem Eingriff spezifisch anhaftet und bei seiner Verwirklichung die Lebensführung des Patienten besonders belastet" (vgl. dazu BGH NJW 1994, 793 und auch die sog. „Eigenblutspende-Entscheidung", BGH, VersR 1992, 314). Mithin ist also ein eventuell noch so geringes Behandlungsrisiko (z. B. Querschnittslähmung bei einer Regionalanästhesie, Infektion vermittels Fremdbluttransfusion) aufklärungsbedürftig, wenn es bei seiner Realisierung relevant nachteilige Folge für den Patienten hat.

Unabdingbarer Aufklärungsinhalt muss auch die Information des Patienten über gegebene Behandlungsalternativen sein. Dies betrifft vorliegend beispielsweise konkret die mögliche Vornahme einer Intubationsnarkose oder alternativ einer Regionalanästhesie.

Die Dringlichkeit des Eingriffs bildet einen weiteren Bestimmungsfaktor für Inhalt und Umfang der Aufklärung. Dabei steht die Dringlichkeit des Eingriffs im umgekehrten Verhältnis zum Umfang der Aufklärungsverpflichtung. Je zeitlich dringender die Behandlung auszuführen ist, umso geringere Anforderungen sind an die Erfüllung der Aufklärungspflicht zu stellen. Infolge dessen kann in Notfällen das Aufklärungserfordernis gänzlich entfallen. Jedoch bleibt auch zu berücksichtigen, dass nach Maßgabe der Rechtsprechung die Anforderungen an eine adäquate Aufklärung umso höher und strenger sind, je weniger dringlich und notwendig der Eingriff ist. Dieser Aspekt dürfte regelmäßig vornehmlich die operative Indikation betreffen. Doch muss er auch im Zusammenhang mit anästhesiologischer Behandlung etwa hinsichtlich der Durchführung von Elektiveingriffen und kosmetisch-chirurgischen Operationen Veranschlagung finden. So dürfen Anästhesierisiken jedenfalls nicht verharmlost werden.

5.3.3. Form adäquater Aufklärung

Grundsätzlich bleibt zu berücksichtigen, dass die Aufklärung des Patienten samt dessen Einwilligung keinem Schriftformerfordernis unterliegt. Die Aufklärung des Patienten bildet das Gespräch mit dem Patienten, damit er auf dieser Grundlage hinreichend informiert die Einwilligung in die Durchführung des beabsichtigten Eingriffs erklären kann. Insofern darf allerdings nicht vernachlässigt werden, dass der Arzt im Zivilprozess hinsichtlich adäquater Aufklärung a priori beweisbelastet ist, wenn der Patient die Aufklärungsrüge erhebt. Nicht zuletzt unter diesem Aspekt ist also die adäquate

Dokumentation des Aufklärungsgesprächs samt der Einwilligung des Patienten praktisch unabdingbar.

Zur inhaltlich möglichst umfassenden Erfassung erforderlichen Aufklärungsinhalts und im Hinblick auf vereinfachte Dokumentationshandhabungen empfiehlt sich die Aufklärung des Patienten unter Verwendung handelsüblicher Aufklärungsbögen, welche unter medizinischen und juristischen Aspekten geprüft sind. Dabei muss klar bewusst sein, dass dem Aufklärungsformular als solchem keine rechtlich relevante Aufklärungsfunktion zukommt. Unter seiner Verwendung soll die beweisrechtlich so bedeutsame Dokumentation des Aufklärungsgesprächs mit dem Patienten erleichtert werden.

Weiter gehend ist empfehlenswert, handelsübliche Aufklärungsbögen im Sinne einer „Stufenaufklärung" einzusetzen. Dazu gehören:

- die initiale Aushändigung des Aufklärungsbogens an den Patienten zur Unterrichtung über gegebene medizinische Implikationen und zur Vorbereitung auf ein fundiertes Aufklärungsgespräch,
- das individuelle Aufklärungsgespräch mit dem Patienten anhand des Aufklärungsbogens und
- eventuell nach weiterer Bedenkzeit die Einwilligung des Patienten in die Eingriffsdurchführung mit unterschriftlicher Bestätigung auf dem Aufklärungsbogen.

Die Verwendung eines Aufklärungsformulars darf den Anästhesisten selbstverständlich nicht dazu verleiten, im Gespräch mit dem Patienten nur auf dessen Inhalt Bezug zu nehmen oder den schriftlichen Inhalt formal abzuarbeiten. Erforderlich ist vielmehr eine individuelle Gestaltung des Aufklärungsgesprächs, womit dann auch auf im konkreten Einzelfall gegebene Problemstellungen, Risiken u. ä. eingegangen werden kann und muss.

In Haftungsprozessen wird seitens der Patienten vielfach eingewandt, ein Aufklärungsgespräch im eigentlichen Sinne habe gar nicht stattgefunden, vielmehr sei tatsächlich nur ein Aufklärungsformular zur Unterschrift vorgelegt worden. Vor diesem praktischen Hintergrund empfiehlt sich, auch die handelsüblichen Aufklärungsbögen zu individualisieren. Der zusätzlichen Dokumentation bedürfen ohnehin Gegebenheiten, welche im Aufklärungsbogen nicht enthalten sind. Darüber hinaus sollten allerdings auch individuelle Gesprächsthemen, Umstände des Einzelfalls, Fragen des Patienten etc. festgehalten werden. Weiter gehend ist zu empfehlen, den Aufklärungsbogen ärztlicherseits durch Kommentierungen, Unterstreichungen, Hervorhebungen u. ä. auf der Grundlage des tatsächlichen Gesprächsinhalts zu individualisieren.

5.3.4. Zeitpunkt der Aufklärung

Zur Wirksamkeit einer Aufklärung ist auch erforderlich, dass diese zeitgerecht, d. h. insbesondere nicht verspätet, erfolgt. Grundsätzlich muss der Patient also noch Gelegenheit haben, zwischen der Aufklärung und dem Eingriff das Für und Wider der Operation abzuwägen. Infolge dessen ist zu vermeiden, dass der Patienten „wegen der in der Klinik bereits getroffenen Operationsvorbereitungen unter einen unzumutbaren psychischen Druck gerät" (vgl. BGH NJW 1992, 2351), was vor allem auch für Ambulantes Operieren gilt.

Hinsichtlich zeitlicher Anforderungen bedarf es der Differenzierung zwischen einerseits operativer und andererseits anästhesiologischer Aufklärung sowie einerseits stationärer und andererseits ambulanter Behandlung.

Bei stationärer Behandlung genügt regelmäßig eine anästhesiologische Aufklärung am Vorabend der Eingriffsdurchführung. Demgegenüber hat die operative Aufklärung früher zu erfolgen, was spätestens den Verlauf des Vortages der Eingriffsdurchführung meint (im Regelfall muss die operative Aufklärung vor der Vereinbarung eines festen Operationstermins liegen).

Für „normale ambulante Eingriffe" geht der BGH davon aus, es könne ausreichend sein, wenn die Aufklärung am Tag des Eingriffs erfolgt (im entschiedenen Fall stand die Operation eines Karpaltunnelsyndroms in Rede). Mithin ist auch eine anästhesiologische Eingriffsaufklärung am Tag der Eingriffsdurchführung zulässig. Jedoch bleibt zu berücksichtigen, dass bei größeren ambulanten Operationen mit höheren Risiken aus Sicht des BGH eine Eingriffsaufklärung erst am Tag der OP-Durchführung nicht mehr rechtzeitig ist. Eine zeitgerechte Aufklärung des Patienten liegt jedenfalls dann nicht mehr vor, wenn diese „vor der Tür des Operationssaals" vorgenommen und dem Patienten dadurch der Eindruck vermittelt wird, „sich nicht mehr aus einem bereits in Gang gesetzten Geschehensablauf lösen zu können" (vgl. BGH NJW 1994, 3009). Gegebenenfalls wäre der Patient dann „unzumutbarem psychischen Druck" ausgesetzt (s. o.). In gleicher Weise ist unzulässig und unwirksam, die Aufklärung des Patienten präoperativ vornehmen zu wollen, wenn dieser bereits unter sedierendem Medikamenteneinfluss o. ä. steht. Gegebenenfalls könnte infolge dessen die Einsichtsfähigkeit des Patienten eingeschränkt sein.

Soweit möglich und vor allem im Zusammenhang mit ambulanter Eingriffsdurchführung ist grundsätzlich zu empfehlen, die Aufklärung im Rahmen prästationärer bzw. ambulanter Sprechstunden zu erledigen. Dergestalt ist weiter gehend sicherzustellen, dass auch der Anästhesist in die Lage versetzt ist, sein Behandlungsregime und den erforderlichen Aufklärungsinhalt auf der Grundlage adäquater Anamneseerhebung und Befundermittlung zu bestimmen, was wiederum insbesondere im Zusammenhang mit ambulantem Operieren gilt. Diesen Aspekt verdeutlicht folgender Fall.

> Ein Kleinkind befindet sich in HNO-ärztlicher Behandlung. Ambulant soll eine Mandelentfernung erfolgen. Der Narkosearzt kann sich unmittelbar vor der Eingriffsdurchführung erstmals mit den relevanten Befunden befassen. Das anästhesiologische Aufklärungsgespräch führte der HNO-Arzt. Aufgrund dieser Handhabungen entgeht dem Narkosearzt, dass das Kind unter einer Muskeldystrophie leidet. Infolge nachfolgender Gabe von Succinylcholin stirbt das Kind.

So kann auch nur dringend davor gewarnt werden, dass Anästhesisten – vor allem bei ambulanter Eingriffsdurchführung – unter organisatorischen Gegebenheiten, welche – regelmäßig aus wirtschaftlichen Gründen – durch zeitliche Enge charakterisiert sind, tätig werden. In Kooperation mit beteiligten operativen Fächern ist ein perioperatives Management zu etablieren, in dessen Rahmen jedes Fachgebiet seinen Behandlungs- und Aufklärungserfordernissen lege artis nachkommen kann.

Die Empfehlung, Aufklärungsmaßnahmen im Rahmen prästationärer bzw. ambulanter Sprechstunden durchzuführen, führt zur Frage, ob seitens des Patienten der Einwand „zu früher Aufklärung" erhoben werden kann. Dies betrifft beispielsweise den Fall, dass der OP-Termin für einen Zeitpunkt sechs Wochen nach Durchführung des Aufklärungsgesprächs vereinbart wurde. Diese organisatorische Disposition ist grundsätzlich zu begrüßen, da dem Patienten jedenfalls genügend Überlegungszeit hinsichtlich der Vornahme des Eingriffs eingeräumt ist (er kann sich auch ohne weiteres noch gegen die Behandlungsmaßnahme entscheiden.). Einschlägige Rechtsprechung dieser Fallkonstellation ist nicht nachvollziehbar. Man wird verlangen müssen, dass zwischen dem Aufklärungsgespräch und der Eingriffsdurchführung noch ein konkreter zeitlicher Zusammenhang – etwa vermittels einer sachlich begründeten Terminvereinbarung – besteht. Vorsorglich sollte vor der Eingriffsdurchführung auf das stattgehabte Aufklärungsgespräch nochmals Bezug genommen werden mit der Frage, ob weiter gehender Aufklärungsbedarf besteht und es bei der bereits erteilten Einwilligung verbleibt. Dieser präoperative Kontrollpunkt sollte dann ebenfalls dokumentiert werden. Haben sich zwischenzeitlich Änderungen im Befundbild des Patienten ergeben, wird unter diesem Aspekt eventuell ohnehin ein weiter gehendes Aufklärungserfordernis ausgelöst.

5.3.5. Adressaten der Aufklärung

Eine wirksame Einwilligungserklärung des Patienten erfordert dessen „Einsichtsfähigkeit" in die Eingriffsimplikationen; nicht nötig ist die Gegebenheit bürgerlich-rechtlicher „Geschäftsfähigkeit". Es kommt also darauf an, ob der Patient die verstandesmäßige Reife und Fähigkeit hat, die Tragweite des ärztlichen Eingriffs – hier im Hinblick auf anästhesiologische Gegebenheiten – nachvollziehen zu können. Eine dahingehende Überprüfung obliegt dem aufklärenden Arzt. Dabei sind wesentliche Differenzierungen vorzunehmen:

Bei volljährigen Patienten (Erwachsene) kann grundsätzlich von erforderlicher Einsichtsfähigkeit ausgegangen werden; anderes gilt bei geistiger Verwirrtheit, Altersdemenz o. ä.

Sind volljährige Patienten nicht in der Lage, die Bedeutung der anstehenden Behandlungsmaßnahme einzusehen und ihren Willen demgemäß persönlich zu bestimmen, ist geboten, die Bestellung eines Betreuers herbeizuführen (§ 1896 BGB). In diesem Fall geht die Einwilligungskompetenz nicht auf nahe Angehörige des Patienten über. Deren Äußerungen könnten allenfalls indizielle Bedeutung haben, wenn es darauf ankommt, den „mutmaßlichen Willen" eines Patienten zu ermitteln. Darin findet die Eingriffsdurchführung ihren Rechtfertigungsgrund, wenn es – z. B. in Notfallsituationen bei vitaler Indikation – darauf ankommt, Behandlungsmaßnahmen rasch auszuführen.

Nach der Bestellung eines Betreuers ist dieser aufzuklären, um dessen wirksame Einwilligung hinsichtlich der Eingriffsdurchführung einzuholen. In diesem Zusammenhang darf nicht vernachlässigt werden, dass die Einwilligung des Betreuers der Genehmigung des Vormundschaftsgerichts bedarf, wenn im Hinblick auf den geplanten Eingriff die begründete Gefahr besteht, dass der Patient einen schweren oder länger andauernden gesundheitlichen Schaden erleidet bzw. Lebensgefahr ausgesetzt ist (§ 1904 BGB).

Minderjährige Patienten bis 14 Jahre (Kinder) sind nach allgemeiner Meinung stets als nicht persönlich einwilligungsfähig anzusehen. Infolge dessen müssen bei diesem Personenkreis immer die Sorgeberechtigten (Eltern) aufgeklärt werden und die Einwilligung erteilen.

Bei Patienten im Alter zwischen 14 und 18 Jahren (Jugendliche) bedarf es der individuellen Überprüfung im Einzelfall, ob erforderliche Einsichtsfähigkeit gegeben ist. Dies betrifft die Relation zwischen Alter sowie Verstandesreife des Patienten und den Implikationen des konkret durchzuführenden Eingriffs. Diese Implikationen betreffen das Risikopotential des Eingriffs, Komplikationsmöglichkeiten, sonstige Auswirkungen und auch die Dringlichkeit der Behandlungsvornahme. Je gewichtiger und je weniger dringlich der Eingriff ist, je unabsehbarer seine Risiken und Folgen sind und je jünger der Patient ist, umso eher ermangelt es der Einwilligungsfähigkeit und bedarf es einer Aufklärung samt Einwilligung der Sorgeberechtigten.

Bei dieser Fallkonstellation ist offenbar häufig problematisch, dass nur ein Elternteil zum Aufklärungsgespräch präsent ist. Dazu hat der BGH

Folgendes judiziert (vgl. BGH NJW 1988, 2946): Es bedarf dann der Differenzierung zwischen „Routinefällen", „ärztlichen Eingriffen schwererer Art mit nicht unbedeutenden Risiken" und „großen Operationen mit schwierigen, weitreichenden Entscheidungen und erheblichen Risiken für das Kind". Bei Routinefällen darf sich der Arzt nach entsprechender Aufklärung grundsätzlich ungefragt auf die Einwilligung des erschienen Elternteils verlassen. Bei der zweiten Fallkonstellation muss sich der Arzt vergewissern, ob der erschienen Elternteil mit Ermächtigung des anderen handelt und wieweit diese Ermächtigung reicht. Im dritten Fall muss sich der Arzt Gewissheit bezüglich des Einverständnisses des nicht erschienen Elternteils verschaffen.

5.3.6. Aufklärung fremdsprachiger Patienten

Die dargestellten Aufklärungsgrundsätze gelten in gleicher Weise, wenn der Arzt mit einem der deutschen Sprache nicht mächtigen Patienten konfrontiert ist. Infolge dessen bedarf es nötigenfalls der Hinzuziehung eines Übersetzers/Dolmetschers. Das Aufklärungsgespräch ist ebenfalls in bereits dargestellter Weise zu dokumentieren. Aus Beweisgründen ist zu empfehlen, erhältliche handelsübliche fremdsprachige Aufklärungsbögen zu verwenden.

5.3.7. Aufklärungsverzicht

Praktisch soll es nicht selten vorkommen, dass Patienten auf ein Aufklärungsgespräch verzichten wollen.

Insofern bleibt zu berücksichtigen, dass dem Patienten jedenfalls eine sog. Grundaufklärung zuteil werden muss, damit er auf dieser Basis auf eine weiter gehende Information über Eingriffsimplikationen im Detail verzichten kann. Gleichwohl muss der Patient seine Einwilligung in die Eingriffsdurchführung erklären. Die Vornahme einer Grundaufklärung samt Einwilligung des Patienten müssen entsprechend dokumentiert werden, was auch die unterschriftliche Bestätigung durch den Patienten einschließt.

5.4. Organisation der Patientenaufklärung

Die adäquate Aufklärung von Patienten sollte als originäre ärztliche Aufgabe verstanden werden. Schon allgemein ist erforderlich, vermittels entsprechender Kommunikation mit dem Patienten seine Compliance herzustellen. Das Aufklärungsgespräch impliziert auch die Chance, ein weiter gehend positives Arzt-Patienten-Verhältnis aufzubauen. In diesem Zusammenhang darf auch nicht vernachlässigt werden, dass die Aufklärung im Kern dazu dient, das Selbstbestimmungsrecht des Patienten zur Verwirklichung zu bringen.

Jenseits dessen ist schlichtweg rechtlich geboten, für eine adäquate Patientenaufklärung Sorge zu tragen. Dazu besteht berufsordnungsrechtliche Verpflichtung jeder Ärztin und jedes Arztes. Auch steht insoweit eine Hauptpflicht des Behandlungsvertrages in Rede. Auf deren Erfüllung hat der Patient Anspruch. Schließlich bildet die Einwilligung des Patienten auf der Basis hinreichender Aufklärung den praktisch wichtigsten Rechtfertigungsgrund zur Vermeidung von Strafbarkeit infolge der Vornahme ärztlicher Eingriffe. Letztlich stehen damit auch wirtschaftliche Aspekte in Rede, da mangelhafte Aufklärung zur zivilrechtlichen Verurteilung zu Schadensersatzzahlungen führen kann. Schon die bloße Anhängigkeit eines staatsanwaltschaftlichen Ermittlungsverfahrens vermag zu erheblichen physischen und psychischen Belastungen des betroffenen Arztes zu führen. Mit der Durchführung einer öffentlichen Hauptverhandlung ist regelmäßig eklatante Rufschädigung verbunden (so war z. B. der Fall, dass seitens einer fremdsprachig ausländischen Patientin behauptet wurde, über eine Sterilisation bei Gelegenheit der Vornahme einer Sectio ceasarea nicht aufgeklärt worden zu sein und in diese nicht eingewilligt zu haben, eklatant medienwirksam).

Mithin dürfte deutlich werden, dass es im gemeinsamen Interesse von Kliniken und ihren ärztlichen Mitarbeiterinnen und Mitarbeitern steht, eine adäquate Patientenaufklärung zu gewährleisten. Dies erfordert ein strukturiertes organisatorisches Agieren im Sinne der Etablierung eines vorgegebenen Aufklärungsmanagements, welches sich als Teil effektiven Qualitätsmanagements darstellen muss.

Dazu gehört, dass jede Ärztin und jeder Arzt die Aufklärungserfordernisse kennt und sich dementsprechend verhält. Weiter gehend müssen allerdings auch strukturelle Gegebenheiten geschaffen werden, welche ein adäquates Aufklärungsverhalten zulassen (z. B. betreffend die personelle Qualifikation aufgrund entsprechender Diensteinteilung, zeitliche Dispositionen, Verwendung von Aufklärungsformularen etc.). Wie die Praxis zeigt, vermag die bloße Einhaltung abteilungsinterner Übungen bzw. Gepflogenheiten keine Gewähr für richtiges Aufklärungsverhalten zu bieten. Insofern sind vor allem Klinikleitungen und Chefärztinnen bzw. Chefärzte in besonderer Weise gefordert. Ihnen obliegt im Ansatz, für eine ordnungsgemäße Patientenaufklärung Sorge zu tragen. Dies impliziert auch den Erlass entsprechender Dienstanweisungen (vgl. KG VersR 1979, 260).

Daher ist die Etablierung eines adäquaten Aufklärungsmanagements auf der Grundlage strukturierter Organisationsmaßgaben ein Gebot der Stunde.

Literaturempfehlungen

Laufs A, Uhlenbruck W (Hrsg). Handbuch des Arztrechts. 3. Aufl., Verlag C. H. Beck, München 2002

Ulsenheimer K. Arztstrafrecht in der Praxis. 3. Aufl., C. F. Müller Verlag, Heidelberg 2003

H. Vogel
W. Schaaf
C. Müller

6   Audiovisuell unterstützte Patientenaufklärung

6.1. Traditionelle Patientenaufklärung

Die Einrichtung einer Anästhesieambulanz bzw. -sprechstunde bewirkt gegenüber den meisten herkömmlichen Organisationsformen eine grundlegende Veränderung des Anforderungsprofils an das dort tätige ärztliche Personal.

War es früher üblich, dass Anästhesisten nach ihrer klinischen Tätigkeit im OP die Patienten zur sog. Prämedikationsvisite auf den Stationen aufsuchten, so kommen heute, bedingt durch die Veränderungen im Krankenhauswesen, zunehmend ambulante, prästationäre sowie gehfähige stationäre Patienten in die Anästhesieambulanz oder eine vergleichbare Einrichtung. Die Folge ist, dass die dort eingeteilten Ärztinnen und Ärzte ganztägig mit einer Vielzahl von Arzt-Patienten-Gesprächen konfrontiert werden, wobei eine gleichbleibende Sorgfalt bei der Patientenaufklärung vorausgesetzt wird.

Schließlich hat jeder Patient nicht nur einen rechtlich begründeten Anspruch darauf, dass ihm das geplante Anästhesieverfahren, die damit verbundenen typischen Risiken sowie die prä- und postoperativen Verhaltensmaßregeln ausführlich erläutert werden. Er muss gegebenenfalls auch über zusätzliche Maßnahmen wie invasives hämodynamisches Monitoring, Bluttransfusion oder spezielle Verfahren zur postoperativen Schmerztherapie sowie die jeweils damit verbundenen Vorteile und Risiken aufgeklärt werden.

In gleicher Weise ist über alternative Anästhesieverfahren aufzuklären, sofern „... mehrere wissenschaftlich anerkannte Behandlungsmethoden zur Verfügung stehen, die sich hinsichtlich Belastungen, Risiken oder Erfolgschancen voneinander unterscheiden ...“ [Empfehlungen zur Aufklärung von Krankenhauspatienten über vorgesehene ärztliche Maßnahmen 2003].

Es liegt auf der Hand, dass diese Arzt-Patienten-Gespräche, wenn sie den ständig steigenden medikolegalen Ansprüchen gerecht werden sollen, viel Zeit und (zumindest auf ärztlicher Seite) volle Konzentration beanspruchen.

Unabhängig von der klinikspezifischen Einteilung des Ambulanzdienstes, sei es im täglichen, wöchentlichen oder monatlichen Wechsel, kommt es jedoch zwangsläufig zu einer monotonen Beanspruchung des ärztlichen Personals durch häufig wiederkehrende, weitgehend identische Aufklärungsinhalte und Textpassagen. Dies dürfte nicht nur einen negativen Einfluss auf die Zufriedenheit am Arbeitsplatz haben. Selbst wenn es diesbezüglich keine Studien gibt, ist zu befürchten, dass auch die Konzentration im Laufe eines langen Arbeitstages nachlässt und damit die Qualität der Arzt-Patienten-Gespräche abnimmt.

Mit Hilfe eines vorformulierten Aufklärungsbogens, den der Patient vor dem Gespräch mit dem Arzt gelesen haben sollte, wird versucht, die wesentlichen Aufklärungsinhalte bereits im Vorfeld zu vermitteln. Diese sog. *Stufenaufklärung* [Weißauer 1980] hat sich nicht nur in der anästhesiologischen Praxis, sondern auch in jener der operativen Fachgebiete etabliert und bewährt. Die Patienten erhalten deshalb zusätzlich zu den Aufklärungsbögen zur Anästhesie auch solche über die Operation und weitere geplante Maßnahmen, etwa über Thromboseprophylaxe, Bluttransfusion, zentrale Venenkatheter etc.

Zusammen mit den Behandlungsverträgen und Informationsbroschüren der Krankenhausverwaltung wird der Patient deshalb mit einer Flut von Formularen konfrontiert, die er kurzfristig lesen, verstehen, ausfüllen und deren Anweisungen er Folge leisten soll.

Die tägliche Praxis zeigt, dass damit nicht nur ältere Patienten häufig überfordert sind, ein Problem, das sich u. a. in mangelhaft ausgefüllten Narkosefragebögen manifestiert.

Auch die Frage, ob der anhängende Aufklärungstext gelesen und auch verstanden wurde, ist im Einzelfall offen und sollte im anschließenden Arzt-Patienten-Gespräch geklärt und berücksichtigt werden.

Die Trias: hohes Patientenaufkommen mit entsprechendem Zeitdruck, hohe und zudem monotone Arbeitsbelastung für den ärztlichen Dienst und unsichere Perzeption der schriftlich formulierten Aufklärungsinhalte durch die Patienten lässt es als sinnvoll erscheinen, gerade für die Anästhesieambulanz nach neuen Wegen bei der Patientenaufklärung zu suchen.

Hier bietet sich ein *audiovisuelles Verfahren* als Hilfsmittel förmlich an, ist doch der moderne Mensch des Medienzeitalters an diese Form der Informationsübermittlung gewöhnt und adaptiert und dies unabhängig davon, welcher Altersgruppe er angehört.

Dabei kann und soll die audiovisuelle Aufklärung nicht den vom Berufsverband Deutscher Anästhesisten (BDA) empfohlenen Aufklärungsbogen [Berufsverband deutscher Anästhesisten 1981] und erst recht nicht das auch von der Rechtssprechung geforderte Arzt Patienten-Gespräch [Empfehlungen zur Aufklärung von Krankenhauspatienten über vorgesehene ärztliche Maßnahmen 2003] ersetzen.

Der audiovisuelle Baustein bildet vielmehr ein zusätzliches Element der Stufenaufklärung [Weißauer 1980], deshalb auch die Bezeichnung: „Audiovisuell unterstützte Patientenaufklärung".

Aus ärztlicher Sicht erspart die audiovisuell vermittelte Vorinformation gebetsmühlenartiges Wiederholen identischer Aufklärungsinhalte, etwa zum geplanten Anästhesieverfahren, zu den damit verbundenen Risiken und Komplikationen sowie zu Behandlungsalternativen.

Durch die eingesparte und somit gewonnene Zeit kann sich das Aufklärungsgespräch verstärkt auf das individuelle Risikoprofil des Patienten konzentrieren.

6.2. Erste Anfänge der audiovisuell unterstützten Patientenaufklärung

Bei der Einrichtung einer Anästhesieambulanz im Klinikum St. Elisabeth Straubing im Jahre 2001 wurde von Anfang an eine audiovisuell unterstützte Patientenaufklärung eingeplant.

Dies war umso naheliegender, als das Projekt Anästhesieambulanz personal-neutral in Bezug auf den ärztlichen Dienst umgesetzt werden sollte. Damit stand für rund 30 Arzt-Patienten-Gespräche pro Tag an 4 Tagen in der Woche nur eine ärztliche Planstelle zur Verfügung, unterstützt durch den Notarzt, sofern dieser abkömmlich war.

Die Suche nach im Handel erhältlichen audiovisuellen Aufklärungseinheiten verlief ergebnislos, so dass mit Unterstützung der EDV-Abteilung des Klinikums für den Eigengebrauch elektronische Folien-Präsentationen über die häufigsten in der Abteilung angewendeten Anästhesieverfahren hergestellt wurden.

Die Entwicklung der gesamten Palette nahm etwa 9 Monate in Anspruch, wobei jeder fertige Baustein umgehend in den Ambulanzbetrieb integriert und genutzt wurde.

Die Akzeptanz der so entstandenen Aufklärungseinheiten war bei Patienten und Mitarbeitern gleichermaßen hoch.

Auf dem Bayerischen Anästhesiekongress 2003 wurde das Verfahren unter dem Titel „Videogestützte Aufklärung – Neue Zeiten, neue Wege" erstmals einem größeren fachkundigen Auditorium vorgestellt.

Das Interesse an dieser neuen Methode der Patientenaufklärung war so lebhaft, dass man sich entschloss, das System in weiterentwickelter Form kommerziell anzubieten.

In Zusammenarbeit mit der Firma Medlinq (Hamburg) entstand ein Sortiment von professionell angefertigten audiovisuellen Aufklärungseinheiten für 12 verschiedene Verfahren der Anästhesiologie (Tab. 1). Weiterentwicklung und Vertrieb erfolgen seit 2006 in Kooperation mit dem DI-Omed Verlag Nürnberg, als drittem Partner.

| **Aufklärungseinheiten** |
| Alle Einheiten sind beliebig kombinierbar, z. B. im Sinne von Kombinations- oder Alternativverfahren |

- Narkose (Intubation und Larynxmaske)
- Narkose ambulant (wie oben mit Verhaltensregeln für ambulante Patienten)
- Narkose plus (Intubation, invasives hämodynamisches Monitoring,
- Bluttransfusion, Nachbeatmung)
- Spinalanästhesie
- Periduralanästhesie (lumbal, thorakal)
- Geburtshilfliche Periduralanästhesie
- axilläre Plexusanästhesie
- Interskalenäre Plexusanästhesie n. Winnie
- N.-femoralis-Blockade
- patientenkontrollierte Analgesie
- Bluttransfusion homolog und autolog
- Eigenblutspende

Tab. 1   Verfügbare audiovisuelle Aufklärungseinheiten.

Aufbau der audiovisuellen Aufklärungseinheiten

Jede audiovisuelle Sequenz beginnt mit einer Begrüßung, wobei sich die Abteilung vorstellt, z. B. mit einem Bild des Klinikums oder des Anästhesieteams. Es folgt eine mit Fotografien und schematischen Zeichnungen unterlegte Schilderung des geplanten Anästhesieverfahrens. Anschließend werden die mit dem geplanten Verfahren verbundenen Risiken und Komplikationen aufgelistet, wobei auch auf die Häufigkeit solcher Ereignisse eingegangen wird.

Geplante Kombinations- oder mögliche Alternativverfahren werden in der gleichen Weise dargestellt und erläutert.

Nach Abschluss der Risikoaufklärung werden die Verhaltensregeln vor und nach Anästhesie aufgezeigt. Dabei wird besonderer Wert auf das Verhalten bzw. die Einschränkungen nach ambulanten Narkosen gelegt.

Inhaltlich orientieren sich alle *audiovisuellen Bausteine* an den vom BDA empfohlenen schriftlichen Aufklärungstexten [Berufsverband deutscher Anästhesisten 1981, Stellungnahme der Deutschen Gesellschaft für Anästhesiologie und Intensivmedizin (DGAI) und des Berufsverbandes Deutscher Anästhesisten (BDA) 2004].

Der modulare Aufbau der audiovisuellen Einheiten erlaubt jede beliebige Kombination und bietet somit die Möglichkeit, die Aufklärungsspots an das spezielle Leistungsprofil jeder Anästhesieabteilung anzupassen.

Gegen Ende der Präsentation werden die Patienten gebeten, im Wartebereich Platz zu nehmen und sich für das anschließende Arzt-Patienten-Gespräch bereit zu halten, in dem noch offen gebliebene Fragen geklärt werden können.

Während dieser Phase haben die Patienten Gelegenheit, das Gehörte und Gesehene zu überdenken und sich hierzu Fragen zu überlegen.

6.3. Einsatz der audiovisuell unterstützten Anästhesieaufklärung

Im Folgenden wird die Anwendung der audiovisuell unterstützten Anästhesieaufklärung, so wie sich im Klinikum Straubing etabliert hat, kurz geschildert:

Kinolösung

Ein kleiner Besprechungsraum in der Nähe des Sekretariats wurde mit einem PC und einem Beamer ausgestattet und zum Vorführraum („Kino") umfunktioniert (Abb. 1). Als Datenträger für die audiovisuellen Einheiten dient eine CD-ROM. Der Abruf der Videos erfolgt über Menüsteuerung.

Sobald die vorläufigen OP-Programme vorliegen, ruft der in der Ambulanz tätige Anästhesist die Patienten in kleinen Gruppen von 3–4 Personen telefonisch von den Stationen ab.

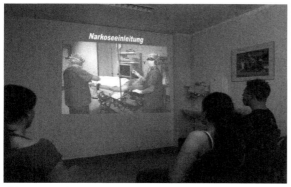

Abb. 1   „Kinolösung".

Dabei werden die Gruppen an Hand des Operationsplans so ausgewählt, dass für sie die gleichen Anästhesieverfahren bzw. Alternativen in Frage kommen.

So werden z. B. Patienten der HNO-Klinik audiovisuell über eine Allgemeinanästhesie in Verbindung mit Intubation oder Larynxmaske aufgeklärt, Patienten aus der urologischen Klinik, die eine transurethrale Resektion erwartet, über die Spinalanästhesie und als Alternativverfahren über die Allgemeinanästhesie.

Für die postoperative Schmerztherapie wird in geeigneten Fällen sowohl über eine kontinuierliche Regionalanästhesie als auch über die Alternative einer PCA aufgeklärt.

Schon bald zeigte sich, dass sich die sog. „Kinolösung" sehr gut für stationäre und gehfähige Patienten eignet, die am Vortag der Operation in Gruppen abgerufen werden können.

Prästationäre und ambulante Patienten, deren Anteil ständig zunimmt, kommen hingegen typischerweise einzeln in die Anästhesieambulanz, wo sie individuell aufgeklärt werden müssen. Hierfür eignet sich die Kinolösung nur bedingt.

Immobilisierte Patienten, z. B. aus der Unfallchirurgie, werden für das Narkosegespräch einzeln auf der Station aufgesucht. Für sie ist die Kinolösung gänzlich ungeeignet. Hinzu kommt, dass nicht jede Abteilung über einen geeigneten Projektionsraum in der Nähe der Anästhesieambulanz verfügt. Aufgrund dieser Einschränkungen lag es nahe, parallel zur „Kinolösung" Organisationsformen zu entwickeln, die eine audiovisuelle Aufklärung einzelner Patienten, ggf. auch außerhalb einer Anästhesieambulanz, erlauben.

DVD-Player-Lösung

Unterschiedliche audiovisuelle Aufklärungseinheiten werden über mehrere in der Ambulanz installierte DVD-Abspielgeräte (PC, Fernsehgerät) gleichzeitig vorgeführt und die Patienten bekommen Kopfhörer, damit sie den Ausführungen ungestört folgen können.

Solche Geräte benötigen keinen speziellen Raum. Sie können auch in oder vor der Anästhesieambulanz aufgestellt werden.

Für den Besuch immobilisierter Patienten auf der Station eignet sich ein *tragbarer DVD-Player* (Abb. 2) Während die audiovisuelle Aufklärung am Patientenbett läuft, ist der prämedizierende Arzt frei für das Studium der Patientenakte, für Schreibarbeiten und für die Komplettierung der Anästhesieunterlagen.

Eine weitere Einsatzmöglichkeit ist die sog. *externe Patientenaufklärung*. Hier werden Patienten im Vorfeld der Operation außerhalb des Krankenhauses audiovisuell aufgeklärt. Dieses Verfahren eignet sich besonders für

Hebammenpraxen (geburtshilfliche PDA, Anästhesie zur Sectio) aber auch generell für Einweiser, die mit dem betreffenden Krankenhaus und dessen Anästhesieabteilung kooperieren.

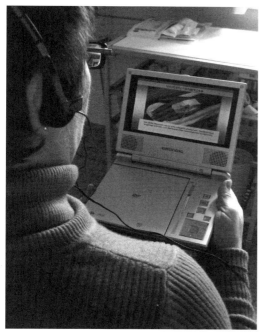

Abb. 2   „Tragbarer DVD-Player".

6.4. Erfahrungen mit der audiovisuell unterstützten Patientenaufklärung

Die eigenen Erfahrungen mit der audiovisuell unterstützten Anästhesieaufklärung in der beschriebenen Form waren vor allem in Hinblick auf die Akzeptanz bei den Ärztinnen und Ärzten im Ambulanzdienst durchwegs positiv.

Trotz eines hohen Patientenaufkommens pro Arzt wurde die Ambulanztätigkeit als weniger monoton und ermüdend empfunden. Das Verfahren entwickelte sich schon bald zu einem unverzichtbaren Bestandteil unserer Anästhesieambulanz.

Um auch einen Überblick über die Wirkung der Präsentationen auf die Patienten zu bekommen, wurden schon bald nach der Implementierung des Verfahrens 100 aufeinander folgenden Personen nach der audiovisuellen Aufklärung folgende Fragen gestellt:

1. „Wie beurteilen Sie die Narkoseaufklärung in Bild und Ton?"
   Die Abbildung 3 zeigt, dass von 100 Patienten 95% diese Form der Aufklärung als sehr gut (56%) bzw. gut (39%) beurteilten. Fünf Patienten fanden sie befriedigend, als ungenügend wurde sie von keinem Patienten eingestuft.
2. „Sind die Anästhesieverfahren verständlich dargestellt?"
   82 von 100 Patienten beurteilten die audiovisuellen Spots als völlig verständlich, knapp 18 Patienten als verständlich mit Einschränkungen. Kein Patient fand sie eher unverständlich oder unverständlich.
3. „Wie beeinflusste die audiovisuelle Aufklärung Ihre Angst vor der Narkose?"
   Hier zeigte sich, dass die audiovisuelle Aufklärung das Angstniveau nur bei einer Minderheit veränderte. So gaben 6 Patienten an, dass sich ihre Ängste verstärkt hätten, während 10 Patienten eine Verminderung ihrer Angst erlebten. Rund ein Drittel der Patienten (34 v. H.) erklärte, keine Angst zu haben, bei der Hälfte der Befragten (50 v. H.) hatte die audiovisuelle Aufklärung keinen Einfluss auf die bestehenden Ängste.
4. „Würden Sie diese Form der Aufklärung anderen Patienten empfehlen?"
   Diese Frage zielt auf ein weiteres Akzeptanzmerkmal, die Bereitschaft, das Verfahren weiterzuempfehlen. Immerhin 82 Patienten von hundert würden dies tun. Lediglich jeder Fünfte (18 v. H.) verneint diese Frage.

Zusammenfassend zeigt sich ein hoher Grad der Akzeptanz bei den von uns befragten Patienten.

Die audiovisuelle Aufklärung wurde von der Zielgruppe überwiegend als gut bis sehr gut eingestuft, die Verständlichkeit für medizinische Laien wurde als hoch bewertet. Anfängliche Befürchtungen, diese intensivierte Form der Patientenaufklärung würde die Ängste unserer Patienten verstärken, erwiesen sich als unbegründet.

6.5. Ärztlicher Zeitaufwand nach audiovisueller Aufklärung

Um einen Überblick über den ärztlichen Zeitaufwand pro Patientenkontakt zu erhalten, wurden vier Wochen lang die Zeiten vom Beginn des Arzt-Patienten-Gespräches bis zum Verlassen des Arztraumes gemessen.

Alle Patienten waren zuvor audiovisuell aufgeklärt worden. Aus den so erhobenen Daten wurde für jede ASA-Gruppe der arithmetische Mittelwert berechnet.

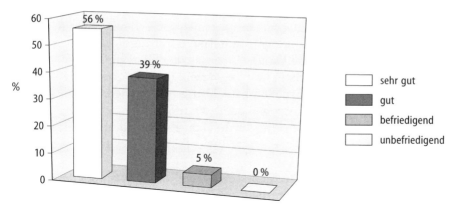

Abb. 3   Beurteilung der Narkoseaufklärung in Bild und Ton.

Ausgewertet wurden 431 Einzeldaten, davon 144 der ASA-Gruppe I, 183 der ASA-Gruppe II, und 104 der ASA-Gruppe III. Die Zahl der in der Ambulanz aufgeklärten Patienten der ASA-Gruppe IV war zu gering, um sie in die Auswertung einzubeziehen. In der Abbildung 4 werden die Mittelwerte der 3 Gruppen zusammen mit dem jeweils längsten und dem kürzesten Arzt-Patienten-Kontakt dargestellt.

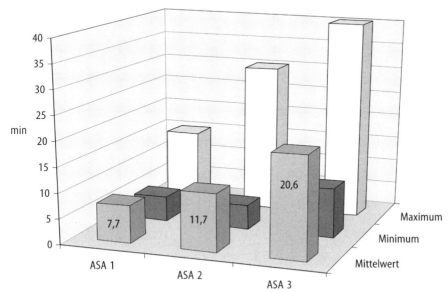

Abb. 4   Ärztlicher Zeitaufwand pro Patient unterteilt nach ASA-Risikogruppen. Dargestellt sind die Mittelwerte sowie die jeweils kürzeste und längste Zeit des Arzt-Patientenkontakts jeder Gruppe.

Waren Unterschiede zwischen den ASA-Gruppen wegen der unterschiedlichen Inzidenz von Begleiterkrankungen mit entsprechender Komedikation,
Befundkontrolle, Untersuchungsaufwand etc. durchaus zu erwarten, so über-
raschte zunächst die große Varianz innerhalb der einzelnen Kollektive.

Letztere ist als Hinweis darauf zu werten, dass die Arzt-Patienten-Gespräche nach der audiovisuellen Aufklärung nicht schematisch, sondern
individuell und patientenbezogen geführt wurden.

Bei gleicher Risikoeinstufung dürften Fragebedürfnis und Auffassungs-
gabe der Patienten die Dauer des Arzt-Patienten-Gesprächs ganz wesentlich
bestimmt haben.

Ein Vergleich mit dem ärztlichen Zeitbedarf bei konventioneller Stufenaufklärung war mangels Kontrollgruppe in dieser Studie nicht möglich.

Immerhin liegen die Mittelwerte für die ASA-Gruppen 1 und 2 an der
untersten Grenze der in den meisten maschinenlesbaren Anästhesieprotokollen dafür angebotenen Zeitspanne von 10 Minuten. Dies und die eigenen
Erfahrungen legen eine erhebliche Zeiteinsparung bei den Narkosege-
sprächen nahe. Neue Ergebnisse einer anderen Arbeitsgruppe deuten in
die gleiche Richtung [Laux et al. 2006].

Fazit

Die audiovisuelle Anästhesieaufklärung wird im Klinikum Straubing seit vier Jahren erfolgreich in der Anästhesieambulanz angewendet. Bei Patienten und Ärzten findet das neue
Verfahren eine gleichermaßen hohe Akzeptanz.

Das Narkosegespräch konzentriert sich vermehrt auf das individuelle Risikoprofil, die
ärztliche Ambulanztätigkeit wird als weniger monoton und ermüdend empfunden.

Der modulare Aufbau erlaubt die Anpassung der Aufklärungseinheiten an das individuelle Konzept jeder Anästhesieabteilung.

Erste Ermittlungen des Zeitbedarfs weisen auf eine deutliche Zeitersparnis für den
ärztlichen Ambulanzdienst hin.

Die audiovisuelle Methode ersetzt weder die schriftlichen Aufklärungsbögen noch das
Arzt-Patienten-Gespräch, sondern bildet ein zusätzliches Element der Stufenaufklärung,
das insbesondere den speziellen Anforderungen einer Anästhesieambulanz gerecht
wird.

Literatur

Berufsverband deutscher Anästhesisten: Empfehlungen zur Patientenaufklärung vor Anästhesieverfahren. Anästh Intensivmed 1981; 22: 52–53

Empfehlungen zur Aufklärung von Krankenhauspatienten über vorgesehene ärztliche Maßnahmen. 4. Aufl. Deutsche Krankenhaus Verlagsgesellschaft mbH, 2003: 10–18

Laux T, Kawach H, Madler C: Audiovisuell unterstützte Narkoseaufklärung verkürzt die Prämedikationszeit. Abstract-CD Deutscher Anästhesiecongress 2006,Deutsche Gesellschaft für Anästhesiologie und Intensivmedizin (DGAI),Leipzig 2006.

Stellungnahme der Deutschen Gesellschaft für Anästhesiologie und Intensivmedizin (DGAI) und des Berufsverbandes Deutscher Anästhesisten (BDA). Präoperatives Nüchternheitsgebot bei elektiven Eingriffen. Anästh Intensivmed 2004; 45: 722

Weißauer W. Die ärztliche Aufklärungspflicht und das Konzept der Stufenaufklärung. Notfallmedizin 1980; 6: 719–21

Anästhesie-Management

M. Pape

A. Pape

7   Präoperative Risikostratifizierung

Die Risikostratifizierung ist ein wesentliches Ziel der präoperativen Patientenevaluation durch den Anästhesisten. Sie dient der Identifikation individueller Risikofaktoren, der Antizipation eventueller Komplikationen und damit der prospektiven Risikominimierung in der perioperativen Phase. Basierend auf der präoperativen Risikostratifizierung werden wesentliche Entscheidungen hinsichtlich des anästhesiologischen Vorgehens (Wahl des Anästhesieverfahrens, Monitoring, Planung des Transfusionsregimes, postoperative Schmerztherapie, postoperative Überwachung) getroffen. Ziel ist die Vermeidung von bzw. die Sensibilisierung auf mögliche Komplikationen, um im Falle deren tatsächlichen Eintretens gedanklich und instrumentell gerüstet zu sein [Madler et al. 1996]. Das Gesamtrisiko, dem der Patient perioperativ exponiert ist, setzt sich zusammen aus dem anästhesiebezogenen Risiko, d. h., der Wahrscheinlichkeit rein anästhesiebedingter Komplikationen, dem operationsbezogenen Risiko (rein operationsbedingte Komplikationen) und dem Risiko von Komplikationen, die sich aus dem Zusammenspiel des allgemeinmedizinischen Zustandes mit Anästhesie und/ oder operativem Eingriff ergeben können. Das perioperative Risiko ist somit eine vielschichtige Entität, dessen Stratifizierung (lat. stratum, „das Hingebreitete", „die Schicht") außerdem eine Beurteilung der äußeren Umstände, unter denen die Operation stattfinden wird, einschließen sollte. Beispielsweise ist die perioperative Morbidität und Mortalität – verglichen mit elektiven Eingriffen – bei Notfalloperationen deutlich gesteigert, da hier in aller Regel nicht die Möglichkeit besteht den Zustand eines Patienten mit allgemeinmedizinischen Vorerkrankungen zu optimieren. Anhand einer gezielten Anamneseerhebung, einer orientierenden körperlichen Untersuchung und apparativer Basisdiagnostik (EKG, Labor,

Röntgenthorax) kann der Gesundheitszustand des Patienten eingeschätzt werden. Im Falle schwerwiegender Vorerkrankungen können erweiterte Diagnostik und spezielle Konsiliaruntersuchungen erforderlich werden.

7.1. Inzidenz und Ursachen schwerwiegender perioperativer Komplikationen

Die Inzidenz perioperativer Morbidität und Mortalität wird seit den 50er Jahren des vergangenen Jahrhunderts systematisch untersucht. Trotz eingeschränkter Vergleichbarkeit der einschlägigen Studien (unterschiedliche Einschlusskriterien, Beobachtungszeiträume, Patientenkollektive) lässt sich zusammenfassend festhalten, dass nahezu 80 % der schwerwiegenden perioperativen Morbititäts- und Mortalitätsereignisse kardiale Ursachen haben. Neben der Hypoxämie und ihren Folgen stellen neurologische Komplikationen, Anaphylaxie und postoperative Übelkeit und Erbrechen (PONV) wesentliche Faktoren der perioperativen Morbidität dar.

7.1.1. Kardiale Ereignisse

Die Inzidenz intra- und postoperativer kardialer Komplikationen liegt insgesamt zwischen 2 und 20 %. In einer retrospektiven Untersuchung von 223 Patienten, die perioperativ einen Herzstillstand erlitten hatten, wurde bei 43,3 % der Patienten eine primär kardiale Ursache eruiert, in 35 % der Fälle war der Herzstillstand auf einen massiven Blutverlust zurückzuführen. Die kurz- und mittelfristige Überlebensrate lag bei Patienten, die während eines elektiven Eingriffs reanimiert wurden, deutlich höher als bei Patienten, die während einer Notoperation reanimationspflichtig wurden. Mit steigender ASA-Risikogruppe nahm die Inzidenz des Herzstillstandes zu und der Erfolg der Reanimationsmaßnahmen ab. In 24 Fällen wurde eine rein anästhesiebedingte Ursache des Herzstillstandes angegeben [Sprung et al. 2003].

Die primär kardialen Ursachen des Herzstillstandes wurden in dieser Studie nicht näher spezifiziert. Es ist aber anzunehmen, dass ein Großteil dieser Ereignisse auf einen perioperativen Myokardinfarkt zurückzuführen war. Selbst bei optimalem Management ist der perioperative Myokardinfarkt noch mit einer Mortalität von 40–70 % behaftet [Eagle et al. 2002]. Prädisponierend ist eine vorbestehende und zumeist unzureichend behandelte koronare Herzerkrankung (KHK), die im Rahmen des chirurgischen Traumas (Stressreaktion, Gerinnungsaktivierung) das Auftreten eines thrombembolischen Ereignisses begünstigt [Howell u. Sear 2004]. Weitere Auslöser sind Tachykardie, hypertensive Entgleisung, ausgeprägte Hypotonie, sowie myokardialer Sauerstoffmangel infolge extremer Anämie oder Hypoxämie.

7.1.2. Hypoxämie

Als Hypoxämie wird ein Sauerstoffmangel im arteriellen Blut bezeichnet, der entweder auf mangelnde Sauerstofftransportkapazität (extreme Anämie) oder eine gravierende Einschränkung der Oxygenierung (Hypoxie) zurückzuführen ist. In einer retrospektiven Untersuchung aus dem Jahre 2003 wurde gezeigt, dass schwere Hypoxämie mit einer Häufigkeit von 7,67/10.000 Fällen in eine Reanimationssituation mündete, die Inzidenz des apallischen Syndroms lag bei 0,3/10.000 Fällen [Kawashima et al. 2003].

In der perioperativen Phase bestehen häufige Ursachen einer schweren Hypoxie in einer inadäquaten Ventilation (unkorrigierte Fehlintubation, Diskonnektion von der Beatmungsmaschine, Fehleinstellung bei der mechanischen Beatmung, hypoxisches Gasgemisch) oder in akuten pulmonalen Ereignissen. Neben Obstruktion der Atemwege (die Inzidenz des Bronchospasmus liegt bei durchschnittlich 0,17–1,7 %, bei Rauchern mit schwerer COPD bei bis zu 6 %) kommt dabei der bronchopulmonalen Aspiration und traumatischen Ursachen (Pneumothorax, Hämatothorax) ein hoher Stellenwert zu. Die Inzidenz der besonders dramatischen „Can't-intubate-can't-ventilate"-Situation, liegt bei etwa 1:10.000.

Während die Inzidenz einer bronchopulmonalen Aspiration im Durchschnitt 3/10.000 beträgt, muss bei Kindern (9/10.000) und bei Sectio cesarea (6–7/10.000) von einem erhöhten Aspirationsrisiko ausgegangen werden [Spies et al. 2003].

7.1.3. Neurologische Dysfunktion

Perioperativ auftretende akute neurologische Ereignisse (Apallisches Syndrom, Apoplex, PRIND, TIA) sind im Allgemeinen entweder auf Hypoxämie (s. o.) oder auf eine zerebrale Ischämie zurückzuführen. Letztere kann auf dem Boden einer prolongierten Hypotension, medikamentös induzierter zerebraler Vasodilatation, einer schweren Anaphylaxie, eines reduzierten Herzzeitvolumens, sowie akuter Herzinsuffizienz, Herzstillstand und malignen Herzrhythmusstörungen entstehen [Kratz et al. 2004].

7.1.4. Anaphylaxie

Die Inzidenz akuter lebensbedrohlicher Formen der Anaphylaxie beträgt 1:13.000 bei Allgemeinanästhesien, wobei Frauen 2,5-mal häufiger betroffen sind als Männer [Kisch-Wedel u. Thiel 2002]. Nur selten führt eine Anaphylaxie trotz adäquater Behandlung zum Tod des Patienten: 0,5 % der Patienten mit anaphylaktischer Reaktion versterben in der perioperativen Phase [Laxenaire u. Mertens 2001]. Dennoch ist die Anaphylaxie ein sehr ernst zu nehmendes Krankheitsbild, dessen Bandbreite von leichten Hautreaktionen über Übelkeit und Erbrechen bis zum Bronchospasmus und anaphylaktischem Schock reicht. Atopische Erkrankungen wie allergische Rhinitis, allergisches Asthma bronchiale oder atopisches Ekzem stellen Risikofaktoren für das Auftreten einer anaphylaktischen Reaktion, insbesondere auf Latex dar [Laxenaire u. Mertens 2001].

7.1.5. Postoperative Übelkeit und Erbrechen (PONV)

Über PONV klagen 25–30 % aller Patienten, die sich einer Allgemeinanästhesie unterzogen haben. Nach dem Operationsschmerz stellt PONV die häufigste perioperative Komplikation dar. Abgesehen von einer erheblichen Einschränkung des subjektiven Wohlbefindens seitens des Patienten kann PONV in seltenen Fällen auch mit schwerwiegenden Komplikationen (Atemwegsobstruktion, Pneumothorax etc.) assoziiert sein [Apfel u. Roewer 2004].

7.1.6. Ursachen perioperativer Morbidität und Mortalität

Das perioperative Gesamtrisiko setzt sich aus folgenden Risiken zusammen:

1. dem Risiko rein anästhesiebedingter Komplikationen
2. dem Risiko rein operationsbedingter Komplikationen
3. dem Risiko von Komplikationen, die sich aus dem Zusammenspiel des allgemeinmedizinischem Zustandes des Patienten mit Anästhesie und/oder operativem Eingriff ergeben können.

Diese Unterscheidung ist zwar in theoretischer und didaktischer Hinsicht sinnvoll, im Einzelfall ist aber ein perioperatives Morbiditäts- oder Mortalitätsereignis nicht immer eindeutig einer Risikokategorie zuordenbar.

Rein anästhesiebezogenes Risiko

Insgesamt ist die Wahrscheinlichkeit, an einer rein anästhesiebedingten Komplikation zu versterben, im Laufe der letzten 50 Jahre erheblich gesunken. Tabelle 1 gibt eine Übersicht über die Entwicklung der Mortalitätsziffern bei unterschiedlichen Patientenkollektiven:

Autor	Publikationsjahr	Anzahl Narkosen	Anästhesie als primäre Ursache
Beecher u. Todd [1954]	1954	599.548	1 : 2.680
Clifton u. Hotten [1963]	1963	295.640	1 : 6.048
Bodlander [1975]	1975	211.130	1 : 14.075
Tiret et al. [1986]	1986	198.103	1 : 13.207
Tikkanen u. Hovi-Viander [1995]	1995	325.585	1 : 66.667
Arbous et al. [2001]	2001	869.483	1 : 124.212
Kawashima et al. [2003]	2003	2.363.038	1 : 47.619

Tab. 1 Inzidenz von primär anästhesiebedingten Todesfällen zwischen 1954 und 2003. Auszugsweise zitiert aus Aitkenhead [2005].

Neuere Untersuchungen zeigen, dass heute die meisten rein anästhesiebe-dingten Morbiditäts- und Mortalitätsereignisse häufig auf Fehler bei der Durchführung der Anästhesie zurückzuführen sind [Arbous et al. 2005, Jin u. Chung 2001, Madler et al. 1996]. Leider können solche Ereignisse durch präoperative Patientenevaluation weder antizipiert, noch verhindert werden. Durch die Prämedikationsvisite kann das patientenbezogene Risiko so gut wie möglich ermittelt werden und Strategien zu dessen Reduktion können eingeleitet werden. Das anästhesiespezifische Risiko lässt sich dagegen durch Maßnahmen wie Kontrolle des Equipments anhand von Checklisten und Protokollen, ständige Verfügbarkeit eines Anästhesisten, Anwesenheit von zwei kompetenten Personen in Notfallsituationen u. ä. erreichen [Ar-bous et al. 2005].

Rein auf den Eingriff bezogenes Risiko

Nach den Empfehlungen der AHA/ACC wird dem operativen Eingriff je nach Umfang, Invasivität und Dringlichkeit der Indikationsstellung ein geringes, mittleres oder ein hohes Risiko zugeordnet [Eagle et al. 2002]:

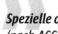

Spezielle operative Risiken (Art und Dringlichkeit des operativen Eingriffs) (nach ACC/AHA: Eagle et al. [2002])

Geringes Risiko (geschätzte kardiale Komplikationsrate unter 1 %)
- *endoskopische Eingriffe*
- *Hautoperationen*
- *Brustchirurgie*
- *Augenchirurgie*

Intermediäres Risiko (geschätzte kardiale Komplikationsrate meist unter 5 %)
- *Karotisendarteriektomie*
- *Kopf- und Halseingriffe*
- *intraperitoneale und intrathorakale Eingriffe*
- *orthopädische Operationen*
- *Prostatachirurgie*

Hohes Risiko (geschätzte kardiale Komplikationsrate meist über 5 %)
- *große Notfalloperationen, besonders bei älteren Patienten*
- *Aortenchirurgie und andere große gefäßchirurgische Eingriffe*
- *periphere Bypasschirurgie*
- *lange chirurgische Eingriffe mit großen Flüssigkeits- und Blutverlusten (z. B. Zwei-Höhlen-Eingriffe)*

Notfalloperationen sind generell mit einem 4fach erhöhten Risiko für perioperative Morbiditätsereignisse assoziiert. Zum einen ist das Aspirationsrisiko deutlich erhöht, wenn die Nüchternheit des Patienten nicht abgewartet werden kann (s. u.). Zum anderen ist die Beurteilung eines Patienten mit multiplen Vorerkrankungen durch das enge Zeitfenster limitiert, eine Verbesserung des allgemeinmedizinischen Zustandes ist präoperativ kaum möglich.

Patientenbezogenes Risiko

Die Wahrscheinlichkeit, dass perioperativ ein Morbiditäts- oder Mortalitätsereignis auftritt, welches aus dem Zusammenspiel von Narkose und/oder Eingriff mit dem vorbestehenden Erkrankungsprofil resultiert, wird maßgeblich von dem präoperativen Zustand des Patienten bestimmt. Eine der ältesten und bekanntesten Klassifikationen zur Erfassung des präoperativen Zustandes ist die ASA-Klassifikation (s. Tab. 2).

Eine Untersuchung von ARBOUS et al. aus dem Jahr 2001 zeigt eine eindeutige Korrelation zwischen ASA-Klasse und perioperativer Mortalität (von 100 % Verstorbenen: ASA I: 2,2 %, ASA II: 6,2 %, ASA III: 21,8 %, ASA IV: 30,3 %, ASA V: 39,5 %). Bei Patienten der ASA-Klassen III–V ist die Mortalität innerhalb der ersten 7 Tage nach der Operation nahezu 11-mal so hoch wie bei Patienten der ASA-Klassen I–II [Cohen et al. 1988]. Das anästhesieassoziierte Risiko, einen Herzstillstand zu erleiden, beträgt nach einer neueren Untersuchung bei Patienten der ASA-Klasse I–II ca. 1:30.000, bei Patienten der ASA-Klasse III–IV ca. 1:3000 [Biboulet et al. 2001].

Der entscheidende Vorteil der ASA-Klassifikation ist ihr großer Bekanntheitsgrad weit über die Grenzen des Fachgebietes der Anästhesiologie hinaus.

ASA-Klassifikation		Beispiele für Erkrankungsprofile
ASA I	gesunder Patient	■ keine organischen, physiologischen oder biochemischen Störungen ■ keine Zugehörigkeit zu extremer Altersklasse
ASA II	Patient mit leichter Allgemeinerkrankung	■ geringe Adipositas ■ labile Hypertonie ■ Herzinsuffizienz NYHA I ■ Angina pectoris CCS I ■ leichter Diabetes mellitus
ASA III	Patient mit schwerer Allgemeinerkrankung	■ ausgeprägte Adipositas ■ symptomatische Hypertonie ■ Herzinsuffizienz NYHA II ■ Angina pectoris CCS II ■ respiratorische Partialinsuffizienz ohne kardiale Beeinträchtigung ■ schwerer Diabetes mellitus ■ Patienten älter als 80 Jahre ohne sonstige Störungen
ASA IV	Patient mit schwerster Allgemeinerkrankung	■ Herzinsuffizienz NYHA III und IV ■ Angina pectoris CCS III und IV ■ respiratorische Globalinsuffizienz ■ Leberinsuffizienz ■ Niereninsuffizienz
ASA V	moribunder Patient, geringe Überlebenschance des Patienten innerhalb von 24 h mit oder ohne Operation	■ rupturiertes Aortenaneurysma ■ massive Lungenembolie ■ schwerer septischer Schock

Tab. 2   ASA-Klassifikation mit Beispielen.

Dies bietet eine einheitliche Diskussionsgrundlage für den Austausch mit Kollegen anderer Fachdisziplinen. Wesentlicher Nachteil dieser Klassifikation ist ihr globaler Charakter mit fehlender Objektivierbarkeit der Einzelkriterien und mangelnder Spezifität im Hinblick auf eine organbezogene Risikoeinschätzung. Zudem können Summationseffekte einzelner Vorerkrankungen durch die ASA-Klassifikation nicht ausreichend erfasst werden.

Neben der ASA-Klassifikation gibt es noch weitere Risikoindizes, z. B. die Mannheimer bzw. Münchner Risikocheckliste [Madler et al. 1996, Osswald et al. 1985]. Sie ermöglicht eine komplexe Risikoeinschätzung des individuellen Patienten nach einer Vielzahl von Merkmalen. Anhand von z. B. Art und Dauer der Operation, Lebensalter, Gewicht, Lungen-, Leber- und Nierenfunktion wird ein Punktescore erhoben, aufgrund dessen die Risiko-

gruppeneinteilung erfolgt. Die Anwendung des Scores ist sehr aufwendig und erscheint kompliziert, weshalb sie sich wahrscheinlich bisher nicht verbreitet und durchgesetzt hat.

Die Herzinsuffizienz wird üblicherweise nach den Empfehlungen der New York Heart Association (NYHA) eingeteilt (Tab. 3). Dabei finden die Symptome Dyspnoe, Ermüdung, Palpitation und Angina pectoris Berücksichtigung.

NYHA I	Herzerkrankung ohne Einschränkung der Belastbarkeit
NYHA II	Symptome bei normaler körperlicher Belastung
NYHA III	Symptome bei leichter körperlicher Belastung
NYHA IV	Symptome schon in Ruhe oder bei geringer Belastung

Tab. 3   NYHA-Klassifikation.

Der Schweregrad einer Angina pectoris bei koronarer Herzkrankheit wird nach der Canadian Cardiovascular Society (CCS) klassifiziert (Tab. 4).

CCS Klasse 1	Normale körperliche Aktivitäten verursachen keine Angina, jedoch erhebliche oder lang dauernde Anstrengungen bei der Arbeit oder in der Freizeit, nicht jedoch beim Gehen oder Treppensteigen.
CCS Klasse 2	Leichte Beeinträchtigungen bei normalen Aktivitäten. Beim Gehen und Treppensteigen kommt es prompt zu Angina, ebenso beim bergan Gehen, normalem Gehen und Treppensteigen nach Mahlzeiten, in kalter Luft, im Wind oder bei psychischer Erregung oder nur in den ersten Stunden nach dem Erwachen. Angina beim ebenerdigen Gehen von mehr als zwei Straßenblocks, oder beim Treppensteigen von mehr als einer Etage in normaler Geschwindigkeit und unter normalen Bedingungen.
CCS Klasse 3	Deutliche Beeinträchtigung bei normaler körperlicher Aktivität. Angina beim ebenerdigen Gehen von ein bis zwei Straßenblocks oder beim Treppensteigen von einer Etage in normaler Geschwindigkeit und unter normalen Bedingungen. Keine Beschwerden in Ruhe.
CCS Klasse 4	Jede Art körperlicher Aktivität verursacht Beschwerden. Ruheangina kann vorkommen.

Tab. 4   CCS-Klassifikation.

7.2. Anamnese

Die Anamneseerhebung erfolgt in der Regel anhand von standardisierten Fragebögen. Der vom Berufsverband Deutscher Anästhesisten (BDA) empfohlene Fragebogen enthält einen Informationsteil, der den Patienten über Vorgehen und allgemeine Risiken verschiedener Anästhesieverfahren aufklärt und einen Fragenteil, in dem für die Anästhesie relevante Vorbefunde erfragt werden. Grundsätzlich sollten die Bögen vom Patienten vor dem Prämedikationsgespräch aufmerksam gelesen und so vollständig wie möglich ausgefüllt werden. Dies bereitet den Patienten gedanklich auf die Inhalte des Prämedikationsgespräches vor und schafft somit eine wesentliche Voraussetzung für einen gezielten Dialog zwischen dem Anästhesisten und dem Patienten. Nicht zuletzt kann hierdurch eine erhebliche Zeiteinsparung erzielt werden.

Die am Beginn des Fragebogens stehenden Angaben zu Alter, Größe, Gewicht und Beruf geben bereits Hinweise auf das patientenbezogene Risikoprofil. Bei Patienten höheren Lebensalters (65–85 Jahre) sind postoperative Morbidität und Mortalität deutlich erhöht [Jin u. Chung 2001]. Ein wesentlicher perioperativer Risikofaktor ist die morbide Adipositas. Körpergröße und -gewicht erlauben eine erste Einschätzung dieses Risikofaktors. Der Schweregrad einer möglicherweise bestehenden Adipositas wird anhand des Body-Mass-Index (BMI) klassifiziert (Tab. 5).

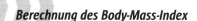

Berechnung des Body-Mass-Index

$$BMI = \frac{Gewicht\ (in\ Kilogramm)}{Körpergröße\ (in\ Metern)^2}$$

Schweregrad	BMI (kg/m2)
Normalgewicht	18,5–24,9
Präadipositas	25,0–29,9
Adipositas Grad I	30,0–34,9
Adipositas Grad II	35,0–39,9
Adipositas Grad III	> 40,0

Tab. 5   Gewichtsklassifikation nach WHO.

Folgende Risiken sind mit Adipositas assoziiert (mit steigendem Schweregrad zunehmend):

- reduzierte kardiale und respiratorische Reserve mit weiterer Verschlechterung bei Flachlagerung
- geringere FRC: Gefahr schwerer Hypoxämien
- hohe Beatmungsdrücke erforderlich: Gefahr des Barotraumas
- erhöhtes Aspirationsrisiko
- erschwerte Bedingungen für Maskenbeatmung und Intubation
- schwierige Punktionsverhältnisse (periphere Venenkanülierung, ZVK, erschwerte Tastbarkeit anatomischer Leitstrukturen bei Regionalanästhesie)
- veränderte Pharmakokinetik lipophiler Substanzen.

Die *Medikamentenanamnese* bietet zumeist einen orientierenden Überblick über bestehende Erkrankungen, sofern diese diagnostiziert und einer medikamentösen Therapie zugeführt worden sind.

Neben kardiovaskulären und pulmonalen Vorerkrankungen kann die Medikamentenliste auch Hinweise auf Stoffwechselerkrankungen, neurologische und psychiatrische Leiden, sowie auf Krankheiten des Gastrointestinaltraktes liefern. Allerdings kann eine Medikamentenanamnese weder Anspruch auf eine vollständige Erfassung des Erkrankungsprofils erheben, noch lässt sie im Einzelfall Rückschlüsse darauf zu, wie suffizient die jeweilige Pharmakotherapie im Hinblick auf die Stabilisierung der Grunderkrankung ist. Wichtig ist allerdings die Entscheidung, welche der dauerhaft eingenommenen Medikamente ggf. präoperativ abgesetzt werden müssen, bzw. bei welchen Medikamenten die Möglichkeit gefährlicher pharmakologischer Interaktionen mit Anästhetika einschließlich einer Veränderung der Pharmakokinetik besteht.

Auch der *Operationsanamnese* kommt eine wesentliche Bedeutung bei der präoperativen Patientenevaluation zu. Sie orientiert über anatomische und physiologische Veränderungen, die durch Voroperationen entstanden sind und die für die Durchführung von Anästhesie und operativem Eingriff relevant sein können (vgl. Tab. 6).

! **Die Operationsanamnese beinhaltet die Frage nach möglichen Komplikationen vorausgegangener Anästhesieverfahren.**

Sofern die Narkoseanamnese nicht leer ist, sollte gezielt nach Intubationsproblemen gefragt werden, möglicherweise ist dem Patienten hierüber ein Anästhesieausweis ausgestellt worden. Manchmal kann sich hinter sehr starken Halsschmerzen, die dem Patienten in Erinnerung geblieben sind, ein Hinweis auf eine schwierige Intubation in der Vorgeschichte verbergen.

Eingriff	Veränderung	Relevanz
Ösophagusresektion	Reflux, kein Sphinkter	Aspirationsrisiko erhöht
Magenresektion		
Pneumektomie	FRC erniedrigt	ggf. erhöhtes Hypoxierisiko
Lappenresektion		
Rezidiveingriffe Herzchirurgie Abdominalchirurgie Gefäßchirurgie	erschwerte OP-Bedingungen	Dauer des Eingriffs, Blutverlust
Lippen-Kiefer-Gaumen-Spalte Neck Dissection ausgedehnte Tumoroperationen, Radiatio	anatomische Veränderung des Atemweges	Intubationsschwierigkeiten
Schulter-TEP Hüft-TEP	einschränkte Beweglichkeit der Gelenksprothese	Lagerungsprobleme Luxationsgefahr
Strumektomie	fehlende Schilddrüse Übersubstitution	Hypothyreose Hyperthyreose
	tracheale Achse verlagert	Intubationsschwierigkeiten
Thrombendarteriektomie (A. carotis, A. femoralis) Bauchaortenaneurysma (Y-Prothese)	Patch-Plastik, Gefäßprothesen	Punktionsstelle für ZVK periphere Regionalanästhesieverfahren meiden
Mammachirurgie mit Axilladissektion	beeinträchtigter Lymphabfluss	keine Blutdruckmessung und Venenkanülierung am betroffenem Arm
Dialyseshunt	arteriovenöse Anastomose (fragil, thrombosegefährdet)	

Tab. 6   Operationsanamnese und ihre anästhesiologischen Implikationen.

Bei der anästhesiologischen Anamneseerhebung sollte der Patient auch über PONV (postoperative Nausea und Vomitus) befragt werden, da ein entsprechendes Prophylaxeschema heute prospektiv geplant werden kann [Apfel et al. 2005]. Sofern sich der Patient noch keiner Allgemeinanästhesie unterzogen hat, sollten folgende Risikofaktoren eruiert und der sog. „Apfel-Score" ermittelt werden, der das Risiko für PONV wiedergibt [Apfel et al. 2004]:

Risiken für PONV sind:

- weibliches Geschlecht
- Nichtraucherstatus

- Anamnese von PONV oder Reisekrankheit
- postoperative Opioidgabe.

Bei der Ermittlung des „Apfel-Scores" wird beim Vorliegen eines der Risikofaktoren jeweils ein Punkt vergeben. Ohne Risikofaktoren beträgt die Wahrscheinlichkeit für PONV 10 %, bei einem Punkt 20 %, bei zwei 40 %, bei drei 60 % und bei vier 80 % [Apfel et al. 2005].

Des Weiteren sollte bei leerer Narkoseanamnese nach Narkosezwischenfällen bei Familienangehörigen, einschließlich einer familiären Häufung von Muskelerkrankungen bzw. dem Vorkommen von maligner Hyperthermie gefragt werden.

> **Betroffenen Patienten ist der Begriff „maligne Hyperthermie" heute zumeist bekannt. Den meisten anderen Patienten muss dieser Begriff zunächst erläutert werden.**

Auf dem Fragebogen soll der Patient auch Angaben über evtl. empfangene Bluttransfusionen machen. Auf diesem Wege können Besonderheiten wie das Vorliegen irregulärer Antikörper, oder eine mögliche transfusionsassoziierte Infektion mit HIV oder Hepatitis-B/C-Viren abgefragt werden.

Der weitere Fragenkatalog fokussiert dann auf die einzelnen Organsysteme. Bei der Stratifizierung des individuellen Risikos kommt der Beurteilung des Herz-Kreislauf-Systems eine herausragende Bedeutung zu (s. u.).

Zentrale Fragen bei der kardiovaskulären Anamneseerhebung sind:

- *allgemeine körperliche Belastbarkeit*
- *Zeichen der Herzinsuffizienz, Stadium nach NYHA*
  - *Dyspnoe (belastungsabhängig? Ruhedyspnoe?)*
  - *Schlafen mit erhöhtem Oberkörper (Anzahl der Kopfkissen?)*
  - *Ödeme*
  - *Nykturie*
- *bei manifester Herzinsuffizienz: durchgemachte Dekompensationen (Lungenödem?)*
- *kardiovaskuläre Risikofaktoren*
  - *arterieller Hypertonus*
  - *Rauchen*
  - *Diabetes mellitus*
  - *Hyperlipidämie*

- *koronare Herzkrankheit (KHK), Stadium nach CCS*
  - *Angina pectoris*
    (Belastungsabhängig, Ruhe-Angina, Besserung auf Nitrospray?)
  - *Koronarevaluation*
    (Belastungs-EKG?, diagnostischer Herzkatheter in der Vorgeschichte?)
  - *Infarktanamnese*
  - *revaskularisierende Koronarinterventionen*
    (PTCA, Stent, Bypass-OP)
- *Herzrhythmusstörungen*
  - *Ursache? (KHK-assoziiert?)*
  - *Schrittmachertherapie?*
    (aktuelle Schrittmacherfunktion?, Schrittmacherausweis?)
- *Herzklappenfehler*
  - *Herzinsuffizienz?*
  - *Endokarditisprophylaxe!*

Die Risikofaktoren einer peripheren arteriellen Verschlusskrankheit (pAVK) sind identisch mit denen der KHK. Stellt sich ein Patient mit pAVK vor, so gilt:

> **Bei einem Patienten mit peripherer arterieller Verschlusskrankheit ist bis zum Beweis des Gegenteils auch eine KHK anzunehmen.**

Anamnestisch ist nach folgenden Erkrankungen/Beschwerden zu fragen:
- peripheren Durchblutungsstörungen
  - Kribbeln in den Beinen
  - Kältegefühl
  - Gehstrecke bis zum Einsetzen von Schmerzen
- Schlaganfallanamnese
  - Residuen (Paresen, Aphasie)
  - Stenosen in extrakraniellen supraaortalen Gefäßen.

Außerdem wird auf dem Fragebogen nach *Thrombosen* und *Varikosis* gefragt, um das Risiko einer perioperativen Lungenembolie einschätzen zu können.

Auch das bronchopulmonale System ist Gegenstand der Anamneseerhebung. Insbesondere bei Asthma und COPD ist das Risiko postoperativer respiratorischer Komplikationen (Bronchospasmus, respiratorische

Insuffizienz) erhöht. Die anamnestische Beurteilung der Atmungsorgane kann daher richtungweisend für die Wahl des Anästhesieverfahrens sein. Beispielsweise kann das Vorliegen einer schwerwiegenden bronchopulmonalen Erkrankung dazu führen, dass ein Regionalanästhesieverfahren anstelle einer Allgemeinanästhesie gewählt wird, um Intubation und Beatmung zu vermeiden. Bei der Anamneseerhebung wird gefragt nach:

- Raucheranamnese
  - Package years (1 pack year entspricht dem Konsum von 20 Zigaretten pro Tag über 1 Jahr)
  - morgendlicher „Raucherhusten"
  - falls Exraucher: seit wann abstinent?
- Vorliegen von chronischer Bronchitis, COPD oder Asthma bronchiale
  - Häufigkeit akuter Anfälle? (Wann zuletzt?)
  - medikamentöse Therapie (falls nicht in Medikamentenliste aufgeführt)
  - Husten, Auswurf (Aussehen, Beschaffenheit?)
  - Dyspnoe
  - Lungenemphysem
- bronchialer Infekt, Pneumonie: insbesondere bei Kindern: zurückliegender bronchialer Infekt (Seit wann symptomfrei?)
- Schlafapnoesyndrom
  - fremd beobachtete Atemaussetzer
  - starkes Schnarchen
  - Tagesmüdigkeit
  - CPAP-Maske in Benutzung

Die anamnestische Erhebung von Lebererkrankungen kann zumeist nur dann sinnvoll durchgeführt werden, wenn der Patient seine Befunde kennt. Dennoch haben Lebererkrankungen durchaus anästhesierelevante Aspekte (z. B. erhöhte Aspirationsgefahr bei ausgeprägtem Aszites, Blutungsgefahr bei beeinträchtiger Synthese von Gerinnungsfaktoren, Infektionsgefahr bei Hepatitis, Verletzungsgefahr von Ösophagusvarizen bei Anlage einer Magensonde). Die Fragen des Anästhesisten beziehen sich auf:

- Leberzirrhose
  - portaler Hypertonus (Ösophagusvarizen, Hämorrhoiden etc.)
  - Aszites
  - Leberausfallskoma in der Vorgeschichte
  - Gerinnungsstörungen
- Hepatitis: derzeit infektiös?
- Fettleber, Leberinsuffizienz.

Die Anamneseerhebung soll auch Informationen über mögliche Einschränkungen der Nierenfunktion liefern. Neben potentiellen Störungen des Säure-Basen- und Elektrolythaushaltes mit entsprechender kardialer Arrhythmieneigung können sich je nach Schweregrad der Nierenfunktionsstörung Konsequenzen für die Narkoseführung ergeben (verlängerte Wirkdauer renal eliminierter Medikamente, Gefahr der Volumenüberladung bei fortgeschrittener Niereninsuffizienz, erhöhte Aspirationsgefahr bei Polyneuropathie mit Gastroparese).

Bei manifester *Niereninsuffizienz* ist konkret zu fragen nach:

- Grunderkrankung: systemische Erkrankung mit Beteiligung anderer Organe? (Lupus, Wegener-Granulomatose, Goodpasture-Syndrom etc.)
- Dialysepflicht
  - Zeitpunkt der letzten Dialyse?
  - Nächster Dialysetermin nach OP?
  - Shuntarm?
- Restharnausscheidung
- tägliche Trinkmenge.

Vorbestehende *Erkrankungen des Gastrointestinaltraktes* können vor allem mit erhöhter Azidität des Magensaftes und mit einem erhöhten Aspirationsrisiko einhergehen. Vor diesem Hintergrund ist anamnestisch zu fragen nach:

- Sodbrennen
  - Auftreten nach dem Essen, nur nach Aufnahme süßer Speisen
  - Auftreten auch bei Nüchternheit, saurer Geschmack im Mund, der sich im Liegen oder beim Schuhe zubinden verstärkt
- gastroösophagealer Reflux und Refluxösophagitis
- Ulcus ventriculi/Ulcus duodeni
- Hiatushernie
- Stenosen im Gastrointestinaltrakt
- Voroperationen (soweit nicht in der Operationsanamnese schon angegeben).

Auch *metabolische und/oder endokrinologische Entgleisungen* können bei entsprechender Vorerkrankung perioperativ vorkommen. Neben Funktionsstörungen der Schilddrüse (Hypo- oder Hyperthyreose) ist vor allem eine mögliche Vorerkrankung an Diabetes mellitus zu erfragen. Hier besteht nicht nur die Gefahr perioperativer Blutzuckerentgleisungen (Hypo- oder Hyperglykämie), sondern auch die Diabetes-assoziierten Folgeerkrankungen (Polyneuropathie mit Gastroparese, möglicher stummer Myokardischämie, Niereninsuffizienz) können das perioperative Patientenrisiko erhöhen. Seltene metabolische Erkrankungen wie die akute Porphyrie können die Anwendung bestimmter Narkosemedikamente (z. B. Thiopental) ausschließen.

Schließlich beinhaltet der Anamnesebogen auch Fragen über mögliche *Erkrankungen des Skelettsystems*. Neben einem erhöhten Risiko von Lagerungsschäden unterschiedlicher Art können sich insbesondere hinter degenerativen Veränderungen der Halswirbelsäule auch Hinweise auf Intubationsschwierigkeiten verbergen. Anamnestisch ist zu fahnden nach:

- Morbus Bechterew
  (eingeschränkte Beweglichkeit der BWS und HWS)
- Veränderungen im Bereich des Kiefergelenks
  (eingeschränkte Mundöffnung)
- degenerative Gelenkerkrankungen (Z. n. TEP, sofern nicht in Operationsanamnese angegeben, eingeschränkte Beweglichkeit).

Neben *neurologischen Vorerkrankungen* (Epilepsie, periphere oder zentrale Neuropathie) sollten auch psychiatrische Vorbefunde eruiert werden. So muss z. B. bei bestehender Suizidneigung (z. B. im Rahmen einer Depression oder einer Psychose) eine adäquate perioperative Überwachung gewährleistet werden. Bei bestehender Epilepsie sollte auf bestimmte Anästhetika (z. B. Ketamin) verzichtet und auf eine ausreichende präoperative Sedierung geachtet werden.

Bei Patienten mit Epilepsie oder Krampfleiden sind folgende Faktoren zu beachten:

- *Häufigkeit, Art und Auslöser der Anfälle*
- *medikamentöse Therapie*
- *Reaktion auf Lokalanästhetika (z. B. beim Zahnarzt)*

Der Patient wird auch nach Sehhilfen (Brillen, Kontaktlinsen) gefragt, die idealerweise nicht mit in den OP gebracht werden sollten. Sofern der Patient Träger eines Kunstauges (Glasauge) ist, sollte dies ebenfalls dokumentiert werden, um unliebsame Überraschungen nach Ausleitung einer Allgemeinanästhesie (Pupillendifferenz mit einseitig lichtstarrer Pupille) zu vermeiden.

Gelegentlich ergeben sich durch die Anamnese auch Hinweise auf Gerinnungsstörungen, welche das perioperative Blutungsrisiko z. T. erheblich steigern können. Folgende Fragen können Hinweise auf hämostaseologische Störungen geben:

- Vorliegen einer bereits diagnostizierten Blutungskrankheit
  (Hämophilie A/B, von-Willebrand-Syndrom etc.)
- Einnahme gerinnungshemmender Medikamente (ASS, Marcumar, Clopidogrel etc.), sofern nicht schon bei der Medikamentenanamnese erfolgt

- vermehrtes Nasenbluten/Hämatombildung ohne erkennbare Ursache
- längeres Nachbluten bei Schnittwunden (z. B. beim Rasieren), Zahnextraktionen, früheren operativen Eingriffen
- Thromboseneigung.

Mit einer allergischen Reaktion auf Medikamente, die im Rahmen der Anästhesie verwendet werden, muss besonders bei der Applikation von Muskelrelaxanzien gerechnet werden. Daneben werden im Operationsalltag jedoch auch andere potenziell anaphylaktogene Substanzen verwendet (Latex, Pflaster, Antibiotika, jodhaltige Kontrastmittel oder Desinfektionsmittel etc.). Im Zusammenhang mit möglichen allergischen Reaktionen muss präzise gefragt werden nach:

- Hautrötung und Juckreiz
- Weichteilschwellung, Quincke-Ödem
- Dyspnoe
- Kreislaufproblemen, Bewusstlosigkeit.

! Oftmals werden unspezifische Unverträglichkeitsreaktionen (z. B. Durchfall auf Antibiotikagabe) vom Patienten als Allergien bezeichnet.

Neben einer orientierenden Erhebung des Zahnstatus durch Inspektion sollte der Patient diesbezüglich auch kurz befragt werden:

- lockere oder schadhafte Zähne
- Zahnkronen und Brücken
- Prothese mit oder ohne Stiftzähne.

Im Falle einer Notfalloperation ist zumeist mit einem erhöhten Aspirationsrisiko zu rechnen. Sofern möglich, sollten Notfallpatienten befragt werden über:

- Zeitpunkt der letzten Nahrungsaufnahme
- Erbrechen in den letzten 60 Minuten (Häufigkeit? Aussehen? Wann zuletzt?)

Auch schwangere Patientinnen sind spätestens ab dem 2. Trimenon als nicht nüchtern einzustufen. Bei allen Patientinnen im gebärfähigen Alter muss eine mutmaßlich oder tatsächlich bestehende Schwangerschaft eruiert werden. Bei der Planung des Anästhesieverfahrens muss die Plazenta-, bzw. die Milchgängigkeit der Narkosemedikamente berücksichtigt werden. Grundsätzlich wird empfohlen, verschiebbare Operationen erst nach dem 65. Gestationstag durchzuführen.

7.3. Körperliche Untersuchung

7.3.1. Medizinischer Allgemeinzustand

Die orientierende körperliche Untersuchung vervollständigt das Gesamtbild des allgemeinmedizinischen Zustandes und kann auf weitere mögliche anästhesierelevante Befunde hinweisen. Sie umfasst Inspektion, Auskultation der Thoraxorgane, sowie die Messung von Blutdruck und Puls. Anhand des klinischen Aspektes, in dem sich der Patient präsentiert, können bereits erste wesentliche Hinweise zur Einschätzung des medizinischen *Allgemeinzustandes* gewonnen werden:

- Mobilität
  - mobiler versus bettlägeriger Patient
  - motorische Paresen
- Haut
  - Kolorit: anämisch, ikterisch, zyanotisch
  - Turgor (stehende Hautfalten)
  - „Steroidhaut"
- Extremitäten und Akren
  - Trommelschlegelfinger, Uhrglasnägel
  - Beinödeme, Varikosis
  - gestaute Halsvenen
- Körperhaltung
  - Wirbelsäulenveränderungen, Verdacht auf Morbus Bechterew
  - Muskeldystrophie
- Atmung
  - Ruhedyspnoe, Sprechdyspnoe
  - ohne Stethoskop hörbare Atemgeräusche
- Leberzeichen
  - Palmarerythem
  - Lackzunge
  - Spider Naevi
  - Aszites
- Abdomen
  - Adipositas
  - Aszites
  - Voroperationen.

Diese prima vista erfassten Befunde lassen Rückschlüsse auf mögliche Einschränkungen der kardiopulmonalen Belastbarkeit, der Oxygenierung oder der Leberfunktion, sowie auf erschwerte Bedingungen bei Intubation (s. u.) oder Regionalanästhesieverfahren zu. Auch der periphere Venenstatus sollte mit einem Blick eingeschätzt und möglicherweise zu erwartende schwierige Punktionsverhältnisse dokumentiert werden. Ebenso sollten potenzielle Punktionsstellen für Katheter und Regionalanästhesieverfahren (anatomische Veränderungen, Voroperationen, Infektion) inspiziert werden.

Durch Palpation des peripheren Pulses können Herzrhythmus und -frequenz beurteilt werden. Ein Pulsdefizit kann durch Vergleich der peripher getasteten Herzfrequenz mit der Anzahl der zentral auskultierten Herzschläge festgestellt werden. Neben der Beurteilung des Herzrhythmus können durch Auskultation der Herztöne (rein vs. systolische oder diastolische Nebengeräusche) auch Hinweise auf mögliche Klappenfehler gewonnen werden. Ein Galopprhythmus (3. und/oder 4. Herzton) kann auf eine Herzinsuffizienz hindeuten.

Ein vesikuläres Atemgeräusch bei der Lungenauskultation schließt einen pathologischen Befund keineswegs aus. Trockene und bronchitische Rasselgeräusche, (Pfeifen, Giemen, Brummen) finden sich bei Asthma bronchiale, chronischer Bronchitis oder COPD, feuchte Rasselgeräusche (ohrnah, klingend) bei Stauung und Pneumonie.

Routinemäßig sollte bei jedem Patienten der Blutdruck gemessen werden, da oftmals – häufig in der Altersgruppe der 25- bis 40-jährigen Patienten – überraschend hohe Blutdruckwerte festgestellt werden, die auf einen unentdeckten und bislang auch unbehandelten arteriellen Hypertonus hinweisen können.

Vor der Planung eines rückenmarknahen Regionalanästhesieverfahrens sollten Form und Beweglichkeit der Wirbelsäule untersucht werden. Vorbestehende neurologische Befunde (Parästhesien, motorische Paresen etc.) sollten ausführlich und präzise dokumentiert werden. Gegebenenfalls kann auch aus medikolegalen Gründen die Anordnung eines neurologischen Konsils erforderlich werden.

7.3.2. Beurteilung des Atemweges

Bei der Planung einer Intubationsnarkose kommt der Einschätzung der zu erwartenden Intubationsverhältnisse und der Bewertung des jeweiligen Aspirationsrisikos eine herausragende Bedeutung zu, denn nach wie vor stellen der hypoxische Hirnschaden und die Aspiration von Mageninhalt wesentliche Ursachen für die rein anästhesiebedingte perioperative Morbidität und Mortalität dar [Peterson et al. 2005].

Ebenso sollten Prädiktoren einer erschwerten Maskenbeatmung eruiert werden. Eine aktuellere Untersuchung von LANGERON et al. [2000] hat in einem gemischten Patientenkollektiv eine Inzidenz der erschwerten Maskenbeatmung von 5 % gezeigt. Als Prädiktoren wurden dabei identifiziert:

- Bartträger
- Body-Mass-Index > 26 kg/m^2
- Keine Zähne (Vollprothese)
- Alter > 55 Jahre
- Schnarcheranamnese.

Treffen mehrere Risikofaktoren zusammen, steigt die Wahrscheinlichkeit einer schwierigen Maskenbeatmung signifikant an. Ist darüber hinaus die Intubation erschwert, kann es zu einer lebensbedrohlichen „Can't-ventilate-can't-intubate"-Situation kommen.

Mögliche Intubationsschwierigkeiten sind zumeist auf eine erschwerte Laryngoskopie zurückzuführen. Allerdings können auch morphologische Veränderungen des Atemweges (z. B. durch Tumore, Voroperationen, Bestrahlung) neben der Laryngoskopie die Platzierung des Tubus erheblich erschweren. Weitere Prädiktoren einer schwierigen Intubation sind:

- ausgeprägte Adipositas
- kurzer dicker Hals
- Stiernacken
- reduzierte Mundöffnung
- vorstehende Zähne
- Lippen-Kiefer-Gaumenspalte
- syndromale Fehlbildungen (Pierre-Robin-, Franceschetti-, Goldenhar-, Hallermann-Streiff-Sydrom).

Zur Einschätzung der zu erwartenden laryngoskopischen Verhältnisse werden in der klinischen Routine folgende Untersuchungen durchgeführt:

- Klassifikation der pharyngealen Weichteilverhältnisse nach Mallampati (Abb. 1)
- Beurteilung des thyreomentalen Abstandes nach Patil
- Beweglichkeit und Reklinationsfähigkeit der Halswirbelsäule.

Die Inspektion der Mundhöhle erlaubt neben einer grob orientierenden Erfassung des Zahnstatus (lockere Zähne, Kronen, Brücken, Zahnprothesen) auch eine Beurteilung der Mundöffnung und des oropharyngealen Atemweges. Die Klassifikation nach Mallampati (Abb. 1) besitzt dabei im Hinblick auf die Vorhersage einer erschwerten Intubation eine Sensitivität (richtig erkannte schwierige Intubationen unter allen schwierigen Intubationen) von 66 %, ihre Spezifität (richtig erkannte einfache Intubationen unter allen einfachen Intubationen) liegt bei 65 % und der positive Vorhersagewert (richtig positive Testergebnisse unter allen positiven Testergebnissen) bei 22 % [Tse et al. 1995].

Bei der Untersuchung nach PATIL wird der thyreomentale Abstand (Abstand zwischen der Prominentia laryngica des Schildknorpels und der Kinn-

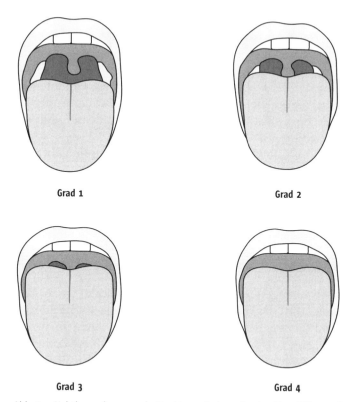

Grad 1   Grad 2

Grad 3   Grad 4

Abb. 1   Sichtbare pharyngeale Strukturen bei maximaler Mundöffnung des Patienten nach Mallampati et al. [1985].

spitze) bestimmt. Da dieser Test bei maximaler Streckung des Kopfes durchgeführt wird, liefert er gleichzeitig Aufschluss über die Reklinationsfähigkeit der Halswirbelsäule.

> **!** Normalerweise beträgt der thyreomentale Abstand mehr als 6,5 cm. Bei 6,0–6,5 cm ist mit einer erschwerten Laryngoskopie zu rechnen, ist der Abstand kleiner als 6,0 cm kann die direkte Laryngoskopie unmöglich sein.

Häufig wird der thyreomentale Abstand mit Hilfe der Querfinger des Untersuchers ermittelt. Diese Vereinfachung basiert auf der Annahme, dass drei Querfinger etwa 6 cm entsprechen. Aufgrund der individuellen Schwankungsbreite der Fingerdicke kann die Aussagekraft des Patil-Tests durch dieses Vorgehen jedoch erheblich eingeschränkt werden. Insgesamt liegt die Sensitivität des Tests nach Patil bei 32 %, ihre Spezifität bei 80 %, der positive Vorhersagewert bei 20 %.

Zur Beurteilung der Reklinationsfähigkeit der HWS wird die Halswirbelsäule nach dorsal gebeugt. Eine ausreichende Beweglichkeit der HWS ist eine Voraussetzung der direkten Laryngoskopie. Manchen Patienten ist die Bewegungseinschränkung ihrer HWS nicht bewusst. Bei der Aufforderung, den Kopf in den Nacken zu legen, bewegen sie stattdessen den gesamten Oberkörper nach hinten.

Deshalb sollte immer die Reklination der HWS direkt untersucht werden, sofern nicht andere Gründe (HWS-Trauma, rheumatische Veränderungen etc.) dagegen sprechen. Hinsichtlich der Vorhersage einer schwierigen Intubation liegt die Sensitivität der Untersuchung bei 10 %, ihre Spezifität bei 93 %, der positive Vorhersagewert bei 18 % [Tse et al. 1995].

7.4. Der kardiale Risikopatient

Nahezu 80 % der schwerwiegenden perioperativen Morbidität ist auf kardiale Ereignisse (Myokardinfarkt, Herzinsuffizienz, Herzrhythmusstörungen) zurückzuführen [Kerwat et al. 2004]. Das Auftreten solcher Komplikationen korreliert mit einer deutlich reduzierten 5-Jahres-Überlebensrate. Beispielsweise liegt die Mortalität eines perioperativen Myokardinfarktes trotz optimalem Management zwischen 40 und 70 % [Eagle et al. 2002]. Ursache perioperativer kardiovaskulärer Ereignisse ist zumeist eine zum Zeitpunkt der Operation noch nicht klinisch evidente Vorerkrankung. Die Identifikation kardialer Risikopatienten bleibt somit ein vordringliches Ziel der präoperativen Patientenevaluation [Fleisher u. Eagle 2001]. Nach den Richtlinien der AHA/ACC beruht die Stratifizierung des perioperativen kardialen Risikos auf 3 Säulen, die jeweils in eine Gruppe mit geringem, mittlerem und hohem Risiko unterteilt werden [Eagle et al. 2002]:

- klinische Prädiktoren
- spezielle operative Risiken
- funktioneller Status/körperliche Belastbarkeit.

7.4.1. Klinische Prädiktoren

Folgende Anamnesefaktoren gelten als klinische Prädiktoren für ein perioperatives kardiales Ereignis unterschiedlichen Schweregrades:

>>> *Klinische Prädiktoren für ein perioperatives kardiales Ereignis (Klassifizierung der Risikofaktoren anhand der Anamnese, des körperlichen Untersuchungsbefundes und vorliegender Befunde) (nach ACC/AHA [Eagle et al. 2002])*

Geringes Risiko

- *fortgeschrittenes Lebensalter (advanced age)*
- *pathologisches Ruhe-EKG (Zeichen einer linksventrikulären Hypertrophie, Linksschenkelblock, ST-, T-Veränderungen)*
- *kein Sinusrhythmus (z. B. VHF, rhythm other than sinus)*
- *geringe körperliche Belastbarkeit (z. B. fehlende Fähigkeit 1 Stockwerk mit Einkaufstaschen zu gehen)*
- *Schlaganfall in der Anamnese*
- *schlecht eingestellter arterieller Hypertonus*

Intermediäres Risiko

- *stabile Angina pectoris (CCS I oder II)*
- *Zustand nach Myokardinfarkt (länger als 1 Monat vor dem geplanten Eingriff)*
- *pathologische Q-Welle*
- *kompensierte Herzinsuffizienz*
- *Diabetes mellitus (besonders IDDM)*
- *Niereninsuffizienz (Kreatinin > 2 mg/dl)*

Hohes Risiko

- *akutes Koronarsyndrom*
- *instabile Angina pectoris CCS III–IV*
- *akuter Myokardinfarkt (weniger als 7 Tage zurückliegend)*
- *kürzlich abgelaufener Myokardinfarkt (mehr als 7 Tage und weniger als 1 Monat vor der Operation)*
- *dekompensierte Herzinsuffizienz*
- *maligne Arrhythmien (hochgradige atrioventrikuläre Blockade, ventrikuläre Tachyarrhythmien, supraventrikuläre Arrhythmien mit unkontrollierter ventrikulärer Überleitung)*
- *schwere Herzklappenerkrankung*

Eine ausgeprägte arterielle Hypertension (systolischer Blutdruck ≥ 180 mmHg, diastolischer Blutdruck ≥ 110 mmHg) sollte vor einem elektiven Eingriff kontrolliert und behandelt werden. Wünschenswert ist eine Einstellung und Behandlung der arteriellen Hypertension über einen Zeitraum von mehren Tagen bis Wochen durch den Hausarzt. Allerdings sagt ein einmalig in der Anästhesieambulanz gemessener Wert nichts über die Qualität der Blutdruckeinstellung aus. Gerade in der Anästhesieambulanz werden häufig hohe Werte erhoben, da nicht in Ruhe gemessen wird, die Patienten aufgeregt sind oder ihre Blutdruckmedikamente nicht genommen haben, weil sie nüchtern in der Klinik erschienen sind. Hier sind Kontrollen durch die Stationen oder – bei ambulanten und prästationären Patienten – durch den Hausarzt oder die Patienten selbst erforderlich. Ansonsten wären häufige Verschiebungen von OP-Terminen die Folge, ohne dass dadurch eine wesentliche Änderung der Blutdruckeinstellung erfolgt. Bei dringlicheren Operationen können präoperativ Beta-Blocker mit schnellem Wirkungseintritt appliziert werden. Eine vorbestehende antihypertensive Therapie soll unter entsprechender Überwachung des Patienten perioperativ sinnvoll fortgeführt werden.

Herzrhythmusstörungen sind ebenfalls Prädiktoren für perioperative kardiale Komplikationen. Daher sollte deren Ursache (KHK, strukturelle Herzerkrankungen, Medikation, metabolische Erkrankung, Elektrolytstatus etc.) geklärt werden, ggf. auch durch ein kardiologisches Konsil. Während das gehäufte Auftreten einzelner ventrikulärer Extrasystolen ohne weitere klinische Symptomatik im allgemeinen nicht mit einem erhöhten Risiko des plötzlichen Herztodes oder eines perioperativen Myokardinfarktes assoziiert ist, sollten symptomatische, bzw. hämodynamisch relevante Herzrhythmusstörungen unbedingt einer kausalen Therapie zugeführt werden, sofern die Indikationsstellung des operativen Eingriffs dies zulässt [Eagle et al. 2002].

Bei Patienten, die in der Vorgeschichte einen Myokardinfarkt erlitten hatten, wurde früher das perioperative Risiko nach der Zeitspanne beurteilt, die der Infarkt zurücklag. Dabei wurde das Risiko eines Re-Infarktes als gering eingestuft, wenn der Infarkt mehr als 6 Monate zurücklag, als mittel bei einem 3–6 Monate alten Infarkt und als hoch, wenn der Patient den Infarkt vor weniger als 3 Monaten erlitten hatte. Nach den aktuellen Empfehlungen der AHA/ACC wird heute bei Patienten in der Erholungsphase nach Myokardinfarkt das Risiko für einen Re-Infarkt bei nichtherzchirurgischen Eingriffen als sehr gering eingeschätzt, falls ein aktueller Stresstest kein Ischämierisiko für das Myokard zeigt. Es wird dennoch empfohlen, nach einem abgelaufenen Herzinfarkt mindestens 4–6 Wochen zu warten, bevor ein elektiver chirurgischer Eingriff durchgeführt wird [Eagle et al. 2002].

Zur Abklärung und Behandlung von Herzklappenerkrankungen bestehen im Kontext eines operativen Eingriffs generell dieselben Indikationen, wie ohne eine geplante Operation. Allerdings sind symptomatische Aortenklappenstenosen mit einem deutlich erhöhten Risiko einer perioperativen kardialen Dekompensation behaftet. Zur Senkung dieses Risikos ist oftmals eine Korrektur vor der Durchführung eines nichtherzchirurgischen Eingriffs erforderlich [Carabello 2002]. Daher sollte bei fortgeschrittener Herzinsuffizienz, insbesondere bei stattgehabten kardialen Dekompensationen eine konsiliarische kardiologische Beurteilung erfolgen.

Demgegenüber wird eine symptomatische Herzklappeninsuffizienz in der Regel besser toleriert als eine Herzklappenstenose. Eine intensive perioperative medikamentöse Therapie und ein invasives hämodynamisches Monitoring ermöglichen es zumeist, den Patienten sicher zu führen. In diesem Fall kann die definitive kardiochirurgische Versorgung auch nach dem geplanten Eingriff erfolgen. Bei deutlich eingeschränkter linksventrikulärer Ejektionsfraktion kann allerdings auch hier die Klappenkorrektur eine größere Dringlichkeit gewinnen als der ursprünglich geplante Eingriff [Eagle et al. 2002].

Bei Patienten mit vorbestehender Kardiomyopathie sollte die medikamentöse Therapie präoperativ ebenfalls optimal eingestellt sein, vorbestehende Befunde sollten herangezogen werden (Hausarzt, Kardiologe). Falls erforderlich, kann die kardiale Stresstoleranz konsiliarisch beurteilt und eventuell einer erweiterten Diagnostik (z. B. Echokardiographie) zugeführt werden [Mergner et al. 2005].

Spezielle operative Risiken

Neben der Prädisposition des Patienten wird das Risiko eines perioperativen kardialen Ereignisses auch von der Art und dem Umfang des operativen Eingriffes, sowie der Dringlichkeit der Indikationsstellung (elektiver Eingriff versus Notfalleingriff) bestimmt (vgl. Tab. 6). Die Zuordnung eines spezifischen Risikos zu einem bestimmten Eingriff kann je nach Klinik und Operationsverfahren variieren. Zudem wird das operative Risiko auch maßgeblich von Operationsdauer und Indikationsstellung bestimmt. Generell gilt bei der Indikationsstellung, dass das operative Risiko unter Inkaufnahme von kardialen Risiken gegen das Risiko eines möglicherweise schlechteren chirurgischen Outcomes bei Verschiebung des Eingriffs abgewogen werden muss.

Funktioneller Status/körperliche Belastbarkeit

Nach den Richtlinien der AHA/ACC wird das perioperative kardiale Risiko auch anhand der körperlichen Belastbarkeit beurteilt. Letztere wird in metabolischen Äquivalenten (MET) angegeben, wobei 1 MET dem Gesamtkörper-Sauerstoffverbrauch unter Ruhebedingungen (3,5 ml O_2/kg/KG/min) entspricht.

Als Maß für eine ausreichende körperliche Belastbarkeit gilt das Erreichen von 4 MET im täglichen Leben. Patienten, deren Belastungsgrenze bereits nach weniger als 4 MET erreicht ist, haben ein signifikant erhöhtes Risiko für perioperative kardiovaskuläre Komplikationen [Older et al. 1999]. Tabelle 7 gibt eine Übersicht über konkrete Fragen an den Patienten, anhand derer die körperliche Belastbarkeit in MET objektiviert werden kann [Mergner et al. 2005].

MET	Tätigkeiten
1	Können Sie allein essen und die Toilette benutzen?
2	Können Sie sich allein anziehen?
3	Können Sie auf ebenem Untergrund laufen?
4	Können Sie leichte Tätigkeiten im Haushalt, wie Spülen oder Staubwischen, erledigen?
5	Können Sie eine Etage Treppen steigen oder auf einen Hügel steigen?
6	Können Sie anstrengende Arbeiten im Haushalt verrichten, wie z. B. Wischen?
7	Führen Sie leichte Freizeitaktivitäten aus (z. B. Kegeln, Radfahren, Tanzen)?
8	Können Sie ca. 30 kg tragen?
9	Können Sie mit ca. 6 km/h joggen?
10 und mehr	Nehmen Sie an anstrengenden Sportarten teil (z. B. Schwimmen, Tennis, Fußball)?

Tab. 7   Fragen zur Beurteilung des funktionellen Status.

Eine Möglichkeit zur praktischen Umsetzung dieser Einteilung haben KERWAT et al. [2004] für kardiale Risikopatienten vorgestellt, die sich einem Elektiveingriff unterziehen müssen. Anamnestisch werden vier Prädiktoren eines erhöhten kardialen Risikos erfasst und je nach Ausprägung den Kategorien „Rot", „Gelb" oder „Grün" zugeordnet (s. Tab. 8).

Körperliche Belastbarkeit und Risiko des operativen Eingriffes werden entsprechend den Empfehlungen der AHA/ACA beurteilt [Eagle et al. 2002]. Ist ein Patient körperlich gut belastbar, (z. B. 30 min Joggen oder Schwimmen) und liegen keine pathologischen Befunde (z. B. wie schwere, unbehandelte arterielle Hypertonie, pathologisches Herzgeräusch) vor, wird keine weitere kardiologische Untersuchung durchgeführt. Als ausreichend belastbar gilt ein Patient, wenn er 2–3 Stockwerke steigen kann. Dementsprechend wird ein Patient der Kategorie „Grün" zur OP freigegeben, nachdem eine Standarddiagnostik erfolgt ist. KERWAT et al. [2004] haben als kli-

Prädiktor	Kategorie „Rot"	Kategorie „Gelb"	Kategorie „Grün"
Z. n. Myokardinfarkt oder Koronarintervention	innerhalb der letzten 6 Wochen	innerhalb der letzten 3 Monate	länger als 3 Monate zurückliegend, asymptomatisch ohne Therapie
Angina pectoris oder Dysnpoe	in Ruhe oder beim Spazierengehen in der Ebene	beim schnellen Treppensteigen (1 Stockwerk) oder Sport	%
Diabetes mellitus	%	ja	nein
Lebensalter	%	über 70 Jahre	unter 70 Jahre

Tab. 8   Anamnestische Prädiktoren für ein erhöhtes kardiales Risiko nach dem Marburger Modell [Kerwat et al. 2004].

nikinternen Standard festgelegt: EKG für alle Patienten ab 50 Jahren, Röntgenthorax nur bei bekannter Pathologie, Gerinnungslabor (Thrombozytenzahl, Quick, PTT) nur bei geplanter rückenmarknaher Regionalanästhesie. Ein Routinelabor (Blutbild, klinische Chemie) wird in diesem Modell routinemäßig von den Chirurgen abgenommen (s. Abb. 2).

Kritisch gesehen werden muss in diesem Modell, dass feste Altersgrenzen für Basisdiagnostik wie EKG inzwischen zugunsten individueller Anforderung aufgehoben wurden. Aufgrund der mangelnden Auswirkungen auf das anästhesiologische Management trifft dies insbesondere auf das EKG zu. Im Rahmen von Patientenpfaden besteht die Möglichkeit, solche teure und nutzlose Basisdiagnostik dem anfordernden Anästhesisten zu überlassen.

Bei Patienten, denen mindestens ein Prädiktor der Kategorie „Rot" zugeordnet wurde, ist neben der vollständigen Basisdiagnostik eine weiterführende kardiologische Abklärung (Konsil, ggf. erweiterte Diagnostik, Therapievorschlag zur Verbesserung der kardialen Leistungsfähigkeit) erforderlich.

Bei Patienten der Risikogruppe „Gelb" wird das weitere Vorgehen wesentlich vom operationsbezogenen Risiko bestimmt. Bei Eingriffen mit geringem Risiko, sowie bei ausreichend belastbaren Patienten, die sich einem Eingriff mit mittlerem Risiko unterziehen, erfolgt die OP-Freigabe nach Standarddiagnostik. Bei Eingriffen mit hohem Risiko, bzw. bei eingeschränkter Belastbarkeit und mittlerem Operationsrisiko erfolgt dasselbe Procedere wie bei Patienten der Kategorie „Rot".

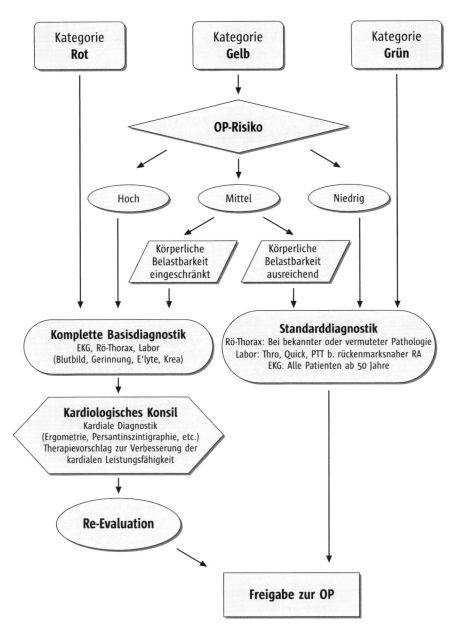

Abb. 2   Risikostratifizierung nach dem Marburger Modell [Kᴇʀᴡᴀᴛ et al. 2004].

7.4.2. Apparative Basisdiagnostik

Zur apparativen Basisdiagnostik zählen EKG, Röntgenthorax und Routine-labor. Nach wie vor besteht kein Konsens darüber, welche dieser Untersu-chungen routinemäßig durchgeführt werden sollten. Bis vor einigen Jahren wurde die apparative Basisdiagnostik bei allen, d. h. auch bei kardiopulmo-nal gesunden Patienten obligat im Sinne einer „Paketlösung" durchgeführt. Vor dem Hintergrund des gestiegenen Kostendruckes wird dies heute al-lerdings kaum noch praktiziert.

Andererseits würde bei dezidierter Anordnung einzelner Basisuntersu-chungen auf der Grundlage der Anamneseerhebung häufig eine Wieder-vorstellung des Patienten mit den entsprechenden Befunden erforderlich. Dieses Vorgehen ist mit einem erhöhten zeitlichen und organisatorischen Aufwand verbunden, wobei allerdings auf eine Wiedervorstellung verzich-tet werden kann, wenn die Ergebnisse der Basisdiagnostik ausschließlich dem narkoseführenden Anästhesisten als „Ausgangswerte" dienen sollen (z. B. Hämoglobinkonzentration beim Operationsbeginn, Gerinnungslabor vor Durchführung eines rückenmarknahen Regionalanästhesieverfahrens). In der Regel sollten die Befunde der apparativen Basisdiagnostik zum Zeit-punkt des Prämedikationsgespräches vorliegen, da diese oftmals für die präoperative Risikostratifizierung richtungweisend sein können. Ansonsten müssen Strukturen geschaffen werden, durch welche die Befunde sofort nach Ihrer Erhebung der Anästhesieambulanz mitgeteilt werden (z. B. klas-sisch per Telefon oder Fax, zukünftig über die elektronische Patientenakte). Zur Kostenreduktion und Vermeidung von Wiederholungsuntersuchungen ist es sinnvoll, Vorbefunde beim Hausarzt anzufordern (z. B. Herzkathe-terbefunde, aber auch EKG und Röntgenuntersuchungen). Dies ist in der Regel problemlos zeitnah z. B. über Fax möglich. Der Anruf beim Hausarzt kann an die Sekretärin bzw. Arzthelferin delegiert werden.

12-Kanal-EKG

Das 12-Kanal-EKG kann Hinweise auf kardiale Vorerkrankungen (Myokar-dischämie, Herzrhythmusstörungen, Rechtsherzbelastung, Myokardhyper-trophie) liefern, die das perioperative Gesamtrisiko erhöhen. Somit ist ein Ruhe-EKG bei jedem Patienten mit auffälliger Anamnese und/oder körper-lichem Untersuchungsbefund indiziert.

Bei Vorliegen eines Vorbefundes (z. B. vom Hausarzt) kann auf die Durchführung einer EKG-Untersuchung verzichtet werden, sofern dieser nicht älter als 6 Monate ist und wenn seither keine neuen Pathologien auf-getreten sind [Kerwat et al. 2004]. Nach den Richtlinien der AHA/ACC von 2002 wird die präoperative Durchführung einer EKG-Routineuntersuchung bei Vorliegen folgender Faktoren empfohlen [Eagle et al. 2002]:

- Infarktanamnese oder neu aufgetretene Angina pectoris
- erhöhtes kardiales Risiko *und* chirurgischer Eingriff mit mittlerem oder erhöhtem Risiko
- bekanntes mittleres oder erhöhtes Risiko für kardiale Komplikationen
- Diabetes mellitus (auch bei asymptomatischen Patienten)
- Zustand nach Koronarrevaskularisierung
- asymptomatische Männer > 45 Jahre, bzw. Frauen > 55 Jahre mit 2 oder mehr Risikofaktoren für eine KHK
- frühere Krankenhausaufenthalte aufgrund kardiovaskulärer Erkrankungen.

Röntgenthorax

Mit einer Röntgenaufnahme der Thoraxorgane können anästhesierelevante Befunde (Kardiomegalie, pulmonale Stauungszeichen, Pleuraerguss, Pneumothorax, Atelektase, Wirbelsäulenveränderungen mit restriktiver Ventilationsstörung) diagnostiziert werden. Entsprechende Befunde sind allerdings bei Fehlen jedweder klinischer Symptome kaum zu erwarten. Die Indikationsstellung zur präoperativen Röntgenthoraxdiagnostik sollte daher auf der Grundlage von Anamnese und klinischem Untersuchungsbefund getroffen werden.

> **Der Erkenntniswert einer Röntgenthoraxaufnahme kann nur so gut sein wie die Indikation zur deren Durchführung.**

Eine Metaanalyse aus dem Jahre 1993 hat gezeigt, dass bei einer Prävalenz pathologischer Thoraxbefunde von 10 % durch routinemäßige Durchführung einer Röntgenuntersuchung in 1,3 % der Fälle ein bis dahin unbekannter pathologischer Befund detektiert wurde. Hieraus ergaben sich in lediglich 0,1 % der Fälle Konsequenzen für das anästhesiologische Vorgehen [Archer et al. 1993]. Eine aktuellere Übersichtsarbeit belegt, dass die Häufigkeit chronifizierter pathologischer Befunde zwar mit zunehmendem Alter ansteigt. Allerdings konnte im Hinblick auf die Inzidenz postoperativer pulmonaler Komplikationen kein Unterschied zwischen Patienten mit und ohne präoperativer Röntgenthoraxdiagnostik festgestellt werden. Die Autoren folgern, dass:

- ein Zusammenhang zwischen präoperativer Röntgenthoraxroutine und perioperativer Morbidität und Mortalität nicht gesichert werden kann

- bei Patienten < 70 Jahre nur mit einer geringen Prävalenz pathologischer Röntgenthoraxbefunde zu rechnen ist
- für Patienten > 70 Jahre keine ausreichende Evidenz für oder gegen die routinemäßige Durchführung eines Röntgenthorax existiert. Nicht zuletzt wegen der Strahlenbelastung für den Patienten wird die Röntgenthoraxuntersuchung bei Patienten ohne Risikofaktoren nicht empfohlen [Joo et al. 2005]. Des Weiteren kann auf die Durchführung einer präoperativen Röntgendiagnostik des Thorax verzichtet werden, wenn ein aktueller Befund (nicht älter als 6 Monate) eines Röntgenthorax oder einer Computertomographie des Thorax vorliegt [Kerwat et al. 2004].

Routinelabor

Präoperativ bestimmte Laborparameter versorgen den narkoseführenden Anästhesisten mit „Ausgangswerten" bei der Durchführung des Anästhesieverfahrens – dies ist zum Beispiel bei Eingriffen mit hohem Volumenumsatz und gesteigertem Transfusionsbedarf von Interesse. Darüber hinaus ist das präoperative Routinelabor bei entsprechenden Vorerkrankungen ein hilfreiches Instrument zur Einschätzung des allgemeinen Gesundheitszustandes. Bei unauffälliger Anamnese und körperlichem Untersuchungsbefund ist allerdings kaum damit zu rechnen, dass ein Routinelabor neue Erkenntnisse liefert, die zu Änderung der Risikoeinschätzung und des perioperativen Vorgehens führen würden [Madler et al. 1996]. Nach den Leitlinien der DGAI zur anästhesiologischen Voruntersuchung besteht daher bei organgesunden Patienten in jungen und mittleren Lebensjahren in der Regel keine zwingende medizinische Notwendigkeit, Laborbefunde zu erheben.

Sofern ein rückenmarknahes Anästhesieverfahren geplant wird, muss ein Gerinnungslabor einschließlich der Thrombozytenzahl vorliegen [Kerwat et al. 2004]. Eine Ausnahme hiervon besteht in der Durchführung rückenmarknaher Verfahren in der Geburtshilfe. Bei negativer Blutungs- und unauffälliger Schwangerschaftsanamnese kann hier auf ein Gerinnungslabor verzichtet werden [Gogarten et al. 2004]. Normale Laborwerte von Standardgerinnungstests (Quick, PTT) schließen allerdings eine Gerinnungsstörung (z. B. Thrombozytenfunktionsstörung, von-Willebrand-Syndrom, Faktor-XIII-Mangel) keineswegs aus. Thrombembolieprophylaxe mit niedermolekularem Heparin oder Prävention der zerebralen und koronaren Durchblutungsstörung mit ASS, Clopidogrel oder Ticlopidin werden über den Quick- oder PTT ebenfalls nicht erfasst.

Sofern eine Laboruntersuchung indiziert scheint, ist die Bestimmung folgender Parameter sinnvoll – nicht zuletzt auch im Hinblick auf verschwiegene oder unbeachtete Diagnosen, bzw. Lebensgewohnheiten des Patienten [Wilhelm u. Larsen 1997]:

- Blutbild (Hkt, Hb, Leukozyten, Thrombozyten)
- Gerinnungslabor (Quick, PTT, Fibrinogen)
- Elektrolytstatus (Na^+, K^+, Ca^{++})
- Nierenfunktion (Kreatinin)
- Leberenzyme GOT, GPT, γ-GT
- Blutzucker, Hb_{A1C}
- Schilddrüsenhormone (TSH, T3)
- ggf. Medikamentenspiegel (Digitalis, Antikonvulsiva).

Erweiterte Diagnostik

In bestimmten Fällen kann auch eine weitergehende Diagnostik zur Abklärung des kardialen oder pulmonalen Erkrankungsprofils erforderlich sein (z. B. Vorliegen einer zum Zeitpunkt der Operationsvorbereitung noch nicht diagnostizierte oder unzureichend behandelte KHK). Auf der Grundlage der Untersuchungsergebnisse können spezielle Behandlungsstrategien eingeleitet werden, mit denen der Allgemeinzustand des Patienten verbessert und damit das perioperative Risiko insgesamt reduziert werden kann.

! Die Anordnung erweiterter Diagnostikmaßnahmen sollte daher auch immer im Hinblick auf mögliche therapeutische Konsequenzen erfolgen.

Kardiologisches Konsil

Bei der Anforderung eines kardiologischen Konsils sollte eine möglichst präzise Fragestellung formuliert werden. Die häufig auf den Anforderungsformularen zu lesende Fragen „Patient operationsfähig?" oder „Patient narkosefähig?" sind oft wenig hilfreich, da sie zumeist mit Phrasen wie „Pat. mit erhöhtem Risiko OP-fähig" beantwortet werden. Zudem obliegt die Beurteilung der Narkosefähigkeit einzig und allein dem prämedizierenden Anästhesisten, die Stellungnahme des Kardiologen soll hierbei eine Entscheidungshilfe bieten. Daher wird die Antwort des kardiologischen Kollegen umso aussagekräftiger ausfallen, je präziser und konkreter die Fragestellung (z. B. „Liegt eine behandlungsbedürftige KHK vor?", „Optimierbarkeit der medikamentösen Therapie?", „Objektivierung der kardialen Belastbarkeit erbeten." etc.) formuliert wird.

Ergometrie und pharmakologische Belastungstests

Mittels Ergometrie können belastungsinduzierte Myokardischämien und Arrhythmien als Hinweise auf eine KHK festgestellt werden. Der positive prädiktive Wert der Ergometrie liegt bei nur 8–25 %, der negative prädiktive Wert dagegen zwischen 90 und 100 % [Tresch 1995], so dass dieses Verfahren eher zum Ausschluss, als zum Nachweis einer KHK geeignet ist. Die Sensitivität hängt vom Grad der Koronarstenosierung ab und nimmt mit der Anzahl der betroffenen Gefäße zu (1-Gefäß-KHK 40–46 %, 2-Gefäß-KHK 66–74 %, 3-Gefäß-KHK 76–90 %) [Bohm 1997].

Zu beachten ist, dass z. B. bei Patienten mit ausgeprägter peripherer Gefäßerkrankung oder orthopädischen Leiden (schwere Kox- oder Gonarthrose) die individuelle Belastbarkeit durch Claudicatio oder starke Gelenkschmerzen limitiert ist. Hier muss die Ergometrie abgebrochen werden, noch bevor die diagnostisch verwertbare kardiale Sollbelastung erreicht ist. Für diese Patienten stellen pharmakologische Belastungstests eine echte Alternative dar. Dabei hat die Dobutamin-Stress-Echokardiographie hinsichtlich der Detektion einer kritischen Koronarstenose eine Sensitivität von 68–86 % und eine Spezifität von 76–98 %. Nach den Empfehlungen der AHA/ACC sind Ergometrie und/oder pharmakologische Belastungstest in folgenden Fällen indiziert [Eagle et al. 2002]:

- Evaluation und prognostische Einschätzung bei vermuteter oder bekannter KHK
- bei einer wesentlichen Veränderung des klinischen Bildes oder der Belastbarkeit
- Beweis einer myokardialen Ischämie vor geplanter koronarer Revaskularisation
- Evaluation der gegenwärtigen medikamentösen Therapie
- prognostische Einschätzung bei kürzlich stattgehabtem Koronarsyndrom
- Evaluation der Belastungsfähigkeit, wenn die subjektive Einschätzung des Patienten unzuverlässig ist
- Abklärung einer KHK bei Patienten mit hohen oder geringen vorbestehenden Prädiktoren: Veränderung der ST-Strecke < 1 mm oder Zeichen der linksventrikulären Hypertrophie im Ruhe-EKG oder Digitalistherapie
- Detektion einer Restenose bei asymptomatischen Hochrisikopatienten in den ersten Monaten nach einer perkutanen koronaren Revaskularisation.

Keinen Nutzen hat ein Belastungs-EKG oder ein pharmakologischer Belastungstest unabhängig vom KHK-Risiko bei Patienten mit EKG-Veränderungen, die eine adäquate Beurteilung der ST-Strecke erschweren (z. B. Präexzitationssyndrom, Schrittmacherrhythmus, ST-Streckensenkung > 1 mm im Ruhe-EKG oder Linksschenkelblock). Bei Patienten mit schweren Begleiterkrankungen, die zu einer deutlichen Einschränkung der Lebenserwartung führen oder die keine koronare Revaskularisation erlauben, ist ein Belastungstest nicht sinnvoll oder sogar gefährlich. Ebenso sind Belastungstests als Screeninguntersuchung bei asymptomatischen Patienten oder zur Abklärung von einzelnen Extrasystolen bei jungen Patienten ungeeignet.

Echokardiographie (TTE/TEE)

Die transthorakale Echokardiographie (TTE) und transösophageale Echokardiographie (TEE) erlauben die Beurteilung der globalen Ventrikelfunktion (Kontraktilität, Ejektionsfraktion, regionale Wandbewegungsmuster), der Klappenfunktion (Stenose, Insuffizienz), sowie die Detektion kardialer Thromben. Allerdings lässt sich mit der Echokardiographie unter Ruhebedingungen keine Aussage über das Risiko einer perioperativen Myokardischämie treffen. Nach den Empfehlungen der AHA/ACC sind TTE und/oder TEE präoperativ indiziert bei Patienten mit akuter oder nicht ausreichend behandelter Herzinsuffizienz und zur Abklärung von Dyspnoe bei bislang unbekannter Genese [Eagle et al. 2002].

Dipyridamol-Szintigraphie

Mit Hilfe der Dipyridamol-Szintigraphie lassen sich irreversibel geschädigte Myokardareale (z. B. Myokardnarben) von reversiblen Ischämiebereichen diskriminieren. Für die Erkennung einer KHK liegen Sensitivität und Spezifität bei 85 %, bzw. bei 80 % [Kratz et al. 2004]. Während der prädiktive Wert hinsichtlich der Vorhersage von perioperativen kardialen Ereignissen von einigen Autoren sehr hoch eingestuft wird [Chen et al. 2002], war diesbezüglich die Stressechokardiographie in einer aktuelleren Untersuchung der Myokardszintigraphie deutlich überlegen [Beattie et al. 2006].

Koronarangiographie

Die Koronarangiographie erlaubt den sicheren Nachweis von Koronarstenosen, stellt aber eine invasive Untersuchungstechnik mit entsprechendem Risiko dar. Deshalb sollte eine Koronarangiographie nur dann in Betracht gezogen werden, wenn unabhängig von dem geplanten chirurgischen Eingriff eine Verbesserung der Langzeitprognose des Patienten durch die Katheterintervention zu erwarten ist [Mergner et al. 2005]. Insgesamt sollte das kumulative Risiko von Operation und invasiver Diagnostik das Risiko des geplanten operativen Eingriffs ohne vorherige Koronarrevaskularisation nicht übersteigen [Kratz et al. 2004]. Nach den Leitlinien der AHA/ACC

besteht in folgenden Fällen eine Indikation zur Koronarangiographie und/
oder Katheterintervention [Eagle et al. 2002]:

- Patienten mit bekannter KHK oder klinischem Verdacht auf KHK
  in Kombination mit folgenden Faktoren:
  - starker Anhalt für hohes kardiales perioperatives Risiko aufgrund
    von nichtinvasiven Untersuchungsverfahren
  - medikamentös therapieresistente Angina pectoris
  - instabile Angina pectoris, insbesondere bei bevorstehendem
    nichtkardiochirurgischem Eingriff mit einem mittleren oder
    hohen chirurgischen Risiko
  - nicht eindeutige Ergebnisse aus nichtinvasiven Untersuchungen
    bei Patienten mit hohem klinischem Risiko, die für einen
    nichtkardiochirurgischen Eingriff mit hohem Risiko geplant sind
- verschiedene Hinweise auf ein mittleres klinisches Risiko auf der
  Grundlage von nichtinvasiven Untersuchungsergebnissen vor
  gefäßchirurgischen Eingriffen
- mittlere bis ausgeprägte Ischämien bei nichtinvasiven Untersuchungen ohne weitere Hochrisikofaktoren (siehe klinische Prädiktoren für erhöhtes kardiovaskuläres Risiko) und keine Einschränkung
  der linksventrikulären Ejektionsfraktion
- dringlicher nichtkardiochirurgischer Eingriff in der Rekonvales-
  zenzphase nach akutem Myokardinfarkt
- perioperativer Myokardinfarkt
- instabile Angina pectoris (CCS III oder IV), medikamentös eingestellt, bei elektivem chirurgischem Eingriff mit niedrigem Risiko.

Keinen Nutzen zeigt die Koronarangiographie bei folgenden
Konstellationen:

- Patienten mit bekannter KHK ohne Hochrisikobefund bei der
  nichtinvasiven Evaluation, die sich einem nichtkardiochirugischen
  Eingriff mit niedrigem Risiko unterziehen
- nach erfolgter Koronarrevaskularisation symptomfreie Patienten
  mit guter klinischer Belastbarkeit (mehr als 7 MET)
- geringe Symptome einer stabilen Angina pectoris bei guter linksventrikulärer Funktion ohne Hochrisikobefund bei der nichtinvasiven Evaluation
- Patienten, bei denen das Untersuchungsergebnis ohne Konsequenz
  bleibt, da keine koronare Revaskularisation durchgeführt werden
  kann
  - aufgrund schwerer Begleiterkrankungen
  - aufgrund schwerer linksventrikulärer Dysfunktion (EF< 20 %)

- wegen Ablehnung einer koronaren Revaskularisation durch den Patienten
- als Routineuntersuchung bei Patienten unter 40 Jahren, bei denen eine Leber-, Lungen- oder Nierentransplantation vorgesehen ist, außer es liegen Hochrisikobefunde bei der nichtinvasiven Evaluation vor.

Indikation zur Koronarrevaskularisation

Das Risiko perioperativer kardialer Komplikationen kann bei KHK-Patienten durch eine präoperative Koronarrevaskularisation (PTCA mit oder ohne Stentimplantation, koronare Bypassoperation) reduziert werden [Rihal et al. 1995], eine eindeutige Therapieempfehlung kann aber nach dem derzeitigen Kenntnisstand nicht gegeben werden [Eagle et al. 2002]. Grundsätzlich sind die Indikationen zur Durchführung einer präoperativen PTCA dieselben, wie für eine PTCA ohne nachfolgenden chirurgischen Eingriff [Smith Jr. et al. 2006]. Unklarheit besteht derzeit auch darüber, zu welchem Zeitpunkt der operative Eingriff nach Katheterintervention frühestens erfolgen sollte. Nach einer Ballondilatation ohne Stentimplantation kann die Operation frühestens nach einer Woche durchgeführt werden, in dieser Zeitspanne heilt das Endotheltrauma in der Regel ab. Demgegenüber sollte nach einer Stentimplantation ein Intervall von mindestens 4–6 Wochen abgewartet werden, damit unter adäquater Antikoagulation (ASS, Clopidogrel) der Stent endothelialisieren kann [Eagle et al. 2002].

Wenn diese Intervalle aufgrund der Dringlichkeit des operativen Eingriffs nicht eingehalten werden können (Notfalleingriff), ist das perioperative Risiko deutlich erhöht. Zum einen ist bekannt, dass ein verfrühtes und abruptes Absetzen der oralen Antikoagulation mit einem erhöhten Infarktrisiko assoziiert ist [Reddy u. Vaitkus 2005], zum anderen muss bei der Operation eine relevante Blutungsneigung in Kauf genommen werden, müssen doch Thrombozytenaggregationshemmer wegen ihrer langen Halbwertszeit 7–10 Tage vor dem Eingriff abgesetzt werden [Bombeli u. Spahn 2004].

Analog zur Katheterintervention bestehen auch für die koronare Bypassoperation, die vor einem nichtherzchirurgischen Eingriff durchgeführt werden soll, dieselben Indikationen, wie zur Bypassoperation selbst. Insgesamt ist eine Bypassoperation aber zur Prognoseverbesserung eines nichtherzchirurgischen Eingriffes selten notwendig [Eagle et al. 2002].

Lungenfunktionsuntersuchung

Die Lungenfunktionsuntersuchung erlaubt die Differenzierung zwischen restriktiven und obstruktiven Ventilationsstörungen. Störungen des pulmonalen Gasaustausches und des Säure-Basen-Haushaltes können mittels Blutgasanalyse (BGA) detektiert werden. Allerdings existieren für beide Untersuchungen bislang keine Grenzwerte, die bei isolierter Betrachtung die Annahme eines erhöhten perioperativen Risikos rechtfertigen [Smetana 1999].

Sofern es der Zeitrahmen vor einem elektiven Eingriff zulässt, sollte eine Therapieoptimierung (inhalative Therapie, Atemtherapie, Physiotherapie etc.) auf der Grundlage eines pulmonologischen Konsils eingeleitet werden. In diesem Fall sollte kurz vor Durchführung des operativen Eingriffs eine Reevaluation der Lungenfunktion erfolgen. Im seltenen Einzelfall (z. B. bei respiratorischer Globalinsuffizienz mit Cor pulmonale) kann der pulmonale Zustand des Patienten so schlecht sein, dass gemeinsam mit dem Operateur und dem Pulmonologen über Ausmaß und Radikalität des Eingriffs entschieden werden muss. Auch die Wahl des Anästhesieverfahrens (Allgemeinanästhesie vs. Regionalanästhesie) kann durch das Ergebnis der gezielten pulmonologischen Untersuchung beeinflusst werden.

Indikationen zur Durchführung einer Lungenfunktionsuntersuchung können sein:

- chirurgische Eingriffe unter Beteiligung der Lunge (Pneumektomien, evtl. Zwei-Höhlen-Eingriffe, Ein-Lungen-Ventilation)
- chronisch obstruktive Lungererkrankungen (COPD, Asthma bronchiale)
- Therapiekontrolle nach antiobstruktiver Therapie
- ausgeprägte Thorax- und Wirbelsäulendeformitäten
- spezielle Lungenerkrankungen: u. a. Mukoviszidose, Lungenfibrose, Silikose.

Dabei sollten Indikationen auch in hauseigenen Standards, Patientenpfaden und Standard Operating Procedures eingebunden sein. Ein thoraxchirurgisches Zentrum wird z. B. ohnehin standardmäßig eine Lungenfunktionsuntersuchung vor Lungeneingriffen durchführen.

Fazit

Eine ausführliche Anamnese und eine anästhesiebezogene körperliche Untersuchung sind die wichtigsten und aussagekräftigsten Parameter zur präoperativen Risikostratifizierung. Die Standarddiagnostik rückt immer mehr in den Hintergrund zugunsten von differenzierten und individuellen Zusatzuntersuchungen.

Literatur

Aitkenhead AR: Injuries associated with anaesthesia. A global perspective. Br J Anaesth 2005; 95: 95–109

Apfel CC, Bacher A, Biedler A, Danner K, Danzeisen O, Eberhart LH, Forst H, Fritz G, Hergert M, Frings G, Goebel A, Hopf HB, Kerger H, Kranke P, Lange M, Mertzlufft F, Motsch J, Paura A, Roewer N, Schneider E, Stoecklein K, Wermelt J, Zernak C: Eine faktorielle Studie von 6 Interventionen zur Vermeidung von Übelkeit und Erbrechen nach Narkosen. Anaesthesist 2005; 54: 201–9

Apfel CC, Roewer N: Postoperative Übelkeit und Erbrechen. Anaesthesist 2004; 53: 377–89

Arbous MS, Grobbee DE, van Kleef JW, de Lange JJ, Spoormans HH, Touw P, Werner FM, Meursing AE: Mortality associated with anaesthesia: a qualitative analysis to identify risk factors. Anaesthesia 2001; 56: 1141–53

Arbous MS, Meursing AE, van Kleef JW, de Lange JJ, Spoormans HH, Touw P, Werner FM, Grobbee DE: Impact of anesthesia management characteristics on severe morbidity and mortality. Anesthesiology 2005; 102: 257–68

Archer C, Levy AR, McGregor M: Value of routine preoperative chest x-rays: a meta-analysis. Can J Anaesth 1993; 40: 1022–7

Beattie WS, Abdelnaem E, Wijeysundera DN, Buckley DN: A meta-analytic comparison of preoperative stress echocardiography and nuclear scintigraphy imaging. Anesth Analg 2006; 102: 8–16

Beecher HK, Todd DP: A Study of the Deaths Associated with Anesthesia and Surgery. Ann Surg 1954; 140: 2–34

Biboulet P, Aubas P, Dubourdieu J, Rubenovitch J, Capdevila X, d'Athis F: Fatal and non fatal cardiac arrests related to anesthesia. Can J Anaesth 2001; 48: 326–32

Bodlander FM: Deaths associated with anaesthesia. Br J Anaesth 1975; 47: 36–40

Bohm M: Die präoperative kardiale Risikoabschätzung und Diagnostik – Die Sicht des Kardiologen. Anaesthesist 1997; 46 Suppl 2: 85–95

Bombeli T, Spahn DR: Updates in perioperative coagulation: physiology and management of thromboembolism and haemorrhage. Br J Anaesth 2004; 93: 275–87

Carabello BA: Clinical practice. Aortic stenosis. N Engl J Med 2002; 346: 677–82

Chen T, Kuwabara Y, Tsutsui H, Sasaki M, Nakagawa M, Koga H, Kaneko K, Komori K, Masuda K: The usefulness of dipyridamole thallium-201 single photon emission computed tomography for predicting perioperative cardiac events in patients undergoing non-cardiac vascular surgery. Ann Nucl Med 2002; 16: 45–53

Clifton BS, Hotten WI: Deaths Associated with Anaesthesia. Br J Anaesth 1963; 35: 250–9

Cohen MM, Duncan PG, Tate RB: Does anesthesia contribute to operative mortality? JAMA 1988; 260: 2859–63

Eagle KA, Berger PB, Calkins H, Chaitman BR, Ewy GA, Fleischmann KE, Fleisher LA, Froehlich JB, Gusberg RJ, Leppo JA, Ryan T, Schlant RC, Winters WL, Jr., Gibbons RJ, Antman EM, Alpert JS, Faxon DP, Fuster V, Gregoratos G, Jacobs AK, Hiratzka LF, Russell RO, Smith SC, Jr.: ACC/AHA Guideline Update for Perioperative Cardiovascular Evaluation for Noncardiac Surgery–Executive Summary. A report of the American College of Cardiology/ American Heart Association Task Force on Practice Guidelines (Committee to Update the 1996 Guidelines on Perioperative Cardiovascular Evaluation for Noncardiac Surgery). Anesth Analg 2002; 94: 1052–64

Fleisher LA, Eagle KA: Clinical practice. Lowering cardiac risk in noncardiac surgery. N Engl J Med 2001; 345: 1677–82

Gogarten W, van Aken H, Bürkle H, Wulf H: Durchführung von Regionalanästhesien in der Geburtshilfe. Anästh Intensivmed 2004; 45: 151–3

Howell SJ, Sear JW: Perioperative myocardial injury: individual and population implications. Br J Anaesth 2004; 93: 3–8

Jin F, Chung F: Minimizing perioperative adverse events in the elderly. Br J Anaesth 2001; 87: 608–24

Joo HS, Wong J, Naik VN, Savoldelli GL: The value of screening preoperative chest x-rays: a systematic review. Can J Anaesth 2005; 52: 568–74

Kawashima Y, Takahashi S, Suzuki M, Morita K, Irita K, Iwao Y, Seo N, Tsuzaki K, Dohi S, Kobayashi T, Goto Y, Suzuki G, Fujii A, Suzuki H, Yokoyama K, Kugimiya T: Anesthesia-related mortality and morbidity over a 5-year period in 2,363,038 patients in Japan. Acta Anaesthesiol Scand 2003; 47: 809–17

Kerwat KM, Kratz CD, Olt C, Christ M, Ziring M, Wulf H, Geldner G: Marburg-Modell zur Optimierung der Stratifizierung des anästhesiologischen Risikos. Anaesthesist 2004; 53: 856–61

Kisch-Wedel H, Thiel M: Anästhesie bei allergischer Diathese. Anaesthesist 2002; 51: 868–81

Kratz CD, Christ M, Maisch B, Kerwat KM, Olt C, Zielke A, Hellinger A, Wulf H, Geldner G: Prämedikationsvisite. Kosten sparen auf Kosten des Patienten? Anaesthesist 2004; 53: 862–70

Langeron O, Masso E, Huraux C, Guggiari M, Bianchi A, Coriat P, Riou B: Prediction of difficult mask ventilation. Anesthesiology 2000; 92: 1229–36

Laxenaire MC, Mertes PM: Anaphylaxis during anaesthesia. Results of a two-year survey in France. Br J Anaesth 2001; 87: 549–58

Madler C, Danner K, Kawach H: Präoperative anästhesiologische Visite, Anästhesieambulanz. Risikoeinschätzung, Patientenvorbereitung und Planung des perioperativen Vorgehens. Anesthesiol Inten 1996; 31: 633–53

Mallampati SR, Gatt SP, Gugino LD, Desai SP, Waraksa B, Freiberger D, Liu PL: A clinical sign to predict difficult tracheal intubation: a prospective study. Can Anaesth Soc J 1985; 32: 429–34

Mergner D, Rosenberger P, Unertl K, Eltzschig HK: Präoperative Evaluation und perioperatives Vorgehen bei kardialen Risikopatienten. Anaesthesist 2005; 54: 427–41

Older P, Hall A, Hader R: Cardiopulmonary exercise testing as a screening test for perioperative management of major surgery in the elderly. Chest 1999; 116: 355–62

Osswald PM, Hartung HJ, Feldmann U: Prognostische Aussagekraft einer präoperativen Risikocheckliste. Anaesthesist 1985; 34: 508–12

Peterson GN, Domino KB, Caplan RA, Posner KL, Lee LA, Cheney FW: Management of the difficult airway: a closed claims analysis. Anesthesiology 2005; 103: 33–9

Reddy PR, Vaitkus PT: Risks of noncardiac surgery after coronary stenting. Am. J. Cardiol 2005; 95: 755–7

Rihal CS, Eagle KA, Mickel MC, Foster ED, Sopko G, Gersh BJ: Surgical therapy for coronary artery disease among patients with combined coronary artery and peripheral vascular disease. Circulation 1995; 91: 46–53

Smetana GW: Preoperative pulmonary evaluation. N Engl J Med 1999; 340: 937–44

Smith SC, Jr., Feldman TE, Hirshfeld JW, Jacobs AK, Kern MJ, Spencer BK, Morrison DA, O'Neill WW, Schaff HV, Whitlow PL, Williams DO: ACC/AHA/SCAI 2005 Guideline Update for Percutaneous Coronary Intervention – Summary article. A report of the American College of Cardiology/American Heart Association Task Force on Practice Guidelines (ACC/AHA/SCAI Writing Committee to Update the 2001 Guidelines for Percutaneous Coronary Intervention). Circulation 2006; 113: 156–75

Spies CD, Breuer JP, Gust R, Wichmann M, Adolph M, Senkal M, Kampa U, Weissauer W, Schleppers A, Soreide E, Martin E, Kaisers U, Falke KJ, Haas N, Kox WJ: Präoperative Nüchternheit – ein Update. Anaesthesist 2003; 52: 1039–45

Sprung J, Warner ME, Contreras MG, Schroeder DR, Beighley CM, Wilson GA, Warner DO: Predictors of survival following cardiac arrest in patients undergoing noncardiac surgery: a study of 518,294 patients at a tertiary referral center. Anesthesiology 2003; 99: 259–69

Tikkanen J, Hovi-Viander M: Death associated with anaesthesia and surgery in Finland in 1986 compared to 1975. Acta Anaesthesiol Scand 1995; 39: 262–7

Tiret L, Desmonts JM, Hatton F, Vourch G: Complications associated with anaesthesia–a prospective survey in France. Can Anaesth Soc J 1986; 33: 336–44

Tresch DD: Diagnostic and prognostic value of ambulatory electrographic monitoring in older patients. J Am Geriatr Soc 1995; 43: 66–70

Tse JC, Rimm EB, Hussain A: Predicting difficult endotracheal intubation in surgical patients scheduled for general anesthesia: a prospective blind study. Anesth Analg 1995; 81: 254–8

Wilhelm W, Larsen R: Präoperative Einschätzung für Narkosen. Anaesthesist 1997; 46: 629–39

YaDeau JT, Liguori GA, Zayas VM: The incidence of transient neurologic symptoms after spinal anesthesia with mepivacaine. Anesth Analg 2005; 101: 661–5

A. Meißner

8 Prämedikation – Festlegung der perioperativen Medikation

8.1. Medikamente in der perioperativen Phase

Die operative Medizin wird zunehmend mit demografischen Veränderungen konfrontiert: Es werden immer mehr Menschen in höherem Lebensalter operiert. Gleichzeitig steigen die Anzahl der Begleiterkrankungen mit höherem Lebensalter sowie die Zahl der dauerhaft eingenommenen Medikamente. Für den Anästhesisten ist eine Kenntnis der Pharmakologie dieser Medikamente unerlässlich, um mögliche Wechselwirkungen mit Anästhetika zu vermeiden oder gar Komplikationen zu verhindern. Die Frage, die sich bei der Prämedikationsvisite stellt, ist nicht nur: weitergeben oder absetzen? Einige Substanzen verbieten bestimmte Maßnahmen, wie zum Beispiel eine Clopidogrel-Einnahme eine neuraxiale Blockade. Andere Substanzen können als perioperative Prophylaxe günstig sein und eine perioperative Einnahme empfohlen werden.

Die häufige geübte Vorgehensweise, die Medikamente wegen des Nüchternheitsgebots abzusetzen, ist ebenso obsolet wie die Furcht vor unbegründeten Wechselwirkungen mit Anästhetika. Postoperativ sollte auch nicht bis zur Remission der gastrointestinalen Paralyse gewartet werden, gegebenenfalls müssen die Medikamente parenteral appliziert werden. Auftretende Komplikationen sind direkt proportional zu der Dauer der Unterbrechung der Medikation [Kennedy et al. 2000]. So betrug die Rate kardiovaskulärer Komplikationen bei einer Unterbrechung der dieses Organsystem betreffenden Medikation für weniger als zwei Tage 14 %. Nach mehr als zwei Tagen stieg die Rate auf über 27 %.

Für den „eiligen Leser" bietet Tabelle 1 eine komprimierte Übersicht zum Umgang mit den wichtigsten Medikamenten.

Substanz	Op-Tag
ß-Blocker	weitergeben
Ca2+-Antagonisten	weitergeben
α 2-Agonisten	weitergeben
α -Rezeptorenblocker	bis zum Vortag
Nitrate, Molsidomin	weitergeben
Antiarrhythmika	weitergeben
ACE-Hemmer	bis zum Vortag*
AT1-Rezeptor-Antagonisten	bis zum Vortag, Vasopressin-Analogon
Digitalis	bereithalten
Diuretika	bis zum Vortag
ASS	3 Tage vorher absetzen
Clopidogrel	> 7 Tage präoperativ absetzen
NSAR	24 h präoperativ absetzen
Vitamin-K-Antagonisten	3–5 Tage präoperativ absetzen, Umstellung auf LMWH
Orale Antidiabetika: ■ Biguanide ■ Sulfonylharnstoffe	 ■ höchstens bis zum Vortag ■ höchstens bis zum Vortag*
Theophyllin	weitergeben
Schilddrüsenhormone	bis zum Vortag
Thyreostatika	weitergeben
Kortikoide über Cushing-Schwelle	Hydrokortison perioperativ
Antikonvulsiva	weitergeben
Anti-Parkinson-Mittel	weitergeben
Lithium	absetzen, Lithium-Spiegel < 1,2 mmol
MAO-Hemmer	bis zum Vortag*, kein Pethidin cave: Sympathomimetika
Trizyklische Antidepressiva	bis zum Vortag
Neuroleptika	bis zum Vortag
	* = Datenlage unklar, oder Gegenstand aktueller Diskussion

Tab. 1   Perioperativer Umgang mit den Medikamenten auf einen Blick.

8.1.1. Antidiabetika

Der Diabetes mellitus gehört zu den häufigsten endokrinologischen Erkrankungen, davon sind etwa 3–7 % der europäischen Bevölkerung davon betroffen. Die revidierte Diabetes-Klassifikation unterscheidet den Typ-1-Diabetes mit einem absoluten Insulin-Mangel von dem Typ-2-Diabetes mit einem relativen Insulin-Mangel. Als weitere Formen sind der Gestationsdiabetes und Diabetes-Formen mit bestimmter Ursache zu nennen. Während die Häufigkeit der letztgenannten Varianten unter einem Prozent liegt, ist die Häufigkeit der Typ-1-Diabetiker etwa 5 %, die der Typ-2-Diabetiker etwa 95 %.

Absenkungen des Blutzuckerspiegels gehen mit dem Risiko eines hypoglykämieinduzierten Hirnschadens einher. In der perioperativen Phase kommt es jedoch vorwiegend zu Hyperglykämien, die mit einer Verschlechterung des perioperativen Ergebnisses assoziiert sein können. Dieser Zusammenhang gilt auch für Intensivpatienten. Daher ist zur Reduktion von Komplikationen eine strenge Blutzuckereinstellung erforderlich. Der Blutzucker sollte im Bereich von 80 und 160 mg/dl liegen.

Insulin

Patienten, die den Blutzucker mit subkutanen Gaben des Insulins einstellen, können bei kleineren Eingriffen mit der Hälfte der Morgendosis des mittellang- oder langwirkenden Insulins eingestellt werden. Für länger dauernde oder größere Eingriffe sollte eine Insulin-Infusion mit 0,05 U kg^{-1} h^{-1} angelegt werden. Bolus-Gaben würden zu stark schwanken Insulin-Spiegel führen, da Insulin eine Halbwertszeit von 4–5 Minuten und eine biologischen Halbwertszeit von 15–20 Minuten hat. Der Glucosebedarf beträgt rund 5–10 g Glucose/Stunde.

Immer mehr Patienten werden sich in Zukunft mit einer Insulinpumpe vorstellen. Für diese Patienten ist es ratsam, die Pumpe während der perioperativen Phase mit der Basalrate weiterlaufen zu lassen. Präprandiale Boli sollten nicht gegeben werden und der Blutzuckerspiegel mindestens stündlich kontrolliert werden. Es sollte berücksichtigt werden, dass die typischen Boli den Blutzucker um etwa 50 mg/dl senken. Es ist sinnvoll, den Diät-Plan so früh wie möglich wieder aufzunehmen.

Für alle perioperativen Vorgehensweisen ist zu berücksichtigen, dass das zentrale Element die regelmäßige Messung des Blutzuckers ist. Aufgrund der nicht kalkulierbaren Einflüsse durch den chirurgischen Stress ist die Messung notwendig, um die Insulingabe anzupassen. Unter einem Blutzuckerspiegel von 80 mg/dl sollte Glucose zugeführt werden.

> Blutzuckerspiegel sollten perioperativ zwischen 80 und 160 mg/dl eingestellt werden. Wichtigstes Steuerungselement ist eine regelmäßige Blutzuckermessung.

Biguanide

Wichtigster Vertreter dieser Substanzgruppe ist das Metformin. Es hemmt die Glukoneogenese in der Leber, die Glukoseresorption und führt zu einer verstärkten Glukoseaufnahme der Muskulatur. In der perioperativen Phase ist die Gefahr einer Laktatazidose Anlass von leidenschaftlichen Diskussionen. Nach neueren Übersichtsarbeiten ist das Metformin jedoch nicht mit einer signifikanten Häufung von Laktatazidosen assoziiert.

Metformin wird renal eliminiert, es besteht daher eine enge Korrelation zwischen der Plasma-Konzentration und der Kreatinin-Clearance. Als einer der wichtigsten Faktoren für die Ausbildung einer Laktatazidose gilt daher die renale Insuffizienz. Weitere Risikofaktoren sind kardiale und hepatische Funktionsstörungen, Alter, Hypoxie, Verabreichung venöser Kontrastmittel und nichtsteroidaler Antirheumatika.

Das Bundesinstitut für Arzneimittel und Medizinalprodukte hat den prinzipiellen Warnhinweis herausgegeben, die Substanz mindestens 48 Stunden vor einer Operation abzusetzen. Daten zur Unterstützung dieser Forderung sucht man allerdings vergebens. Aus den vorangestellten Überlegungen kann davon ausgegangen werden, dass die Begleiterkrankungen eine größere Rolle spielen als die Metformin-Plasma-Spiegel.

Konfliktfeld

Die Empfehlung des Bundesinstituts für Arzneimittel und Medizinalprodukte fordert eine Absetzung von Metformin mindestens 48 Stunden vor dem Eingriff.
Metformin sollte am Tag der OP abgesetzt werden. Bei Herzinsuffizienten und anderen, auch relativen Kontraindikationen, muss man eine längere Frist erwägen.

Sulfonylharnstoffe

Sulfonylharnstoffe stimulieren die Insulinsekretion. Sie können in Kombination mit einer Nahrungskarenz zu einer Hypoglykämie führen. Gefährdet sind vorwiegend Patienten mit einer eingeschränkten Nierenfunktion und Patienten, die eine Kombinationstherapie mit anderen Antidiabetika erhalten.

Perioperativ könnte der Einsatz von Sulfonylharnstoffen ungünstig sein, da sie die ischämische Präkonditionierung hemmen. So führt Glibenclamid im Tierexperiment über eine Hemmung der ATP-abhängigen Kaliumkanäle zu einer Aufhebung der ischämischen Präkonditionierung. Das könnte insbesondere für kardiale Risikopatienten ungünstig sein.

> **Die Sufonylharnstoffe sollten mindestens 12 Stunden vor einem geplanten Eingriff abgesetzt werden.**

8.1.2. Antikoagulanzien

Der Umgang mit Antikoagulanzien geht in der perioperativen Phase mit zum Teil konträren Ansprüchen einher: zum einen muss die Erkrankung berücksichtigt werden, die eine Antikoagulation notwendig macht. Zum anderen erfordern Operation und neuraxiale Anästhesieverfahren eine möglichst intakte Blutgerinnung. Die Abwägung erfolgt unter Berücksichtigung der Art des Eingriffs, der Möglichkeit zur Blutstillung und der patientenspezifischen Risikofaktoren. Die Pharmakologie sollte bekannt sein, um eine Nutzen-Risiko-Analyse adäquat durchführen zu können. Nicht zuletzt sollte die Entscheidung auf den *nationalen Leitlinien* basieren. Auch wenn sich bei einigen Substanzen international gravierende Abweichungen ergeben, ist aus medikolegalen Gründen eine Anlehnung an die nationalen Gegebenheiten zu empfehlen. Das gilt insbesondere dann, wenn die nationalen Leitlinien (Tab. 2, S. 108) bei bestimmten Antikoagulanzien zurückhaltender sind als die Leitlinien und Expertenmeinungen anderer Länder wie zum Beispiel bei der Bewertung von Aspirin und neuraxialen Blockaden.

Vitamin-K-Antagonisten

Die Indikationen für Vitamin-K-Antagonisten umfassen zahlreiche Erkrankungen oder Zustände, in denen eine venöse oder arterielle Thromboembolie den Patienten gefährden kann. Die Steuerbarkeit erfordert für die postoperative Phase eine Umsetzung auf Heparin. Eine Vollheparinisierung wird wegen der Gefahr der heparininduzierten Thrombozytopenie kritisch gesehen. Unter DRG-Gesichtspunkten ist die Vollheparinisierung mit stationärer Aufnahme und regelmäßiger PTT-Kontrolle als nachteilig anzusehen. Eine Alternative stellen niedermolekulare Heparine dar. Verschiedene

	Vor Punktion/ Katheterentfernung	Nach Punktion/ Katheterentfernung	Laborkontrolle
Unfraktionierte Heparine (low dose)	4 h	1 h	Thrombozyten bei Therapie > 5 Tagen
Unfraktionierte Heparine (high dose)	4 h	1 h	aPTT, (ACT), Thrombozyten
Niedermolekulare Heparine (low dose)	10–12 h	2–4 h	Thrombozyten bei Therapie > 5 Tagen
Niedermolekulare Heparine (high dose)	24 h	2–4 h	Thrombozyten bei Therapie > 5 Tagen
Fondaparinux	20–22 h	2–4 h	Kreatininclearence
Kumarine	INR < 1,4	nach Katheterentfernung	
Hirudine (Lepirudin, Desirudin)	8–10 h	2–4 h	
Melagatran	8–10 h	2–4 h	
Acetylsalicylsäure	> 2 Tage	nach Katheterentfernung	
Clopidogrel	> 7 Tage	nach Katheterentfernung	
Ticlopidin	> 10 Tage	nach Katheterentfernung	

Tab. 2 Empfohlene Zeitintervalle vor und nach rückenmarksnaher Punktion bzw. Katheterentfernung [Gogarten 2003].

Arbeiten bewerten diese Alternative als positiv, allerdings verfügt niedermolekulares Heparin noch nicht über eine Zulassung für diese Indikation (Tab. 3). Eine Verwendung der niedermolekularen Substanzen zum Bridging entspricht somit einer Off-Label-Therapie.

In Notfallsituationen stellt die Gabe von Frischplasmen zur Optimierung der Gerinnung das Mittel der ersten Wahl dar. Bei beschränkt möglicher Volumengabe oder differenzierter Optimierung der Gerinnung muss eventuell auf einzelne Gerinnungskomponenten zurückgegriffen werden.

Plättchenaggregationshemmer

Cyclooxygenasehemmer
Aspirin bewirkt eine Hemmung der Thrombozytenfunktion über eine Hemmung der Cyclooxygenase, einem Enzym, welches die Umwandlung

Low molecular weight heparin (LMWH)	Regime
Ardeparin-Natrium	130 anti-Xa IU/kg 2 × täglich
Dalteparin-Natrium	100 anti-Xa IU/kg 2 × täglich
Enoxaparin-Natrium	1 mg/kg 2 × täglich
Tinzaparin-Natrium	175 anti-Xa IU/kg
Präinterventionell	
letzte Applikation am Abend	
Am Tag der Intervention	
■ geringes Blutungsrisiko	■ Wiederaufnahme am Abend
■ mäßiges bis hochgradiges Blutungsrisiko und INR beim Eingriff < 1,5	■ erste Applikation frühestens 4–6 Stunden nach Intervention, halbe Dosis 2 × täglich
■ mäßiges bis hochgradiges Blutungsrisiko und INR beim Eingriff > 1,5	■ halbe Dosis am Abend, wenn Eingriff bis 12 Uhr
Postinterventionell	
■ übliche Dosis	■ 2 × täglich
■ hohes Risiko	■ Dosisreduktion
■ Ansetzen der oralen Antikoagulation nach Rücksprache mit dem Operateur	
■ Absetzen des LMWH	■ sobald INR > 2–2,5

Tab. 3 Dosierung und Umgang mit Antikoagulantien in der perioperativen Phase [Heit 2001]. Bei den niedermolekularen Heparinen ist zu beachten, dass es sich dabei um eine Off-Label-Therapie handelt.

von Arachidonsäure in Thromboxan A_2 katalysiert. Thromboxan A_2 ist notwendig für die Bildung von Thromboxan, einem Prostaglandin, welches ein potenter Stimulator der Plättchenaggregation und Adhäsion ist. Da die Reaktion von Aspirin und der Cyclooxygenase irreversibel ist, ist die Dauer der Hemmung der Plättchenfunktion mit ihrer Lebensdauer von 7–10 Tagen identisch.

Cyclooxygenase-1-Hemmer wie Naproxen, Ketotolac, Diclofenac, Piroxicam und Ibuprofen hemmen ebenfalls die Prostaglandin-Synthese. Sie hemmen diese jedoch reversibel und die Plättchenfunktion normalisiert sich in der Regel nach ein bis drei Tagen.

Die verschiedenen Fachgesellschaften haben zur Durchführung rückenmarksnaher Regionalanästhesieverfahren unterschiedliche Empfehlungen in ihren Leitlinien hinsichtlich der Karenzzeiten vor Operationen gegeben.

Die Deutsche Gesellschaft für Anästhesiologie und Intensivmedizin (DGAI) empfiehlt Acetylsalicylsäure 3 Tage und NSAR mindestens zwei Tage vor einer geplanten rückenmarksnahen Anästhesie abzusetzen. Die American Society of Regional Anesthesiology and Pain Medicine (ASRA) sieht hingegen kein erhöhtes Risiko für die Entwicklung eines spinalen Hämatoms unter der Einnahme von NSAID bei Anlage einer neuraxialen Blockade.

Das Dilemma in der Frage der perioperativen Absetzung zeigt neben den widersprüchlichen Empfehlungen auch eine neuere Arbeit über die negativen Folgen einer Karenz von Aspirin. Bei Patienten, bei denen Acetylsalicylsäure abgesetzt worden war, kam es zu einer signifikant erhöhten Inzidenz von Stent-Thrombosen. Ob die deutschen Leitlinien vor dem Hintergrund dieser Arbeiten Bestand haben werden, bleibt abzuwarten.

Thienopyridine

Die erste Substanz in dieser Klasse war das Ticlopidin. Ticlopidin ist ein langwirkender Inhibitor der primären und sekundären Phase der Plättchenaggregation durch ADP, Kollagen, Thrombin, Arachidonsäure, Thromboxan-A2-ähnlichen Substanzen und Prostaglandin-Endoperoxidase. Der Effekt auf die Thrombozytenfunktion ist irreversibel, die Wirkdauer hält für die Lebensdauer des Plättchens an. Das Medikament wird aufgrund möglicher Neutropenien sehr zurückhaltend zur Neueinstellung eingesetzt. Viele Patienten, die die Substanz gut vertragen, werden allerdings nicht umgestellt.

Clopidogrel inhibiert die Plättchenaggregation durch eine selektive Bindung an den Adenylat-zyklase gekoppelten ADP-Rezeptor auf der Thrombozytenoberfläche. Weiter blockiert Clopidogrel die Bindung von Fibrinogen an den Glycoprotein IIb/IIIa-Rezeptor. Vor einem operativen Eingriff sollte Ticlopidin mindestens 10 Tage vorher abgesetzt werden, für Clopidogrel sollte die Karenz mindestens 7 Tage betragen.

Glycoprotein-IIb/IIIa-Rezeptorantagonisten

Die Identifkation des thrombozytären Glycoprotein-IIb/IIIa-Rezeptors, einem Fibrinogen-Rezeptor, hat zur Entwicklung dieser Antagonisten geführt. Fibrinogen führt über den Glycoprotein-IIb/IIIa-Rezeptor zu einer Quervernetzung und somit zu einer Plättchenadhäsion und Vernetzung.

Abciximab ist ein monoklonaler Antikörper, der unspezifisch an den Glycoprotein-IIb/IIIa-Rezeptor bindet. Eptifibatide verhindert durch eine Anlagerung in der Bindungsstelle zwischen dem IIb- und IIIa-Zweig des Glycoprotein-IIb/IIIa-Rezeptors die Bindung von Fibrinogen und Formation eines Thrombus. Tirofiban besetzt die Bindungsstelle auf dem Glycoprotein-IIb/IIIa-Rezeptor und verhindert kompetitiv die Plättchenaggregation durch Fibrinogen und den Von-Willebrandt-Faktor.

Abciximab sollte 48 Stunden vor einem Eingriff abgesetzt werden, Eptifibatid und Tirofiban sollten acht Stunden vor einem geplanten Eingriff abgesetzt werden. Die ASRA warnt vor einer erhöhten Rate perioperativer Blutungen bei Patienten, die sich einem herz- oder gefäßchirurgischem Eingriff unterziehen mussten. Der Verzicht auf eine Spinal- oder Epiduralanästhesie scheint bis zur Vorlage von Daten dringend angeraten.

8.1.3. Kardiovaskuläre Medikamente

Mit 48 % gehören die Substanzen dieser Gruppe zu den am häufigsten eingenommenen Substanzen [Kennedy et al. 2000]. Diese Studie an Krankenhauspatienten hat eindrücklich die Notwendigkeit eines sorgsamen Umgangs mit diesen Substanzen herausgearbeitet. So stieg die Inzidenz kardiovaskulärer Komplikationen auf 14 % an, wenn die Medikation über 24 Stunden unterbrochen wurde. Eine Pause von mehr als zwei Tagen ließ die Inzidenz nichtchirurgischer Komplikationen auf 27 % ansteigen.

Dabei ist auch zu berücksichtigen, dass das Absetzen von kardiovaskulär wirksamen Medikamenten in der perioperativen Phase eine Exazerbation der Grunderkrankung auslösen kann. Medikamente, die nach dem Absetzen eine Entzugssymptomatik auslösen, sollten aus diesem Grund generell in der perioperativen Phase nicht abgesetzt werden.

ß-Blocker

Diese Substanzen sollen generell in der perioperativen Phase weitergegeben werden, da sie einen Beitrag zur Senkung der Morbidität und Mortalität in der perioperativen Phase leisten. Das Absetzen kann zu einer Entzugssymptomatik führen. Bei einer Unterbrechung ist die postoperative Morbidität und Mortalität signifikant erhöht. Die Ursache dieser Reaktion liegt in einer Hochregulation der ß-Rezeptorendichte. Die Entzugssymptomatik ist durch eine Tachykardie, Hypertonie, Herzrhythmusstörungen, Myokardischämie und plötzlichem Herztod gekennzeichnet und tritt innerhalb eines 72-Stunden-Fensters nach Absetzen der Medikation auf.

Der Einsatz von ß-Blockern ist in den letzten Jahren als wirksame Prophylaxe gegen kardiovaskuläre Ereignisse etabliert worden. Eine passagere Therapie in der perioperativen Phase trägt dazu bei, die Inzidenz von Myokardinfarkten und -ischämien zu senken. Mehrere Studien weisen inzwischen die Wirksamkeit der perioperativen ß-Blockade nach. Dabei scheinen insbesondere die Patienten zu profitieren, die ein erhöhtes Risiko für kardiovaskuläre Ereignisse haben.

Eine einfache Fortführung der Therapie ist bei Patienten, die eine chronische ß-Blockade erhalten, wahrscheinlich nicht ausreichend. Es sollte eine Dosisanpassung erfolgen, da die Rezeptorendichte durch die chronische Medikation verändert ist. Die genaue Dosierung ist allerdings nicht abschließend geklärt.

> **!** ß-Blocker gehören bei kardialen Risikopatienten zur Prämedikation. Sollte sie vergessen worden sein, kann auch noch in der Einleitung damit begonnen werden.

Angiotensin-Converting-Enzym-Inhibitoren (ACE-Inhibitoren)/ Angiotensin-II-Rezeptor-Antagonisten

Die ACE-Inhibitoren vermindern die Umwandlung von Angiotensin I in das vasoaktive Angiotensin II und den Abbau des potenten Vasodilatators Bradykinin. Einen anderen Angriffspunkt im Renin-Angiotensin-System haben die AT_1-Rezeptoren-Blocker.

In der perioperativen Phase kann eine ACE-Hemmer-Therapie mit unerwünschten Hypotonien und einer verminderten Toleranz gegenüber Hypovolämien einhergehen. Ursache dafür sind erniedrigte Noradrenalin-Spiegel. Die dadurch ausgelöste kompensatorische Reflextachykardie kann zu einer Myokardischämie führen. ACE-Hemmer und AT1-Blocker sollten bei größeren Eingriffen daher abgesetzt werden. Das gilt für die Rezeptor-Antagonisten auch bei kleineren Eingriffen, die Enzymhemmer können unter sorgfältigem Monitoring in dieser Phase jedoch weitergegeben werden. Aufgrund einer sehr unterschiedlichen Pharmakokinetik und -dynamik der verschiedenen Substanzen muss auf ein ausreichend großes Intervall geachtet werden.

α_2-Agonisten

α_2-Agonisten führen zu einem verminderten zentralen Sympathikotonus. Diese Substanzen entfalten ihre Wirkung über eine Aktivierung zentraler α_2A-Rezeptoren und Imidazolin-Rezeptoren. Die kurzfristige hypertensive Wirkung dieser Substanzen wird über die postsynaptischen α_2B-Rezeptoren vermittelt.

Eine Metaanalyse konnte die Wirksamkeit von Clonidin zur Prävention von perioperativen Myokardischämien belegen. Bei Patienten mit Risikofaktoren für oder mit einer manifesten Herzerkrankung reduzierte Clonidin die Rate perioperativer Ischämien. Gleichzeitig kam es nicht zu einer erhöhten Inzidenz von Bradykardien. Die kardiale Morbidität konnte auch bei Hochrisikopatienten gesenkt werden, die sich einem gefäßchirurgischen oder anderen größeren Eingriffen unterzogen.

Ein abruptes Absetzen einer Dauermedikation sollte vermieden werden, um der Gefahr eines Entzugssyndroms entgegenzuwirken. Die Fortführung führt zu einer geringeren Inzidenz von Myokardischämien und einer stabileren Hämodynamik. Neben der kardiovaskulären Wirkung sind die α_2-Agonisten sedierend, analgetisch und zur Anwendung gegen das Shivering geeignet.

Kalziumantagonisten

Diese Substanzen finden ihre Anwendung in der Therapie der koronaren Herzerkrankung, der Hypertonie, Herzrhythmusstörungen, zerebralen Vasospasmen und der pulmonalen Hypertonie. Der Wirkungsmechanismus besteht in einer Blockade des Kalzium-Einstroms in die Zelle. An den Gefäßzellen führt das zu einer Vasodilatation und Abnahme des systemvaskulären Widerstands. Diese Substanzen entfalten ihre Wirkung auch am Herzen und wirken negativ inotrop, chronotrop und dromotrop.

In der perioperativen Phase ist die Fortführung der Medikation nicht mit einer Erhöhung von Komplikationen assoziiert und ist somit bei Patienten ohne linksventrikuläre Dysfunktion zu empfehlen. Zur Ischämieprophylaxe in der perioperativen Phase scheinen die Kalziumantagonisten den ß-Blockern unterlegen zu sein. Entgegen der Lehrbuchmeinungen scheint bei einer Kalziumantagonisten-Vormedikation die perioperative ß-Blocker-Gabe nicht zu einer erhöhten Inzidenz von lebensbedrohlichen Reizleitungsstörungen bei Bypasspatienten zu führen. Die ß-Blocker-Prophylaxe sollte in der perioperativen Phase durchgeführt werden.

Nitrate

Nitrate führen zu einer systemischen und koronaren Dilatation, was zu einer Verminderung der Füllungsdrücke führt. Da die häufigste Indikation für Nitrate in der Koronardilatation besteht, sollte eine Nitrattherapie in der perioperativen Phase fortgesetzt werden. Ein Absetzen der Medikation führt zu einer Unterbrechung der positiven Wirkungen und kann eine Ischämie auslösen. Die dazu vorliegenden Studien sind allerdings widersprüchlich, was zum Teil auf unterschiedliche Studiendesigns zurückzuführen ist.

Digitalis

Digitalis-Präparate erhöhen die intrazelluläre Ca^{2+}-Konzentration über eine Hemmung der Na^+/K^+-ATPase und bewirken damit eine verbesserte elektromechanische Kopplung. Dieser positiv inotrope Effekt wird von einem zusätzlich indirekt vagotonen Effekt ausgelöst, der zu einer negativ chronotropen Wirkung führt. Das Aussetzen von Digitalis-Präparaten führt zu einer erhöhten Inzidenz von supraventrikulären Rhythmusstörungen und sollte daher in der perioperativen Phase unterbleiben.

Die Bestimmung des Digitalis-Plasmaspiegels ist präoperativ nicht notwendig. Bei eindeutigen Zeichen für eine Intoxikation oder einer Einschränkung der Nierenfunktion kann aus Sicherheitsgründen eine einmalige Bestimmung der Plasmakonzentration sinnvoll sein.

Antiarrhythmika

Das Absetzen dieser Medikamente führt zu einem erhöhten Auftreten von Herzrhythmusstörungen. Die Fortführung der Medikation wird daher empfohlen. Allerdings ist darauf zu achten, dass mehrere Antiarrhythmika mit Medikamenten und insbesondere mit Anästhetika interagieren. Mögliche Folgen sind neben einer negativ inotropen Wirkung eine Verlängerung der neuromuskulären Blockade.

Soll die antiarrhythmische Therapie für eine elektrophysiologische Untersuchung unterbrochen werden, so ist auf die Halbwertszeiten zu achten, die ebenfalls einen Anhalt für die Gefahr des Auftretens von Arrhythmien liefern.

Statine

Statine wirken durch eine Inhibition der 3-Hydroxy-3-Methylglutaryl-Coenzym-A-Reduktase (HMG-CoA-Reduktase). Für diese Substanzen ist eine antithrombogene und antiproliferative Wirkung nachgewiesen. In atheromatösen Plaques bewirken sie eine Abschwächung der Inflammation und induzieren eine verbesserte Plaquestabilität und eine Reduktion der Leukozytenadhäsion.

Erste Untersuchungen beim Einsatz der Statine bei Patienten mit kardiovaskulären Erkrankungen zeigen einen positiven Einfluss der Statine mit einer Reduktion der Mortalität in der perioperativen Phase. In den kommenden Jahren werden die Ergebnisse der Decrease-IV-Studie genaue Hinweise auf den Nutzen der Statine für diese Indikation liefern.

8.1.4. ZNS-Medikamente

Im Krankengut eines größeren städtischen Krankenhauses erhielten 43 % aller Patienten ein Pharmakon, das einen Einfluss auf das zentrale Nervensystem hat. Diese Substanzen sind somit auch häufig bei Patienten anzutreffen, die sich einem chirurgischen Eingriff unterziehen müssen.

Trizyklische Antidepressiva

Die häufigste Medikation für das ZNS sind trizyklische Antidepressiva. In der perioperativen Phase sind die durch den Wirkungsmechanismus verursachten Interaktionen mit Anästhetika unerwünscht, ein Absetzen über einen längerfristigen Zeitraum kann allerdings zu einer Verschlechterung der psychiatrischen Erkrankung führen.

Trizyklische Antidepressiva hemmen die Aufnahme von Noradrenalin und Serotonin in die präsynaptischen Nervenendigungen und haben α-agonistische Wirkungen. Die Hemmung der Transmitteraufnahme kann zu krisenhaften Anstiegen des Blutdrucks oder zu Herzrhythmusstörungen führen. Nach einer Einnahme über einen längeren Zeitraum stehen die Effekte einer verminderten Speicherung im Vordergrund. Indirekte Sympathomimetika verlieren nahezu vollständig ihre Wirkung. Zur Therapie von Hypotensionen wird Noradrenalin empfohlen. Der Einsatz von Enfluran sollte unterbleiben, da für dieses Inhalationsanästhetikum prokonvulsive Wirkungen beschrieben wurden.

Mehrere Autoren haben aufgrund der Wechselwirkungen ein Absetzen der Medikamente in der perioperativen Phase gefordert. Eine neuere Arbeit konnte jedoch zeigen, dass die perioperative Fortführung der Medikation hinsichtlich einer stabileren psychischen Verfassung und eines verminderten Auftretens von Verwirrtheitszuständen vorteilhaft ist. Eine Absetzung erscheint daher wenig sinnvoll, zumal die Effekte der Antidepressiva aufgrund der Halbwertszeiten auch nach etwa einer Woche nachweisbar sind.

Monoaminooxydase-Inhibitoren

Diese Substanzgruppe greift direkt in den Stoffwechsel der biogenen Amine ein. Durch eine Hemmung der Monoaminooxydase erhöhen sie die Konzentration von Adrenalin, Noadrenalin, Serotonin und Dopamin an der präsynaptischen Nervenendigung. Dieser therapeutische Effekt ist bei der Benutzung von indirekten Sympathomimetika ungünstig, da diese zu krisenhaften Blutdrucksteigerungen führen können.

Bei den Anästhetika ist besonders das Pethidin für diese Wirkungen verantwortlich. Fentanyl und Morphin können hingegen sicher verwandt werden. Neben den Symptomen Kopfschmerzen und Agitiertheit können die hämodynamischen Effekte zum Tod führen. Die exzitatorische Reaktion wird durch eine unkontrollierte Serotoninausschüttung im zentralen Nervensystem ausgelöst.

Eine „depressive Reaktion" ist im Gegensatz dazu eher durch Hypotonie, Hyperpyrexie, Atemdepression, Krämpfe und Koma gekennzeichnet. Sie kommt durch eine Hemmung der Leberenzyme und der daraus folgenden

Erhöhung der Opiatkonzentration zustande. Da sie ebenfalls durch Pethidin induziert ist, sollte die Substanz bei diesen Patienten gemieden werden.

Für elektive Eingriffe ist eine längerfristige Planung notwendig, irreversible MAO-Hemmer sollten gegen moderne reversible MAO-Hemmer ausgetauscht werden. Sie können aufgrund der geringeren Halbwertszeit und des kompetitiven Antagonismus kurzfristig vor dem Eingriff abgesetzt werden. Es gibt allerdings auch Autoren, die eine Umstellung für überflüssig halten, solange keine Anästhetika verwendet werden, die die beschriebenen Reaktionen hervorrufen.

Selektive Serotonin-Reuptake-Inhibitoren (SSRI)

Die selektiven Serotonin-Reuptake-Inhibitoren finden immer breitere Verwendung, da sie gegenüber den trizyklischen Antidepressive eine verbesserte Effektivität bei geringeren unerwünschten Wirkungen aufweisen.

Bei älteren Patienten besteht die Gefahr einer inadäquten Sekretion des antidiuretischen Hormons. Präoperativ sollte daher eine Messung der Serum-Natrium-Konzentration erfolgen. Die SSRI vermindern die 5-HT-Speicher in dem Thrombozyten und können in höherer Dosierung eine verminderte Plättchenaggregation verursachen.

Eine Unterbrechung der Medikation kann bei späterer Wiederaufnahme der Medikation mit der gleichen Dosis mit der Entwicklung eines Serotonin-Syndroms einhergehen. Letzteres ist ein Zustand mit überhöhter Serotonin-Konzentration, welcher zu Beginn der Erhöhung der Medikation oder bei der Kombination mit MAO-Inhibitoren und SSRI auftreten kann. Symptome sind Ruhelosigkeit, Myoklonien, Veränderungen des mentalen Status, Hyperreflexie, Zittern, Diarrhoe und mangelnde Koordination. Die Therapie ist supportiv bei einer Unterbrechung der Medikation. Die Wiederaufnahme sollte mit einer geringeren Dosis und langsamen Inkrementen erfolgen.

Lithium

Litihium wird zur Intervalltherapie affektiver Psychosen verwendet. Die therapeutische Breite von Lithium ist sehr klein. Bereits leichte Erhöhungen über 1,2 mmol/l führen zu Übelkeit und Erbrechen. Höhere Konzentrationen führen zu Muskelschwäche, Hypotonie, Sedierung, weiten QRS-Komplexen, Arrhythmien, Delir, Krämpfen und Koma. Die Wirkdauer nichtdepolarisierender Muskelrelaxanzien kann verlängert sein. Lithium sollte perioperativ abgesetzt werden. Für kleinere Eingriffe werden 24 Stunden empfohlen, für größere 2–3 Tage.

Anti-Parkinson-Mittel

Der Untergang von Neuronen in der Substantia nigra führt zu dem Symptomenkomplex des Morbus Parkinson. Die Acetylcholinkonzentration ist nicht vermindert, was zu einem Ungleichgewicht der beiden „Gegenspieler" führt. Das Ausmaß des Mangels korreliert mit dem Schweregrad der Erkrankung. Therapeutische Ansätze bieten die *Erhöhung* der Dopamin-Konzentration oder die *Verminderung* des Azetylcholins.

L-Dopa und Dopaminantagonisten

Eine der therapeutischen Möglichkeiten ist die Anhebung der Dopaminkonzentration in den Basalganglien über einer Zuführung von exogenem Dopamin. Das dafür verwendete Medikament ist das L-Dopa, welches im Gehirn zu Dopamin verstoffwechselt wird. Die Applikation von L-Dopa erfolgt in Kombination mit der L-DOPA-Decarboxylase, die eine periphere Verstoffwechselung hemmt und damit die peripheren Dopamin-Effekte vermindert. Die Halbwertszeit der Substanz ist sehr kurz und sie sollte daher kurz vor dem Eingriff gegeben werden. Intraoperativ ist eine Supplementierung über eine Magensonde möglich. Die Entwicklung eines malignen neuroleptischen Syndroms lässt sich somit verhindern. Eine Einschränkung der Darmmotilität und der Resorption kann dazu führen, dass das oral applizierte Levodopa nicht mehr zugeführt werden kann. Als Alternative kommt dann die intravenöse Amantadin-Gabe in Betracht.

MAO-B-Hemmer

Es gelten die gleichen Vorsichtsmaßnahmen wie für die MAO-Hemmer.

Anticholinergika

Die Verbreitung dieser Medikamentengruppe nimmt kontinuierlich ab. Wegen eines möglichen Entzugssyndroms sollten sie nicht plötzlich abgesetzt werden und in der perioperativen Phase weitergegeben werden.

8.2. Medikamentöse Prämedikation

Die Patienten erfahren eine Operation als einschneidendes Ereignis. Die Nacht davor und die Stunden vor dem Eingriff werden häufig als große Belastung erlebt und der näher rückende Termin mit großer Angst erwartet. Zu den Aufgaben des Anästhesisten gehört es, mit Einfühlungsvermögen diese Angst zu einem gewissen Teil zu mildern. Trotzdem ist die Verordnung einer medikamentösen Prämedikation eine sinnvolle Routine, die Angst zu mildern. Sie dient schließlich auch dazu, die Folgen der Angst im

Sinne einer unerwünschten Sympathikusaktivierung zu mildern. Eine Steigerung von Herzfrequenz, Blutdruck, Schweißsekretion, Erniedrigung des Magen-pH-Wertes und Unruhe sind nicht nur subjektiv belastend, sondern auch Wegbereiter unter anderem für Myokardischämien, Aspirationen von Magensaft und einer erhöhten Schmerzempfindlichkeit.

Das wichtigste Ziel der Prämedikation ist eine wirkungsvolle Reduktion der Angst. Weitere Ziele stellen die Sedierung, die Schlafinduktion zur Verbesserung des präoperativen Nachtschlafs, eine eventuell notwendige Analgesie, Vagolyse, antiallergische Wirkung und eine Aspirationsprophylaxe dar. Die Ziele sind individuell auf den Patienten und den Eingriff abzustimmen, nicht alle Ziele gelten gleichzeitig für alle Patienten.

Für den „eiligen Leser" bietet die Tabelle 4 eine komprimierte Übersicht zur Prämedikation.

	Medikament	Dosierung
Anxiolyse	Dikaliumchlorazepat	0,3 mg/kg (ggf. Reduktion)
	Flunitrazepam für stärkere Sedierung	1–2 mg (ggf. Reduktion)
Kardiale Risikopatienten	Beloc Zok mite	1 Tablette (Kontraindikationen!)
Apirationsprophylaxe	Ranitidin	150 mg Vorabend und OP-Tag
	Metoclopramid	10–20 mg
Kinder	Midazolam (als Sirup)	0,3–0,5 mg/kg KG p.o. alternativ 0,5 mg/kg KG rektal
	EMLA-Pflaster	auf 2 aussichtsreich erscheinende Punktionsstellen

Tab. 4   Prämedikation auf einen Blick.

8.2.1. Benzodiazepine

Die Benzodiazepine werden am häufigsten zur Prämedikation verordnet. Sie haben als wichtige Eigenschaften für die Prämedikation einen anxiolytischen und sedierenden Effekt. Zusätzlich wirken sie muskelrelaxierend und antikonvulsiv. Die Eigenschaften dieser Substanzen rechtfertigen einen weiten Einsatz. Sie zeichnen sich durch eine große therapeutische Breite, geringe toxische Wirkungen und einen schnellen und sicheren Wirkungseintritt aus. Als Kontraindikationen sind neuromuskuläre Erkrankungen wie die Mysthenia gravis und schwere chronisch-obstruktive Erkrankungen zu nennen. Akute Alkohol-, Opiat- und Schlafmittelingestionen oder -intoxikationen können verstärkt werden.

Als Substanzen kommen Dikaliumchlorazepat, Flunitrazepam, Diazepam, Midazolam und Lorazepam zum Einsatz. Die Halbwertszeit für Dikaliumchlorazepat beträgt 2–2,5 Stunden, für den Hauptmetaboliten jedoch 25–82 Stunden. Für Flunitrazepam beträgt die Halbwertszeit 15 Stunden, für den Metaboliten 23 Stunden. Midazolam wie auch seine Metabolite haben eine Halbwertszeit von 1–3 Stunden.

8.2.2. Barbiturate

Die Substanzen sind weitgehend durch Benzodiazepine verdrängt worden. Barbiturate wirken hypnotisch, sedierend und antikonvulsiv. Bei Porphyrien sind Barbiturate kontraindiziert.

Zum Einsatz kommen Phenobarbital und Pentobarbital.

8.2.3. Neuroleptika

Die einzige Gemeinsamkeit mit den Benzodiazepinen ist ihre sedierende Wirkung. Phenothiazine und Butyrophenone lösen jedoch einen unerwünschten Status mit innerer Unruhe bis hin zu Todesangst aus. Gleichzeitig sind die Patienten jedoch unfähig, diese Emotionen zu äußern. Aufgrund der Gefahr dysphorischer Zustände sollten diese Substanzen nicht zur Prämedikation eingesetzt werden.

8.2.4. Opioide

Die Verwendung von Opioiden zur Prämedikation ist nicht unumstritten, da ihnen die anxiolytische Wirkung weitgehend fehlt. Sie wirken analgetisch, sedierend, euphorisierend und atemdepressiv. Sie eignen sich für Patienten, die bereits präoperativ unter Schmerzen leiden. Die präemptive analgetische Wirkung ist Gegenstand aktueller Untersuchungen.

8.3. Medikamentöse Aspirationsprophylaxe

Für jede Allgemeinanästhesie besteht ein „Restrisiko" einer Aspiration von saurem Mageninhalt. Es gibt zahlreiche Faktoren, die dieses Risiko erhöhen. Dazu gehören neben Erkrankungen des Magen-Darm-Traktes ein erhöhter intrakranieller Druck, ein inkompletter Verschluss des Ösophagussphinkters und Notfalleingriffe. Nach einer Verletzung sollte nur der Zeitraum von der Nahrungsaufnahme bis zum Zeitpunkt der Verletzung als „Nüchternzeit" gewertet werden. Eine Aspiration kann zu einer schweren Lungenschädigung mit zum Teil letalem Ausgang führen.

Neben der Nahrungskarenz kann die Aspirationsprophylaxe medikamentös durch die Beschleunigung der Magenentleerung, einer Reduktion der Magensaftsekretion, der Anhebung des Magen-pH und einer antiemetischen Funktion gegeben werden.

Die Medikamente der Wahl zur Anhebung des Magen-pH und Senkung des Volumens des Magensaftes sind H_2-Rezeptorantagonisten. Wenn möglich, sollten die Substanzen am Abend vor dem Eingriff und am Morgen, 1–2 Stunden vor der Narkoseeinleitung gegeben werden. Zu den für diese Zwecke am besten untersuchten Substanzen zählen Cimetidin und Ranitidin. Cimetidin hat den Nachteil einer Hemmung des Cytochrom-P-450-Systems, die Hemmung durch das Ranitidin ist geringer. Die Datenlage für Famotidin ist unklar, in einer Studie war die Substanz für diese Indikation dem Ranitidin unterlegen.

> **!**
>
> **Cimetidin** sollte in einer Dosis von 200 mg am Vorabend und etwa 60–90 Minuten vor Narkoseeinleitung gegeben werden. Der Effekt hält etwa 4 Stunden an.
>
> **Ranitidin** sollte in einer Dosierung von 150 mg am Vorabend und 120 Minuten vor Narkoseeinleitung gegeben werden.

Patienten, die einen H_2-Rezeptorantagonisten für mehr als 4 Wochen einnehmen, sollten zusätzlich einen Protonenpumpenhemmer erhalten. Sie entwickeln nach längerer Zeit häufig eine Toleranz gegenüber den Rezeptorantagonisten.

Ist keine Zeit mehr, um mit den H_2-Rezeptorantagonisten eine wirkungsvolle Aspirationsprophylaxe zu betreiben, muss auf Natriumcitrat ausgewichen werden. Natriumcitrat ist nicht in der Lage, das Volumen des Magensaftes zu reduzieren. Es erhöht aber den pH-Wert des Magensaftes und mindert somit die lungenschädigende Wirkung der Aspiration ohne die Gefahr vollständig aufzuheben. Die Gabe von Natriumcitrat erfolgt vor der Narkoseeinleitung. Bei Erwachsenen werden 30 ml der 0,3 molaren Lösung gegeben.

Metoclopramid erhöht die Motilität des oberen Gastrointestinaltraktes. Es führt zu einer Beschleunigung der Magenentleerung, der Tonus des unteren Ösophagussphinkters wird erhöht. Bei der Anwendung muss jedoch bedacht werden, dass der pH-Wert des Magens unverändert bleibt. Oral beträgt die Dosierung 10 mg. Die Substanz sollte etwa 1 Stunde vor Narkoseeinleitung gegeben werden. Die Wirkung entfaltet sich nach etwa 30–60 Minuten.

8.4. Ambulante Eingriffe

Für tageschirurgische Eingriffe wurde und wird häufig auf eine Prämedikation verzichtet. Es wird eine Verlängerung der Zeit bis zur Entlassung nach dem Eingriff befürchtet. Eine neuere Analyse der Cochrane Collaboration Group [Smith u. Pittaway 2003] fand bei prämedizierten Patienten keine Verlängerung der Zeit bis zur Entlassungsfähigkeit aus dem Krankenhaus im Vergleich zu nichtprämedizierten Patienten. Allerdings sollte aufgrund der Vielzahl benutzter Techniken und des zunehmenden Patientenalters die Selektion der Prämedikation sehr sorgfältig vorgenommen werden und kurzwirksame Substanzen verwendet werden. Die Sicherheit muss sowohl vor als auch nach dem Eingriff gewährleistet sein.

8.5. Notfallpatienten

Bei Notfallpatienten ist eine Prämedikation von besonderer Bedeutung. Eine Kombination aus Angst und Schmerzen kann besonders ungünstige Effekte haben. Neben der Anxiolyse ist eventuell auch auf eine suffiziente Analgesie zu achten. In Notfallsituationen sollte die Prämedikation intravenös unter entsprechendem Monitoring verabreicht werden. Die Gabe von H_2-Blockern ist zumeist zu spät, es muss auf Natriumcitrat ausgewichen werden. Bei bewusstseinseingeschränkten Patienten gelten diese Betrachtungen nicht – bei ihnen wird man auf eine Prämedikation verzichten und sofort angemessen handeln müssen.

8.6. Schwangere

Insbesondere im 1. Trimenon sollten alle Medikamente aufgrund möglicher teratogener Wirkungen nur bei strenger Indikationsstellung gegeben werden. Teratogene Risiken sind auch für Benzodiazepine beschrieben worden. Zur Entbindung ist eine medikamentöse Prämedikation nicht unbedenklich, so führt zum Beispiel Midazolam zu niedrigeren APGAR-Scores.

Sowohl von Gynäkologen als auch Anästhesisten wird jedoch eine wirksame Prophylaxe gegen die Aspiration von saurem Mageninhalt empfohlen. Für diesen Zweck können Ranitidin und Metoclopramid für die Prämedikation zur Sectio caesarea verwendet werden.

8.7. Prämedikation von Kindern

Kinder haben ähnliche Ängste wie erwachsene Patienten. Die Fähigkeit, mit diesen Ängsten umzugehen und sie zu bewältigen, ist in jeder Altersstufe unterschiedlich ausgeprägt. Auch bei Kindern gehört eine medikamentöse Prämedikation zu einer sinnvollen Routinemaßnahme. Generell wird davon ausgegangen, dass 80 % der Prämedikationen erfolgreich sind, während etwa 20 % versagen [Cote 1999].

Am häufigsten wird orales Midazolam verwendet. Die Dosis für die orale Anwendung beträgt 0,4–0,5 mg/kg KG. Eine definierte Höchstdosierung gibt es nicht, bis zu 20 mg sind beschrieben [Cote 1999]. Dabei sind selbst mit 0,25 mg/kg KG gute Sedierungsergebnisse erzielt worden, es gab in einer Untersuchung von COTÉ [1999] keinen Unterschied zur Sedierungsqualität, wenn man 1 mg/kg KG benutzte, lediglich die Wirkung trat schneller ein. Pragmatisch gesehen ist ein etwa 30 kg schweres Kind, von einigen Abweichungen abgesehen, etwa 10 Jahre alt und würde 12 mg Midazolam-Sirup erhalten. Diese Kinder sind aber durchaus in der Lage, eine Tablette mit einem anderen Sedativum zu schlucken.

Die orale Gabe von Midazolam führt nach etwa 10–15 Minuten zu einer Sedierung des Kindes, nach etwa 20–30 Minuten wird der Spitzeneffekt erreicht. Der wesentliche Nachteil dieser Substanz ist ein bitterer Geschmack, daher werden in der Regel mit Sirup oder Saft zubereitete Lösungen verabreicht.

Als Alternative zu Midazolam kann Ketamin mit 3–10 mg/kg KG in Verbindung mit Atropin verabreicht werden. Auch diese Medikation führt zu einer Sedierung des Kindes innerhalb von 10–15 Minuten.

Neben der oralen Route ist auch eine rektale Prämedikation möglich. Dabei muss berücksichtigt werden, dass die Geschwindigkeiten der Aufnahme sehr unterschiedlich sind. Midazolam wird mit 0,5–1 mg/kg KG verabreicht. Anwendung finden auch Methohexital oder Thiopental mit Dosen von 25–30 mg/kg KG und Ketamin mit 3–10 mg/kg KG.

Die intramuskuläre Prämedikation ist weitgehend verlassen worden, da die Applikation grundsätzlich schmerzhaft ist. Sie sollte nur in ausgewählten Fällen (z. B. unkooperatives, aber dennoch sehr kräftiges Kind) Anwendung finden. Die intravenöse Prämedikation findet bei Kindern Anwendung, bei denen eine Blitzintubation indiziert ist.

Grundsätzlich sollte bei Kindern vor geplanter Anlage eines Venenzugangs im Wachzustand EMLA-Creme (eutectic mixture of local anesthetic) Anwendung finden. Die Creme sollte etwa 10 Minuten vor der geplanten Punktion entfernt werden. Andernfalls wird die analgetische Creme eher zur „Venenverschwindcreme".

Literatur

Cote, C.J. Preoperative preparation and premedication. Br J Anaesth 1999; 83(1): 16-28

Gogarten W, et al. Überarbeitete Leitlinien der Deutschen Gesellschaft für Anästhesiologie und Intensivmedizin. Anaesthesiol Intensivmed 2003: 44: 218-232

Heit JA. Perioperative management of the chronically anticoagulated patient. J Thromb Thrombolysis, 2001; 12(1): 81-87

Kennedy J, et al. Polypharmacy in a general surgical unit and consequences of drug withdrawl. Br J Clin Pharmacol 2000; 49: 353-362

Smith AF, Pittaway AJ. Premedication for anxiety in adult day surgery. Cochrane Database Syst Rev. 2003(1): CD002192

Th. Klöss

9 Organisation von Zusatzuntersuchungen – Zusammenarbeit von Interdisziplinärer Tagesklinik und Anästhesie-Sprechstunde (sog. Ambulanzstraße)

Spätestens seit der Einführung der DRG-Systeme werden in allen Krankenhäusern die Zeiten für die Verweildauer verkürzt. Besonders wichtig ist die Verkürzung der präoperativen Verweildauer, da der Patient postoperativ maximal von der notwendigen Therapie und Pflege profitieren soll. Aus Sicht der Patienten ist daher eine organisatorisch bedingte präoperative Verweildauer von Nachteil.

Bei jedem Fall ist eine prästationäre operative und anästhesiologische Vorbereitung möglich, es sei denn, der Patient erreicht das Krankenhaus als Notfall oder ist bereits bei elektiver Aufnahme bettlägerig. 30–70 % aller operativen Patienten können zuvor prästationär vorbereitet und erst am OP-Tag aufgenommen werden.

Voraussetzungen
Wichtige Voraussetzungen für jegliche prästationäre Diagnostik und Therapie sind:
- eine mittelfristige OP-Planung
- eine Anästhesieambulanz, besetzt mit einem Funktionsdienst zur Organisation und
- Standard Operating Procedures für alle präoperativen Prozesse oder zumindest fachübergreifender Konsens über das, was der Patient in diesem Zusammenhang braucht.

Im Allgemeinen Krankenhaus Harburg wird seit 1994 eine Interdisziplinäre Tagesklinik der Allgemein- und Viszeralchirurgie, der Gefäßchirurgie, der Thoraxchirurgie, des interventionellen und interdisziplinären Gefäßzentrums und der Gastroenterologie betrieben.

Die andern operativen Abteilungen unseres Hauses, Gynäkologie, Urologie, HNO sowie Unfall- und Wiederherstellungschirurgie interagieren mit dieser interdisziplinären Tagesklinik und der Anästhesie-Sprechstunde als Fachambulanz.

Dieser neue Behandlungsweg prästationär erfordert zunächst die Kommunikation mit Einweisern und Hausärzten. Den Hausärzten müssen die Betriebszeiten dieser interdisziplinären Tagesklinik bekannt sein, ebenso wie das angebotene operative Spektrum. Die Einweisungsmodalitäten und wer – ob interdisziplinäre Tagesklinik oder Hausarzt – die ambulant zu leistenden Voruntersuchungen durchführt, muss kollegial und emotionslos besprochen werden. Empfehlenswert ist eine kleine Datei anzulegen, mit welchem Hausarzt und welchem Einweiser welches Vorgehen vereinbart wurde.

Im Sinne einer guten Sprechstundenorganisation ist ein in der Regel ansprechbarer und greifbarer, entscheidungskompetenter Facharzt der jeweiligen operativen Abteilung erforderlich, der regelhaft nicht dauerhaft anderweitig eingeteilt ist. Zur Abklärung von kurzen Fragestellungen empfiehlt es sich, dass dieser entscheidungskompetente operative Facharzt ein Kommunikationsnetzwerk mit Konsiliarärzten aufbaut, die ihm im Nachfragefall ebenfalls entscheidungskompetent kurzfristig antworten.

Räumliche Bedingungen und Lage

Eine Interdisziplinäre Tagesklinik muss eine *zentrale Lage im Krankenhaus* haben und nah am Patienten-, Fußgänger- und Besuchereingang liegen mit kurzen Wegen zur Radiologie und zum Patienten- oder Besucher-Café (dort kann man Patienten hinschicken, die noch eine definierte Zeit warten müssen).

In einer Interdisziplinären Tagesklinik sollte eine adäquate Wartezone eingerichtet sein. Bei zunehmender prästationärer Diagnostik und Therapie sind auch ein Liegen- oder ein Bettenbereich für pflegerische Unterstützung schwerkranker Patienten empfehlenswert und erforderlich.

Bei der zuerst gemeinsamen räumlichen Anordnung von Anästhesie-Sprechstunde und Interdisziplinärer Tagesklinik im Allgemeinen Krankenhaus Harburg haben sich viele interdisziplinäre Fragestellungen auf dem kurzen Dienstweg klären lassen, so dass die Funktionalität dieser interdisziplinären Tagesklinik mit Anästhesie-Sprechstunde einem Facharztzentrum mit engen Entscheidungswegen entsprach. Durch eine spätere kapazitiv bedingte räumliche Trennung der Interdisziplinären Tagesklinik und der Anästhesie-Sprechstunde ist diese kurze Kommunikation verloren gegangen. Jetzt werden auch organisatorische Änderungen des einen Bereiches vom anderen nicht mehr wahrgenommen.

Betriebszeiten

Die Betriebszeiten der prästationären Diagnostik und Therapie, die Betriebszeiten der nachgeschalteten diagnostischen Einheiten und die Betriebszeiten der Anästhesie-Sprechstunde müssen an den Bedarf und auch aneinander angepasst werden, sowie die Spezifika einzelner operativer Fachabteilungen berücksichtigen. Darüber hinaus ist motiviertes Pflegepersonal mit organisatorischem Geschick und Spaß an hohem Arbeitstempo bzw. hohem Durchsatz von Patientinnen und Patienten erforderlich.

Diagnostik und Zusatzuntersuchungen

Mit der Indikationsstellung müssen die operativen Kollegen überprüfen, inwieweit die Diagnostik aus operativer Sicht und zur Abklärung der Belastbarkeit ergänzt werden muss.

Die erforderliche zusätzliche Diagnostik muss sodann organisiert und gemeinsam mit den Patienten entschieden werden, ob:

- ein Standardvorgehen wahrscheinlich ist, das am gleichen Tag zur Abklärung aller relevanten Fragestellungen führt
- eine zusätzliche Diagnostik und Therapie erforderlich ist, die am gleichen Tag erfolgen kann oder welche an einem Extratag organisiert werden muss.

Räumlich nahe wohnende Patienten erhalten bei uns eher einen Extratag für die weitere Abklärung. Bei Patienten mit einer weiteren Anreise werden die zusätzlich notwendigen Untersuchungen unter Inkaufnahme einer längeren Verweilzeit am Tag der prästationären Diagnostik und Therapie durchgeführt.

Nach der zusätzlich erforderlichen Diagnostik, entweder am gleichen Tag oder am Extratag, kehrt der Patient zur Interdisziplinären Tagesklinik zurück, wird dort über das OP-Verfahren aufgeklärt und aus operativer Sicht die Einverständniserklärung bearbeitet. Dies schließt Verhaltensmaßregeln für ambulante oder stationäre Eingriffe ein, z. B. Absetzen von ASS, Erreichen des Krankenhauses zu einer bestimmten Uhrzeit usw. und wird durch die abschließende Anästhesieaufklärung abgerundet. Aufgrund der notwendigen Diagnostik und den möglichen Zusatzuntersuchungen ergeben sich verschiedene Wege zur Anästhesie-Sprechstunde:

1. Dem Operateur ist die Belastbarkeit des Patienten mehr oder weniger klar erkennbar, weitere Voruntersuchungen aus operativer Sicht sind

nicht erforderlich und der Patient wird zur Anästhesie-Sprechstunde geschickt.

Ob der Patient mit oder ohne Unterlagen, mit „dünner Akte" oder mit kompletten Befunden kommt, die Aufgabe ist jetzt für die Anästhesie-Sprechstunde, möglicherweise auch ohne Unterlagen, die Belastbarkeit des Patienten über entsprechende anamnestische Fragen zu prüfen. Ist die Belastbarkeit klinisch ohne pathologischen Befund, folgt die Standard-Prämedikation. Die Vorstellung in der Anästhesie-Sprechstunde ist beendet und der Patient wird entlassen und seine Unterlagen in die Interdisziplinäre Tagesklinik zur weiteren Organisation der stationären Aufnahmen oder des ambulanten OP-Termins zurückgegeben oder Patient und Unterlagen werden zur interdisziplinären Tagesklinik zurückgeschickt.

2. Ist die Belastung pathologisch, wird eine Abklärung erforderlich. Bei pathologischer Belastung aus pulmonaler Ursache kann die Abklärung in einer *Pulsoxymetrie* in der Anästhesie-Sprechstunde und aus einer *FEV_1-Messung* in der Anästhesie-Sprechstunde bestehen. Erklärt sich die pathologische Belastung aus diesen pulmonalen Störungen, muss gemeinsam mit Internisten oder Pulmonologen entschieden werden, ob diese pulmonale Situation des Patienten gebessert werden kann. Wird die Besserungsfähigkeit bejaht, schließt sich meist eine mehrtägige ambulante intensivierte inhalative Therapie an, die dann zu einer erneuten kurzfristigen Abklärung in der Anästhesie-Sprechstunde führt und bei Verbesserung der Belastbarkeit den Patienten einem zügigen OP-Termin zuführt.

Ist die Belastungseinschränkung nicht ausschließlich pulmonologisch und mit diesen einfachen Tests nicht als besserungsfähig erkennbar, muss eine weitere Abklärung stattfinden und die Organisation der erforderlichen Diagnostik für einen Extratag oder den gleichen Tag erfolgen. Zwischen interdisziplinärer Tagesklinik und Anästhesiesprechstunde muss im Sinne der Zusammenarbeit des gemeinsamen prästationären Patientenmanagements = Patientenstraße geklärt sein, wer die Zusatztermine vereinbart.

3. Es ist aber auch ein anderer Weg des Patienten denkbar. Der Operateur hat die reduzierte Belastbarkeit des Patienten erkannt. Zur Klärung der weiteren Diagnostik und Therapie bittet er einen erfahrenen Facharzt oder Oberarzt der Anästhesiologie um eine konsiliarische Beurteilung des Patienten. Aus vielerlei Gründen macht es Sinn, dies vom intensivmedizinischen Team leisten zu lassen (nicht nur, weil bei falsch eingeschätzter Belastbarkeit die Intensivmedizin wahrscheinlich den Patienten wird behandeln müssen, sondern auch aus

organisatorischen Gründen). Dieses anästhesiologische Konsil hat zwei wesentliche Fragestellungen:

- Ist die Belastbarkeit des Patienten geprüft, klinisch ohne Befund oder pathologisch?
- Kann die Ursache der pathologischen Belastbarkeit verbessert werden und ggf. wie?

Danach ergibt sich wieder die Frage, ob die Abklärung am gleichen Tag oder an einem Extratag stattfindet und wer diese organisiert.

4. Eine Sondersituation kann sich bei der Abklärung sehr großer Eingriffe ergeben, bei denen aus Sicherheitsgründen wegen der erhöhten Morbidität bei falsch eingeschätzter Behandlung in unserem Krankenhaus z. B. routinemäßig ein präoperatives anästhesiologisches Konsil vereinbart ist und zwar für:
   - Bauchaortenaneurysma-Operationen und andere transabdominelle Gefäßeingriffe,
   - Zystektomien und ausgedehnte Blasenersatz-Operationen,
   - Zweihöhleneingriffe.

   Bei diesen Eingriffen wird kombiniert vom Operateur und vom Anästhesie-Oberarzt der Operativen Intensivbehandlungsstation die kardiopulmonale Belastbarkeit geprüft und die Abklärung vereinbart.

Diagnostik der Belastbarkeit

Folgende Diagnostikverfahren sind geeignet, die Belastbarkeit zu prüfen:

- Ergometrie
- (Ergo-)Lungenfunktionsuntersuchungen
- Echokardiographie inkl. Stresstest
- kardiologisches Konsil bei definierten Pathologika
- Spezialfragestellungen für andere Fachgebiete.

Organisation der Zusatzuntersuchungen

Zur Organisation der Zusatzuntersuchungen haben sich in unserem Hause 3 Verfahren bewährt:

1. Für Ergometrie, Lungenfunktion, Echokardiographie sowie kardiologische Konsile werden in Abhängigkeit der Patientenströme in der interdisziplinären Tagesklinik feste „Untersuchungsslots" mit geschätzten Patientenzahlen und definierten Zeiten mit den Leistungserbringern dieser Funktionsuntersuchungen vereinbart. Dafür gibt es vereinbarte Zeitfenster, die genutzt werden, Patienten mit Priorität am gleichen Tag zu untersuchen oder die Untersuchung am Extratag zu planen. Für diese feste Zahl reservierter Termine (markiert mit „Interdisziplinärer Tagesklinik") können Patienten von der Organisa-

tion der interdisziplinären Tagesklinik den Leistungserbringern zugewiesen werden, ohne dass zum Zeitpunkt der Vereinbarung fest-
steht, welcher Patient an diesem Tag kommt.

2. Patienten werden fest einbestellt und beim Leistungserbringer fest
namentlich mit Untersuchungsziel und Untersuchungszeitpunkt angemeldet. Dieser Weg lohnt sich insbesondere dann, wenn der Patient
am gleichen Tag noch weiterer Diagnostik bedarf, wie z. B. Schnitt-
bilddiagnostik durch Großgeräte, aufwendige gastroenterologische
Diagnostik oder angiographische Untersuchungen.

3. Konsilleistungen für Spezialfragestellungen werden organisiert, indem mit den Konsiliarärzten der anderen Abteilungen unter Ein-
schluss der Krankenhausleitung eine prioritäre Versorgung der
Interdisziplinären Tagesklinik vereinbart wird. Auch werden die Kon-
siliarärzte gebeten, die Patienten auf der Interdisziplinären Tagesklinik zu sehen. Entsprechende Formulare und Arbeitsmittel müssen
im Bereich der Interdisziplinären Tagesklinik vorgehalten werden.
Kleine Gesten des Entgegenkommens unterstützten die Bereitschaft
zum Besuch.

Fazit

Bis zum Zeitpunkt der stationären Aufnahme ist also der Anlaufpunkt und
die den Patienten führende Organisationseinheit die prästationäre Interdisziplinäre Tagesklinik für die gesamte prästationäre Diagnostik und Therapie der daran beteiligten operativen Fachabteilungen. Optimierte Patien-
tenflüsse können einfach mit der Organisation der Anästhesie-Sprechstunde über die Assistenzkraft abgestimmt werden.

J. Neidel

10 Besonderheiten bei der Prämedikationsuntersuchung für einzelne Fachabteilungen

Neben dem Standard-Untersuchungsprogramm und der grundsätzlichen Aufmerksamkeit für allgemeine Risikofaktoren gibt es bei der Prämedikationsuntersuchung in einzelnen Fachgebieten spezifische Anforderungen an die Anästhesie- und Op-Vorbereitung.

Das enge Nebeneinander von Patienten unterschiedlicher Altersklassen in der Augenheilkunde, der Orthopädie und der Traumatologie stellen hohe Ansprüche an das komplexe Denken.

Auch der hohe Anteil an geriatrischen Patienten z.B. in der Augenheilkunde und der Traumatologie/Orthopädie sind eine Besonderheit, die in der perioperativen Ablaufplanung zu beachten ist. Diese Patienten sind häufig polymorbid mit einem hohen Anteil an kardiovaskulären und neurologischen Begleiterkrankungen. Damit ist das perioperative Morbiditäts- und Mortalitätsrisiko erhöht. Als prädisponierende Faktoren sind besonders eine koronare Herzerkrankung, Herzinsuffizienz und präoperativ bestehende Herzrhythmusstörungen zu beachten. Dieses Risiko kann durch eine angemessene präoperative Behandlung reduziert werden, die gegebenenfalls mit den internistischen Fachkollegen gemeinsam erfolgen sollte, insbesondere dann, wenn eine Multimedikation kardial und neurologisch wirksamer Pharmaka besteht. Besonders bei diesen Patienten muss eine ausgewogene präoperative Flüssigkeits- und Volumenbilanz angestrebt werden.

10.1. Neurochirurgie

10.1.1. Intrazerebrale Eingriffe

Im Mittelpunkt der Prämedikationsuntersuchung neurochirurgischer Patienten sollte die Einschätzung und Dokumentation des *neurologischen Ausgangsstatus* stehen. Dazu zählen:

- die Bewusstseinslage (eingeschränkt?)
- Zeichen des erhöhten Hirndrucks wie Kopfschmerzen, Erbrechen, Nackensteife
- fokal neurologische Ausfälle
- eingeschränkte Schutzreflexe
- Atemdepression.

Die neurologische Symptomatik korreliert häufig mit einer Störung im *Wasser- und Elektrolythaushalt* mit der Folge einer *Dehydrierung*. Diese wird durch das Erbrechen aufgrund eines erhöhten intrakraniellen Drucks und die reduzierte Flüssigkeitsaufnahme verursacht. Insbesondere bei Operationen in sitzender Position (Eingriffe an der hinteren Schädelgrube) ist der präoperative Ausgleich dieses Defizits eine wichtige Maßnahme, um die hämodynamische Stabilität zu gewährleisten.

Bei der medikamentösen Prämedikation ist besondere Vorsicht bei bewusstseinsgetrübten Patienten und Patienten mit erhöhtem Hirndruck geboten, da diese Substanzen zur Atemdepression und Hyperkapnie führen können. Bei der Prämedikation sollten in der üblichen Dosis weitergegeben werden:

- hämodynamisch wirksame Medikamente nach den üblichen Kriterien
- Antikonvulsiva
- Kortikoide.

Eine Abstimmung mit dem Operateur bezüglich einer *sitzenden Lagerung* ist bei Operationen in folgenden Bereichen des Kopfes und der Wirbelsäule erforderlich:

- hintere Schädelgrube
- Halswirbelsäule
- am Ganglion Gasserie bei Trigeminusneuralgie.

In der präoperativen Diagnostik ist eine Echokardiographie zum Ausschluss eines offenen Foramen ovale zwingend erforderlich.

> **!** Patienten mit einem offenen Foramen ovale dürfen aufgrund der Gefahr einer paradoxen Luftembolie nicht in sitzender Position operiert werden.
>
> Patienten mit eingeschränkter kardialer Leistungsfähigkeit sollten besser in Seiten- oder Bauchlage operiert werden.

10.1.2. Intrakranielle Aneurysmen, Hypophyseneingriffe

Die allgemeine Vorgehensweise für intrakranielle Eingriffe gilt prinzipiell auch für Patienten mit intrakraniellen Aneurysmen. Die hier häufig präoperativ auftretenden Elektrolytstörungen imponieren als:

- Hyponatriämie mit Hypovolämie (zerebrales Salzverlustsyndrom bei Freisetzung des natriuretischen Faktors) oder
- Hypernatriämie mit Hyperosmolarität.

Diese Störungen sollten, wenn möglich, vorsichtig ausgeglichen werden.

Durch eine gesteigerte Katecholaminausschüttung finden sich intermittierende EKG-Veränderungen im Sinne von:

- ST-Senkungen oder Hebungen
- verlängertem QT-Intervall
- Herzrhythmusstörungen.

Schwere Herzrhythmusstörungen bedürfen der Behandlung.

Bei ausreichender Vigilanz muss mit Hilfe der medikamentösen Prämedikation ein durch Angst ausgelöster Blutdruckanstieg vermieden werden. Dabei sind gering dosierte Benzodiazepine unter engmaschiger klinischer Kontrolle die Mittel der Wahl. Im Gegensatz dazu dürfen somnolente Patienten nicht sediert werden.

Bei *Hypophyseneingriffen* handelt es sich meistens um Tumorextirpationen im Bereich der Sella turcica. Die präoperative Risikostratifizierung dieser Patienten muss die damit verbundenen hormonellen Störungen berücksichtigen:

- Diabetes mellitus
- Diabetes insidipus
- Hypertonus
- Nebenniereninsuffizienz
- Morbus Cushing.

Die hormonelle Substitution muss präoperativ begonnen und eine vorbestehende Kortikoidmedikation perioperativ fortgeführt werden.

10.1.3. Wirbelsäuleneingriffe, Eingriffe am Rückenmark und periphere neurochirurgische Eingriffe

Die Besonderheit dieser Eingriffe ist die Lagerung (z. B. Bauchlage, Knie-Ellenbogen-Lage, sitzende Position bei HWS-Eingriffen). Der neurologische Ausgangsstatus sollte bei der Prämedikationsuntersuchung sorgfältig dokumentiert werden. Bei peripheren neurochirurgischen Eingriffen sollte die Abstimmung über das angewandte Narkoseverfahren in enger Absprache mit dem Operateur erfolgen. Medikolegale Aspekte sind dabei zu beachten (z. B. Regionalanästhesien bei vorbestehenden Nervenschäden).

10.2. Augenheilkunde

Augenoperationen, bei denen es sich meist um mikrochirurgische Eingriffe handelt, können in Lokal- und Allgemeinanästhesie durchgeführt werden. Der Anteil an Kindern und geriatrischen Patienten ist überproportional hoch, weshalb die allgemeinen Grundsätze für diese Patientengruppen beachtet werden müssen.

Eine komplette Narkoseaufklärung und Prämedikation entsprechend den Empfehlungen der Fachgesellschaften ist auch erforderlich bei:

- Lokalanästhesie und Sedierung durch die Anästhesie
- Lokalanästhesie und Standby durch die Anästhesie.

Bei eingeschränktem Sehvermögen bzw. Blindheit sind die Patienten häufig sehr aufgeregt, so dass auf eine genügende Anxiolyse Wert gelegt werden sollte. Der okulokardiale Reflex (Herzrhythmusstörungen in Form von Brady- oder Tachykardien bei Manipulation am Bulbus) als fachspezifische Besonderheit erfordert bei Patienten mit anamnestischen Herzrhythmusstörungen eine präoperative EKG-Kontrolle.

Die perioperative Kontrolle des intraokularen Druckes bedarf einer Anpassung der Narkoseführung. Einige anästhesierelevante Faktoren in diesem Zusammenhang sind:

- Husten
- Pressen
- Erbrechen
- Atemanhalten
- Medikamente.

Bei Patienten mit bekannter *PONV-Neigung* ist deshalb eine Prophylaxe für postoperative Übelkeit und Erbrechen unabdingbar.

10.3. Zahn-, Mund- und Kieferchirurgie

Die anästhesiologische Besonderheit in diesem Fachgebiet besteht – wie auch in der HNO-Heilkunde – in der räumlichen Nähe zum Operationsgebiet und in der Gefährdung der Atemwege. Daraus ergibt sich die Notwendigkeit einer intensiven Absprache mit den operierenden Kollegen.

Operationen im Kopf-Hals-Bereich

Vor der Narkose sind folgende Faktoren genau zu untersuchen, zu dokumentieren und das Vorgehen entsprechend zu planen:

- *Beweglichkeit des Unterkiefers*
- *Beweglichkeit des Halses*
- *Zustand des Gebisses*
- *Durchgängigkeit der Nase (Orale/nasale Intubation?)*
- *Verlauf und Durchmesser der Trachea (Röntgen?)*
- *Stridor*
- *Schutz vor vasovagaler Überaktivität*
- *Vermeidung von Übelkeit und Erbrechen (PONV-Anamnese?)*
- *zu erwartende Schwierigkeiten bei der Extubation*

Die Indikation zur *fiberoptischen Wachintubation* sollte in diesem Fachbereich sehr großzügig gestellt werden. Eine beruhigende Aufklärung der Patienten über Indikation und Vorgehensweise fördert die Compliance und erleichtert den perioperativen Ablauf. Schwierige Intubationen müssen in Tracheotomiebereitschaft erfolgen.

Bei zu erwartender schwieriger Intubation ist die Applikation der medikamentösen Prämedikation entweder geringdosiert oral oder als fraktionierte intravenöse Gabe unter Monitoring vor der Einleitung im OP-Saal möglich.

10.3.1. Zahnbehandlungen

Zahnbehandlungen werden primär in Lokalanästhesie durchgeführt. Ausnahmen sind:

- behinderte Kinder oder Erwachsene
- Patienten mit Angststörungen
- Patienten mit mangelhafter Compliance
- operativ schwierige Verhältnisse.

Bei diesen speziellen Patienten muss eine kritische Abwägung zwischen den Begleiterkrankungen und dem eventuell erhöhten perioperativen Risiko erfolgen. Ein wesentliches Augenmerk bei der medikamentösen Prämedikation sollte der vorbestehenden Medikation von Antiepileptika und anderen neurologisch wirksamen Pharmaka geschenkt werden. Diese Eingriffe werden überwiegend ambulant durchgeführt, so dass kurz wirksame Sedativa verwendet werden sollten.

Bei multimorbiden Patienten mit komplexen Begleiterkrankungen ist häufig ein Eingriff in Lokalanästhesie und Sedierung bzw. Lokalanästhesie und Standby durch die Anästhesie erforderlich, was eine komplette Narkoseaufklärung und Prämedikation erfordert.

10.3.2. Gesichtsschädeltrauma

Die Hauptproblematik bei Gesichtschädelverletzungen stellt die Gefährdung der Atemwege dar. Insbesondere bei zusätzlichem Schädel-Hirn-Trauma (SHT) mit Störungen der Vigilanz und reduzierten Schutzreflexen ist die Sicherung der Atemwege durch eine orale Intubation die entscheidende Maßnahme. Erschwert wird die Sicherung häufig durch:

- abgebrochenen Zähne
- instabile Frakturen
- schmerzhafte oder mechanisch bedingte Kieferklemme (Schwellung)
- orale Blutungen oder Nasenbluten.

Patienten mit einer Gesichtschädelverletzung gelten durch größere Mengen verschluckten Blutes als nicht nüchtern. Bei der Prämedikationsuntersuchung und Aufklärung sollten folgende Fragen beachtet werden:

- Ist der Patient konventionell oder fiberoptisch zu intubieren?
- Wie groß ist die Mundöffnung?
- Besteht ein begleitendes Schädel-Hirn-Trauma (neurochirurgisches Konsil)? In dieser Situation ist die OP-Planung ein interdisziplinäres Vorgehen.
- Kann/darf der Patient oral oder nasal intubiert werden?

10.3.3. Tumorchirurgie

Die Tumorchirurgie im Kopf-Hals-Bereich ist durch folgende Besonderheiten gekennzeichnet:

- Die Patienten sind oft starke Raucher, mit dem damit verbundenem Risiko für chronisch-obstruktive Lungenerkrankungen und kardiovaskulären Erkrankungen.

- Es besteht zumeist ein langjähriger Alkoholkonsum. Damit sollte der Leberfunktion besondere Beachtung geschenkt werden.
- Auch bezüglich geplanter Mikroanastomosen und der invasiven Blutdruckmessung ist eine internistische Vorstellung notwendig (Festlegung des Entnahmeortes, Seite)
- Es besteht eine *Gefährdung der Atemwege* mit häufig schwierigen Intubationsbedingungen. Diese sind präoperativ gemeinsam mit den kieferchirurgischen Kollegen exakt zu eruieren (orale oder nasale Intubation möglich). Die Indikation zur fiberoptischen Intubation sollte hier großzügig gestellt werden.
- Bei zusätzlicher *Neck Dissection* ist mit erheblichen Blutverlusten zu rechnen (Cave: Alkoholismus/Leberfunktionsstörungen) sowie mit der Auslösung vasovagaler Reaktionen (Cave: vaskuläre und kardiale Vorerkrankungen).

Der Tumorchirurgie gehen häufig *Laryngoskopien* und *Mikrolaryngoskopien* voraus. Operationsbedingt müssen sich der Operateur und der Anästhesist den ohnehin schon beeinträchtigten Atemweg teilen. Deshalb ist schon präoperativ eine enge Absprache und Zusammenarbeit erforderlich.

Die Indikation für ein erweitertes, invasives hämodynamisches Monitoring mittels kontinuierlicher arterieller Druckmessung und die Anlage eines zentralen Venenkatheters besteht bei wesentlichen Begleiterkrankungen, bei lang dauernden Eingriffen und zu erwartendem hohen Blutverlust.

Aufgrund des Risikoprofils für Pneumonien und Atelektasen (Raucheranamnese) muss der aktiven Atemtherapie und der Sanierung pulmonaler Infekte präoperativ Aufmerksamkeit geschenkt werden.

10.4. Hals-Nasen-Ohrenheilkunde

Bezüglich der Atemwege und der Sedierung gelten in diesem Fachbereich die gleichen Kriterien wie in der Mund- Kiefer- und Gesichtschirurgie. Besonderheiten sind die große Anzahl kleinerer und ambulanter Eingriffe, insbesondere bei Kindern.

Häufig werden *Ohr-* und *Nasenoperationen* an jungen, gesunden Patienten durchgeführt. Für Ohroperationen ergibt sich kein spezielles Anästhesierisiko. Manipulationen am Vestibularis-System führen häufig zu PONV.

Bei Patienten mit Indikation zur intranasalen Polypektomie besteht häufig eine Allergie sowie eine Begleitpollinose. Da im Rahmen von Nasenoperationen eine Tamponade eingelegt wird, empfiehlt es sich, die Patienten beim Prämedikationsgespräch auf die postoperativ behinderte Nasenatmung vorzubereiten.

Bei der Anästhesie zur *Epistaxischirurgie* sind folgende Faktoren zu berücksichtigen:

- Aufgrund des verschluckten Blutes muss von einem nicht nüchternen Patienten ausgegangen werden.
- Die Blutung führt zu erschwerten Intubationsverhältnissen.
- Der Blutverlust kann zu einer Hypovolämie führen, die präoperativ ausgeglichen werden sollte.
- Präoperativ bestehende Gerinnungsstörungen (Marcumarpatienten) müssen therapiert werden.
- Blutkonserven müssen ggf. bereitgestellt werden.

Zu den häufigsten Eingriffen im Kindesalter gehören die *Adenotomien* und *Tonsillektomien*. Bei der Narkosevorbereitung muss eine exakte Blutungsanamnese (Eigen- und Familienanamnese) erhoben werden, da perioperative Blutungen eine vitale Gefährdung darstellen können. Die präoperative Notwendigkeit eines laborchemischen Gerinnungsstatus und die Bereitstellung einer Kreuzprobe wird unterschiedlich gehandhabt.

Da der Eingriff häufig im Alter eines Zahnwechsels (4–7 Jahre) durchgeführt wird, ist besonders auf lockere Zähne zu achten.

Weiterhin sollte der Eingriff im möglichst freien Intervall von respiratorischen Infekten durchgeführt werden, eine Kontrolle der Infektzeichen muss letztmalig unmittelbar vor Narkosebeginn erfolgen.

Säuglinge und Kleinkinder haben eine höhere Inzidenz von postoperativem „Krupp"-Husten.

Bei Operationen im Nasen-Rachen-Raum kann Blut in den Magen gelangen, was im Aufwachraum Erbrechen induzieren kann.

Die medikamentöse Prämedikation kann in üblicher Weise erfolgen. Da es sich häufig um ambulante Eingriffe handelt, sollte auf langwirksame Medikamente verzichtet werden.

10.5. Thoraxchirurgie

10.5.1. Nichtkardiale Thoraxchirurgie

Besonderes Augenmerk gilt hier der Herz-Kreislauf- und Lungenfunktion. Die meisten Eingriffe werden in Seitenlage und häufig auch in Ein-Lungen-Ventilation durchgeführt. Vielfach auftretende postoperative Komplikationen wie respiratorische Störungen - Bronchospasmen, Atelektasen und Pneumonien - sind abhängig von vorbestehenden Lungenfunktionsstörungen und vom Allgemeinzustand des Patienten.

Präoperative Risikoeinschätzung:

- Eine differenzierte Anamnese insbesondere bezüglich der pulmonalen und kardialen Leistungsfähigkeit.
- Die kardiale Diagnostik sollte ein EKG (Rechtsherzbelastungszeichen?) und kann je nach abteilungsinternen Standards eine Echokardiographie beinhalten.
- Die Lungenfunktionsuntersuchung ist Routine vor allen thoraxchirurgischen Eingriffen. Eine Vitalkapazität unter 50% des Sollwertes und eine verminderte Einsekundenkapazität (FEV1) von < 800 ml sind kritische Grenzen, müssen aber im individuellen Gesamtzustand des Patienten und dem Vorhandensein anderer Therapieoptionen gesehen werden.
- Röntgenthorax oder Lungen-CT zur Beurteilung der anatomischen Verhältnisse
- Die körperliche Untersuchung sollte neben der Auskultation die Reklination des Kopfes und Intubationsprobleme (Cave Doppellumenintubation: Tubus starrer und größer) beinhalten. Auch Lagerungshindernisse wie Schultererkrankungen, neurologische Erkrankungen usw. müssen zur OP-Vorbereitung eruiert werden.
- Zur üblichen präoperativen Laboruntersuchung für große Eingriffe muss eine Blutgasanalyse gehören sowie eine Kontrolle der Gerinnungsparameter.

Die *präoperative Vorbereitung* muss darauf ausgerichtet sein, im Rahmen der jeweiligen Dringlichkeit des Eingriffs, den Ausgangszustand des Patienten so weit wie möglich zu optimieren. Dazu gehören folgende Maßnahmen:

- Infektsanierung der Atemwege durch gezielte antibiotische Behandlung
- Sekretolyse
- präoperative Atemtherapie
- Behandlung eines Cor pulmonale
- Nikotinkarenz (Zeitfenster von > 4–8 Wochen beachten).

Aufgrund der Komplexität der Diagnostik und der Vorbereitung ist die enge Zusammenarbeit mit pulmonologischen und kardiologischen Kollegen empfehlenswert.

Die medikamentöse Prämedikation richtet sich nach dem Allgemeinzustand des Patienten, bei guter Lungenfunktion kann nach üblichen Kriterien vorgegangen werden. Bei Hypoxie oder Hyperkapnie sind atemdepressiv wirksame Substanzen kontraindiziert.

Intrathorakale Eingriffe werden in der Regel in *Intubationsnarkose*, ggf. mit Option der *Ein-Lungen-Ventilation* durchgeführt. Zur konkreten OP- und Narkoseplanung gehört bei Ein-Lungen-Ventilation nach speziellen anatomischen Erfordernissen die Auswahl des für den Patienten geeigneten Doppellumentubus, ggf. auch Bronchusblocker oder spezielle Formen der Doppellumentuben sowie die Vorbereitung der Bronchoskopie.

Zunehmend etabliert sich die Kombination einer Allgemeinanästhesie mit einer *thorakalen Periduralanästhesie*.

Ein erweitertes Monitoring besteht in der *intravasalen Blutdruckmessung* und der Anlage eines *zentralvenösen Katheters*. Über diese speziellen Verfahren muss der Patient aufgeklärt werden und eine spezielle Risikostratifizierung für mögliche Komplikationen (z.B. Allen-Test) ist je nach klinikinternen Standards durchzuführen.

10.5.2. Herzchirurgie

Herzoperationen können „klassisch" mit Herz-Lungen-Maschine (HLM), als OPCAB ohne HLM (off-pump coronary artery bypass), thorakoskopisch etc. durchgeführt werden, ggf. auch in Seitenlage. Die jeweilige OP-Methode hat entscheidenden Einfluss auf das Anästhesie-Management und sollte daher bei Vorstellung des Patienten in der Anästhesieambulanz bekannt sein.

Die *präoperative Risikoeinschätzung* entspricht im Wesentlichen den nichtkardialen Thoraxeingriffen. Ein besonderes Augenmerk liegt auf der kardialen Funktion (EKG, Belastungs-EKG, Rö-Thorax, Koronarangiographie, Echokardiographie, transthorakales Echokardiogramm (TTE), transösophageales Echokardiogramm (TEE), Stressecho etc.). Die Auswahl der Diagnostik folgt dem Standard des Herzzentrums und speziellen Fragestellungen (z. B. TEE bei Klappenvitien). Hier ist eine interdisziplinäre Zusammenarbeit von Kardiochirurgen, Kardiologen und Anästhesisten erforderlich.

Die *präoperative Vorbereitung* umfasst dieselben Maßnahmen wie in der nichtkardialen Thoraxchirurgie. Der Abklärung des Gerinnungsstatus (Einnahme von Marcumar, Acetysalicylsäure, Clopidogrel, Ticlopidin) kommt hier besondere Bedeutung zu, da perioperativ bei Verwendung der Herz-Lungen-Maschine mit einer höheren Blutungsneigung zu rechnen ist. Die Gerinnungswerte sollten auch Antithrombin III als Heparin-Co-Faktor umfassen.

Die *medikamentöse Prämedikation* folgt dem Standard des Herzzentrums. Zur Stressreduktion ist ganz besonders auf eine ausreichende Anxiolyse zu achten, jedoch ist die Dosis bei älteren Patienten zu reduzieren.

Die *präoperative Aufklärung* umfasst neben der Intubationsnarkose ein invasives Monitoring mit zentralem Venenkatheter und invasiver Blutdruckmessung sowie ggf. Pulmonaliskatheter, intraoperatives TEE, Ein-Lungen-Ventilation bei geplanter Seitenlage je nach Klinikstandard. Bei geplanter Radialisentnahme als Bypassgefäß sollte bereits präoperativ der Kanülierungsort für die invasive Blutdruckmessung festgelegt werden (in der Regel die dominante Hand). Die Gabe von Fremdblut muss aufgeklärt werden.

Das intraoperative TEE durch den Anästhesisten setzt sich immer mehr durch. Es sind Anamnese- und Aufklärungsbögen für die Herzchirurgie verfügbar, die neben den Risiken des üblichen invasiven Monitorings auch über spezielle Anwendungen von z. B. TEE und Pulmonaliskatheter aufklären.

Einige Zentren bevorzugen zusätzlich eine thorakale Periduralanästhesie (th. PDK). Dieses Vorgehen ist wegen der intraoperativen Gerinnungssituation (Heparingabe) Gegenstand aktueller Diskussionen, teilweise erfolgt daher die Anlage des PDK am Vortag.

10.6. Gefäßchirurgie

10.6.1. Allgemeine Aspekte, präoperative Risikoeinschätzung

Patienten mit Gefäßerkrankungen haben häufig anästhesiologisch relevante Begleiterkrankungen. Die Arteriosklerose befällt zumeist mehrere Organsysteme. Es handelt sich oft um starke Raucher mit respiratorischen Problemen und daraus resultierend einer erhöhten perioperativen kardiovaskulären Morbidität (Tab. 1).

Grad des Risikos	Konkrete Beispiele
Hauptrisikofaktoren	■ instabile Angina pectoris ■ akuter Myokardinfarkt < 6 Monate ■ dekompensierte Herzinsuffizienz ■ klinisch relevante Herzrhythmusstörungen, höhergradige AV-Blockierungen, symptomatische ventrikuläre Extrasystolen
Mittleres Risiko	■ leichte Angina pectoris (CCS 1–2) ■ alter Myokardinfarkt ■ kompensierte Herzinsuffizienz ■ Diabetes mellitus
Geringes Risiko	■ nicht eingestellter Hypertonus ■ höheres Lebensalter ■ Apoplex in der Anamnese ■ EKG-Veränderungen wie VH-Flimmern, LSB, ST-Veränderungen

Tab. 1   Risikofaktoren für gefäßchirurgische Patienten.

Bezüglich der präoperativen Diagnostik von Patienten mit Gefäßerkrankungen gibt es keine einheitlichen Richtlinien. Die präoperativen diagnostischen Maßnahmen sind nach Anamnese und den genannten Risikoprofilen dem jeweiligen Patienten und dem geplanten Eingriff angepasst durchzuführen, insbesondere auch unter dem Gesichtspunkt, dass es sich zum Teil um invasive Methoden mit eigenem Risikoprofil (Myokardszintigraphie, Belastungs-EKG, Koronarangiographie) handelt. Aufgrund dieser Situation ist das Vorgehen am besten interdisziplinär abzustimmen. Aufgrund der Kosten-Nutzen-Relation lassen sich dazu keine einheitlichen Empfehlungen geben.

10.6.2. Aortenaneurysmen

Rupturierte Aneurysmen

Sie stellen Notfallindikationen dar, so dass eine ausgiebige präoperative Diagnostik und Optimierung nicht möglich ist. Die *präoperative Vorbereitung* muss darauf ausgerichtet sein, im Rahmen der jeweiligen Dringlichkeit des Eingriffs den Ausgangszustand des Patienten so weit wie möglich zu optimieren.

Die elektive Operationsplanung umfasst die Kriterien der Risikoklassifizierung und der Vorbereitung. Die Patientenklientel rekrutiert sich überwiegend aus älteren Patienten mit multiplen Begleiterkrankungen.

Thorakale Aortenaneurysmen

Bei thorakalen Aortenaneurysmen ist zusätzlich die Planung einer Ein-Lungen-Ventilation zu beachten.

Abdominelle Aortenaneurysmen

Die abdominellen Aortenaneurysmen beinhalten zusätzlich die Risiken von großen abdominalchirurgischen Eingriffen, inklusive einer Ileussymptomatik durch Ischämie der A. mesenterica inferior. In dieser Situation sollte auch abhängig von den Begleiterkrankungen und dem intraoperativen Vorgehen (Antikoagulation) die Kombination einer balancierten Allgemeinanästhesie mit einer thorakalen Periduralanästhesie in Erwägung gezogen werden. Dabei sind die üblichen Intervalle der Antikoagulation bei rückenmarksnahen Verfahren zu beachten.

Ein erweitertes Monitoring besteht in der *intravasalen Blutdruckmessung* und der Anlage eines *zentralvenösen Katheters oder Shaldon-Katheters*. Über diese speziellen Verfahren muss der Patient nach üblichen Kriterien aufgeklärt werden.

Perioperativ bestehen häufig kardiologische, respiratorische und renale Funktionsstörungen. Deshalb sollte eine kardiologische Vorbereitung mit Optimierung der hämodynamisch wirksamen Medikation, ggf. auch eine interventionelle Diagnostik erfolgen. Das Risiko für postoperative Pneumonien und Atelektasen erfordert bereits präoperativ eine aktive Atemtherapie und Sanierung pulmonaler Infekte. Zur Vermeidung von akutem Nierenversagen sollten die Patienten präoperativ ausreichend hydriert werden.

10.6.3. Periphere Gefäßoperationen

Diese Operationen können in Allgemein- oder Regionalanästhesie erfolgen, die Entscheidung sollte in Abhängigkeit der Begleiterkrankungen, einer evt. notwendigen perioperativen Antikoagulation und des jeweiligen Klinikstandards gefällt werden. Dabei sind die Regeln der Antikoagulation bei rückenmarksnahen Verfahren zu beachten. Sonst gelten die allgemeinen Kriterien (s. Kap. 10.6.1 und Tab. 1).

10.6.4. Karotisstenosen

Patienten zur Karotisstenosenoperation sind häufig in der Altersgruppe zwischen 60–70 Jahren, häufig bestehen zusätzliche kardiovaskuläre Begleiterkrankungen und Risikofaktoren (s. Kap. 10.6.1 und Tab. 1).

Neben der internistischen Untersuchung und Diagnostik sind neurologische (z.B. Lähmungen, TIA, PRIND) und angiographische Risikofaktoren von Bedeutung. Daraus resultiert die Einteilung in 4 Risikogruppen [Larsen 2002], die in Tabelle 2 dargestellt sind.

Gruppe 1	neurologisch stabil, keine größeren medizinischen Risiken, ein- oder beidseitige ulzeröse A.-Carotis-Stenose
Gruppe 2	neurologisch stabil, keine größeren medizinischen Risiken, aber angiographische Risiken nachweisbar
Gruppe 3	neurologische Risiken, aber wesentliche medizinische Risiken, evtl. zusätzlich angiographische Risiken
Gruppe 4	neurologisch instabil, mit oder ohne medizinische und angiographische Risiken

Tab. 2   Neurologische und angiographische Risikofaktoren [Larsen 2002].

In der Gruppe 3 und 4 ist das Morbiditäts- und Mortalitätsrisiko deutlich erhöht, wobei Hauptursachen der perioperative Myokardinfarkt und die intrazerebrale Blutung sind. Neurologische Ausfälle entstehen überwiegend durch Embolisierungen.

Alle Vorbereitungsmaßnahmen und das intraoperative Vorgehen sind darauf ausgerichtet, perioperativ eine ausreichende Perfusion und Sauerstoffversorgung des Gehirns sicher zu stellen.

Die Operation kann je nach Klinikstandard in Allgemeinanästhesie und Regionalanästhesie durchgeführt werden. Die Patienten müssen zusätzlich über ein invasives Monitoringverfahren aufgeklärt werden.

10.7. Abdominalchirurgie

10.7.1. Allgemeine Aspekte und präoperative Risikoeinschätzung

Grundsätzlich gelten in diesem Fachbereich die allgemeinen Anästhesiegrundsätze, angepasst an das jeweilige Ausmaß der Operation, die individuelle Situation des Patienten und vorbestehende Begleiterkrankungen.

Bei *Oberbaucheingriffen* (Gastrektomien, Pankreasresektionen, Leberteilresektionen) und *ausgedehnten tumorchirurgische Eingriffen* sollten eine Allgemeinanästhesie in Kombination mit einem thorakalen Periduralkatheter durchgeführt werden. Dabei sind die Kriterien der Antikoagulation bei rückenmarksnahen Verfahren zu beachten.

Die Indikation für ein erweitertes, invasives hämodynamisches Monitoring mittels kontinuierlicher arterieller Druckmessung und die Anlage eines zentralen Venenkatheters besteht bei wesentlichen Begleiterkrankungen, bei langdauernden Eingriffen und zu erwartendem hohen Blutverlust. Klinikstandards für spezielle Eingriffe müssen berücksichtigt werden. Über diese speziellen Verfahren muss der Patient aufgeklärt werden.

10.7.2. Abdominalchirurgische Notfalleingriffe

Die *präoperative Vorbereitung* muss darauf ausgerichtet sein, im Rahmen der jeweiligen Dringlichkeit des Eingriffs, den Ausgangszustand des Patienten so weit wie möglich zu optimieren, ggf. auch durch intensivtherapeutische Maßnahmen.

Eine begleitende Hypovolämie, teilweise bis zum hypovolämischen Schock, verbunden mit Elektrolytstörungen, muss präoperativ ausgeglichen werden.

Speziell bei *abdominalchirurgischen Notfalleingriffen* infolge gastrointestinaler Erkrankungen besteht die *Gefahr der Aspiration*.

Eine an die Situation angepasste anästhesiologische Vorbereitung erfordern Notfalloperationen wie:

- Ileus, speziell bei einem Dünndarmileus
- Peritonitis
- akute gastrointestinale Blutungen
  (Blutungen im oberen Gastrointestinaltrakt, Ösophagusvarizenblutungen und Blutungen in die freie Bauchhöhle).

10.7.3. Oberbaucheingriffe und Tumorchirurgie

Präoperative Besonderheiten ergeben sich – zusätzlich zu den bereits genannten Aspekten – aus den Begleiterkrankungen der Patienten und dem geplanten Umfang der Operation. Die präoperative ggf. auch interdisziplinäre Vorbereitung sollte diesen Gesichtspunkten angepasst werden.

Als Verfahren der Wahl gilt die Kombination einer balancierten Allgemeinanästhesie und einer thorakalen Periduralanästhesie. Dabei sind die Kriterien der Antikoagulation bei rückenmarksnahen Verfahren zu beachten.

10.7.4. Laparoskopische Eingriffe

Das Spektrum laparoskopischer oder auch minimalinvasiver Operationen ist groß. Es reicht von der laparoskopischen Cholezystektomie über die Hernioplastik bis zur Adrenalektomie und Kolektomie. Dementsprechend variieren die Operationszeiten und das intraabdominale Trauma.

Neben den allgemeinen anästhesiologischen Vorbereitungen gibt es keine operationsspezifischen Besonderheiten, die Zusatzuntersuchungen erforderlich machen. Als Verfahren der Wahl gilt die balancierte Allgemeinanästhesie.

Die Indikation für ein erweitertes, invasives hämodynamisches Monitoring mittels kontinuierlicher arterieller Druckmessung und die Anlage eines zentralen Venenkatheters besteht bei wesentlichen Begleiterkrankungen und bei langdauernden Eingriffen.

10.8. Urologie

Urologische Eingriffe werden sehr häufig bei älteren Patienten mit dem altersentsprechenden Spektrum von Begleiterkrankungen durchgeführt. Eine weitere Besonderheit sind die bei urologischen Operationen fast immer notwendigen speziellen Lagerungen, wie zum Beispiel:

- Trendelenburg-Lagerung
- Steinschnittlagerung
- Nierenlagerung.

Diese sind nicht nur technisch anspruchsvoll, sondern stellen auch respiratorische und hämodynamische Belastungen dar. Die Einschätzung der kardialen, pulmonalen und körperlichen Leistungsfähigkeit sollte auch unter diesem Gesichtpunkt erfolgen. Bestehen Unklarheiten über die kardiale Leistungsfähigkeit, ist neben dem EKG die Durchführung eine Echokardiographie indiziert (mögliche Volumenbelastung).

Vorbestehende neurologische Ausfälle sollten vor dem Hintergrund von möglichen Lagerungsschäden dokumentiert werden.

Transurethrale Resektionen

Bei transurethralen Resektionen hängt das gewählte Narkoseverfahren von den Begleiterkrankungen und der Compliance des Patienten ab. Einige Zentren bevorzugen für diese Eingriffe die Spinalanästhesie, um ein intraoperatives Einschwemmsyndrom (TUR-Syndrom) frühzeitig anhand neurologischer Symptome erkennen zu können. Tumore an der Blasenseitenwand erfordern die zusätzliche Anlage eines Obturatoriusblocks auf der entsprechenden Seite zur Vermeidung reflektorischer Beinbewegungen. Die Wahl des Narkoseverfahrens sollte daher auch in Absprache mit den Urologen erfolgen. Bei der Aufklärung sollte die Anlage eines zentralen Venenkatheters mit bedacht werden. Spezielle Zusatzuntersuchungen ergeben sich nicht. Ein präoperatives Ausgangs-EKG ermöglicht die bessere Beurteilung von Elektrolytstörungen beim Auftreten eines TUR-Syndroms.

Radikale Prostatektomien, radikale Zystektomien und Nierenoperationen

Diese sind wie große abdominalchirurgische Eingriffe zu betrachten. Sie sollten in Allgemeinanästhesie in Kombination mit einem thorakalen Periduralkatheter durchgeführt werden. Auch hier ist auf die Zeitintervalle von Antikoagulantien und rückenmarksnahen Verfahren zu achten.

Über ein erweitertes Monitoring (intravasale Blutdruckmessung, zentralvenöser Katheter) muss der Patient aufgeklärt werden. Der klinikeigene Standard ist dabei zu berücksichtigen.

10.9. Gynäkologie und Geburtshilfe

10.9.1. Gynäkologische Eingriffe

Neben den medizinischen Aspekten ergeben sich in der Gynäkologie für Frauen ganz spezifische psychologische Gesichtspunkte, verbunden mit erheblichen Emotionen und Angst. Dadurch resultiert unter Umständen eine erhöhte Rate an Übelkeit und Erbrechen.

Prinzipiell sind alle Eingriffe in Allgemeinanästhesie durchführbar. Für Regionalanästhesieverfahren ist zu beachten, dass die Ausbreitung bis mindestens Th8 notwendig ist, um eine genügende Analgesiequalität zu erreichen.

Die Entscheidung für ein bestimmtes Verfahren sollte in einem ausführlichen Prämedikationsgespräch diskutiert werden, bei dem folgende Punkte angesprochen werden müssen:

- operative Erfordernisse
- Begleiterkrankungen
- OP-Dauer und Lagerung
- Wunsch der Patientin.

Abrasio, Hysteroskopie und In-Vitro-Fertilisation

Diese Eingriffe dauern nur wenige Minuten und können in Maskennarkose oder mit einer Larynxmaske durchgeführt werden. Nur bei Aspirationsgefahr ist eine Intubationsnarkose erforderlich. Besonderheiten ergeben sich durch die Begleiterkrankungen der Patientinnen.

Extrauteringravidität

Die Extrauteringravidität (meist junge, gesunde Frauen) ist eine Notfalloperation mit deutlichem Aspirationsrisiko. Die *präoperative Vorbereitung* muss darauf ausgerichtet sein, im Rahmen der jeweiligen Dringlichkeit des Eingriffs, den Ausgangszustand der Patientin so weit wie möglich zu optimieren.

Tumoroperationen bei Zervix- oder Ovarialkarzinomen

Gynäkologische Tumoroperationen bei Zervix- oder Ovarialkarzinomen sind bezüglich der Operationsvorbeitung wie große abdominalchirurgische Eingriffe anzusehen. Sie sollten in Allgemeinanästhesie in Kombination mit einem thorakalen Periduralkatheter durchgeführt werden. Die Indikation für ein erweitertes, invasives hämodynamisches Monitoring mittels kontinuierlicher arterieller Druckmessung und die Anlage eines zentralen Venenkatheters besteht bei wesentlichen Begleiterkrankungen, bei langdauernden Eingriffen und einem zu erwartendem hohen Blutverlust. Über diese speziellen Verfahren muss der Patient aufgeklärt werden.

10.9.2. Vaginale Entbindung und geburtshilfliche Eingriffe

Schmerzen als Begleiterscheinung der Geburt werden von vielen soziokulturellen sowie psychologischen und individuellen Faktoren beeinflusst. Die anästhesiologische Beteiligung während einer vaginalen Entbindung ist dann notwendig, wenn die Indikation zur Periduralanästhesie gestellt wird oder die Notwendigkeit einer geburtshilflichen Operation besteht.

Bei der Vorbereitung für eine *Periduralanästhesie zur Entbindung* ergibt sich schon aus der Situation und der Umgebung, in der sich die Frau befindet, eine Vielzahl von medizinischen und rechtlichen Besonderheiten. Deshalb wird an dieser Stelle auch auf jeweilige hausinterne Regelungen verwiesen, da organisatorische Absprachen und Kompetenzverteilungen in der Zusammenarbeit mit den Geburtshelfern oft individuelle Regelungen sind. Den medizinischen und juristischen Rahmen bilden die Vereinbarungen der jeweiligen Fachgesellschaften. Frauen mit Risikoschwangerschaften sollten frühestmöglich in der Anästhesie vorgestellt werden, um das gemeinsame Vorgehen mit den Geburtshelfern zu planen. Dazu gehören z. B. Frauen mit Herzerkrankungen, vorbestehendem Diabetes mellitus, neurologischen oder orthopädischen Erkrankungen.

Häufige, nicht planbare und relativ akut auftretende Besonderheiten sind Schwangere mit einer *Gestationshypertonie,* einer *Präeklampsie* bzw. einem *manifesten HELLP-Syndrom.* Bei diesen Frauen muss der Stabilisierung der hämodynamischen Verhältnisse und der Gerinnungssituation spezielle Aufmerksamkeit gewidmet werden. Vor Durchführung einer Spinalanästhesie müssen aktuelle Gerinnungswerte vorliegen.

Bei *geburtshilflichen Eingriffen* handelt es sich ebenfalls häufig um Notfalleingriffe. Die Patientinnen sind extrem aspirationsgefährdet und oft schwierig zu intubieren. Außerdem muss mit einem akuten Blutverlust gerechnet werden. Oberste Priorität sollte die Stabilisierung der Vitalparameter haben. Dazu gehört in erster Linie der Ausgleich von Blut- und Volumenverlusten.

10.9.3. Sectio

Das Anästhesieverfahren bei der Sectio ist unter anderem von folgenden Faktoren abhängig:

- Indikation
- Dringlichkeit der Operation
- Wunsch der Patientin
- Kontraindikation für ein Verfahren, Begleiterkrankungen
- Erfahrung des Anästhesisten.

Möglich sind die Spinal- und Periduralanästhesie sowie eine Intubationsnarkose. Vor- und Nachteile der jeweiligen Verfahren müssen auch unter Sicherheitsaspekten und dem Zeitfenster abgewogen werden. Sollte ein rückenmarknahes Verfahren in Erwägung gezogen werden, ist der Gerinnungsanamnese und der aktuellen klinischen Situation spezielle Aufmerksamkeit zu schenken. Die Aspirationsprophylaxe (z. B. präoperative orale Natriumzitratgabe) ist ein wichtiger Bestandteil der OP-Vorbereitung.

10.10. Orthopädie

10.10.1. Allgemeine Aspekte, präoperative Risikoeinschätzung

Sowohl in der Orthopädie als auch in der Traumatologie stellen die Patienten mit komplexen Eingriffen in allen Altersklassen – vom Säugling bis zum geriatrischen, multimorbiden Patienten –eine perioperative Herausforderung dar.

Neben den Kriterien der allgemeinen Operationsvorbereitung ist, insbesondere bei den orthopädischen Elektiveingriffen, eine kritische Beurteilung der Begleiterkrankungen notwendig. Die oft älteren Patienten mit Indikation zur Endoprothesenimplantation sind häufig kardial vorbelastet, die körperliche Leitungsfähigkeit ist aufgrund der orthopädischen Erkrankung eingeschränkt und damit nur begrenzt eruierbar. Diesbezüglich kommt einer differenzierten präoperativen Diagnostik ein wichtiger Stellenwert zu, der die gesamte perioperative Phase (OP, Mobilisation, Reha) im Blick haben sollte. Ein interdisziplinäres Vorgehen und Abwägen für die Elektivoperationen ist insbesondere bei Hochrisikopatienten notwendig.

Fachspezifische Besonderheiten sind auch bei Routineeingriffen aufwendige Lagerungen sowie mögliche Intubationsprobleme bei Patienten mit rheumathoider Arthrits und Skoliose, die unter Umständen eine fiberoptische Intubation erfordern. Vor dem Hintergrund möglicher Lagerungsschäden und der häufig in diesem OP-Bereich durchgeführten Regionalanästhesien müssen vorbestehende neurologische Ausfälle dokumentiert werden.

Bei der Auswahl des jeweiligen Anästhesieverfahrens sind die Medikation mit gerinnungsaktiven Substanzen (NSAID, Acetylsalicylsäure, Heparine) und die für die Regionalanästhesie notwendigen Zeitintervalle zu beachten.

Je nach Lokalisation und Komplexität des Eingriffs und der geplanten intraoperativen Lagerung können die Operationen in Allgemeinanästhesie und Regionalanästhesie durchgeführt werden. Auch kombinierte Narkoseverfahren bieten sich bei einzelnen Indikationen an.

Bei Eingriffen mit langer OP-Dauer und größerem Blutverlust besteht in Abhängigkeit von der Ausgangssituation auch die Indikation für ein invasives Monitoring.

10.10.2. Operationen an der oberen Extremität

Schulteroperationen

Bei Schulteroperationen werden häufig Interskalenusblockaden geplant, je nach Hausstandard als Single-Shot oder Katheterverfahren. Die Patienten sind über Verfahren, technische Durchführung und evtl. Nebenwirkungen zu informieren (Tab. 3). Relevante Lungenerkrankungen sollten ausge-schlossen sein. Aufgrund der möglichen Komplikationen darf die interska-lenäre Blockade bei ambulanten Patienten nicht durchgeführt werden, da sich diese nach relativ kurzer Zeit der Überwachung entziehen (Gefahr: spätsymptomatischer Pneumothorax).

- Phrenikusparese (evtl. postoperative Atemprobleme bei einseitigem Zwerchfellhochstand)
- Horner-Syndrom (Miosis, Ptosis, Enophthalmus durch Blockade des Ganglion stellatum)
- Rekurrensparese (Heiserkeit)
- Gefäßpunktion (A. carotis, V. jugularis int./ext.) mit Hämatombildung
- Infektion der Punktionsstelle
- Krampfanfall (bei intravasaler Injektion des Lokalanästhetikum)
- Pneumothorax (selten)
- Nervenverletzungen (Gefühlsstörungen, sehr selten bleibende Lähmungen)

Tab. 3   Nebenwirkungen und Komplikationen der interskalenären Plexusanästhesie.

Ellenbogenoperationen

Ellenbogenoperationen werden häufig in Bauchlage durchgeführt. Das ist bei der Auswahl des Anästhesieverfahrens zu berücksichtigen.

Eingriffe am Unterarm, an der Hand und den Fingern

Eingriffe in diesem Bereich werden sehr häufig ambulant durchgeführt. Die Regionalanästhesie ist für Operationen in diesen Bereichen gut geeignet.

10.10.3. Operationen an der unteren Extremität und Hüfte

Hüftoperationen

Hüftoperationen sind meist Implantationen oder Wechseloperationen von Endoprothesen. Da sie planbar sind und mit einem erhöhten Blutverlust einhergehen können, ist den Patienten, wenn keine Kontraindikationen vorliegen, eine Eigenblutspende zu empfehlen. Auch homologe Transfusions-verfahren können, wenn verfügbar, eingesetzt werden.

Azetabulumfrakturen

Azetabulumfrakturen sind speziell zu erwähnen. Diese treten zumeist im Rahmen von Mehrfachverletzungen oder Polytraumen auf. Dabei handelt es sich um große Eingriffe mit langer OP-Dauer und massivem Blutverlust. Ein invasives hämodynamisches Monitoring ist indiziert.

Eingriffe am Kniegelenk, Unterschenkel und Fuß

Diese Eingriffe können in allen verfügbaren Techniken in Abhängigkeit von den bereits genannten Grundsätzen sowie den Begleiterkrankungen des Patienten durchgeführt werden. Beim *endoprothetischen Ersatz des Kniegelenkes* ist bei der Auswahl des Verfahrens auf ein durchgängiges Konzept, das auch die postoperative Schmerztherapie und Mobilisation einschließt, zu achten (z. B. Periduralanästhesie, Femoraliskatheter, Ischiadikuskatheter etc.).

10.10.4. Wirbelsäulen- und Skolioseoperationen

Wirbelsäulenoperationen werden in Bauch- oder Seitenlage durchgeführt, so dass die Allgemeinanästhesie das Verfahren der Wahl darstellt.

Patienten zur *Skolioseoperation* sind meist in jugendlichem Alter, aber oft durch neuromuskuläre Erkrankungen geprägt. Ein mögliches Risiko für maligne Hyperthermie muss kritisch eruiert werden.

Da insbesondere die schwere Skoliose mit kardiopulmonalen Beeinträchtigungen einhergeht, ist eine differenzierte präoperative Diagnostik erforderlich.

Die zunehmenden restriktiven Ventilationsstörungen führen bei längerem Bestehen zu einer pulmonalen Hypertonie. Außerdem sind Herzfehler mit diesem Krankheitsbild vergesellschaftet. Wenn außerdem neuromuskuläre Erkrankungen bestehen, ist mit zusätzlichen Ventilationsstörungen zu rechnen. Die Operationsvorbereitung sollte interdisziplinär erfolgen. Großer Wert ist auf die präoperative Optimierung zu legen. Besonders die Prophylaxe pulmonaler Komplikationen wie Atelektasen muss durch einen Operationstermin definitiv im infektfreien Intervall und gezielte präoperative Atemtherapie erfolgen.

Ein *erweitertes Monitoring* ist bei diesen Operationen indiziert und besteht in der *intravasalen Blutdruckmessung* und der Anlage eines *zentralvenösen Katheters*. Über diese speziellen Verfahren müssen der Patient und die Eltern aufgeklärt werden. Zu beachten ist, dass bei ventralen Operationsverfahren auch die Technik der Ein-Lungen-Ventilation erforderlich sein kann. Dieses muss bei der jeweiligen individuellen OP-Planung berücksichtigt werden.

10.11. Traumatologie

Bei *akuten, schweren Verletzungen* steht im Gegensatz zu Elektiveingriffen nur eine begrenzte Zeit für die Einschätzung und Optimierung des perioperativen Risikos zur Verfügung.

Die Wahl des Narkoseverfahrens hängt vom Verletzungsausmaß, dem aktuellen Zustand des Patienten und dem geplanten Eingriff ab. Sowohl das Vorgehen als auch der Zeitpunkt der Versorgung ist in diesem Fachbereich meist eine Einzelfallentscheidung und muss interdisziplinär getroffen werden.

Die *präoperative Vorbereitung* muss darauf ausgerichtet sein, im Rahmen der jeweiligen Dringlichkeit des Eingriffs den Ausgangszustand des Patienten so weit wie möglich zu optimieren.

Oberste Priorität sollte vor Operationsbeginn die Stabilisierung der Vitalparameter haben. Dazu gehören in erster Linie der Ausgleich von Blut- und Volumenverlusten und eine entsprechende Analgesie.

Von Bedeutung bei der Akutversorgung sind kurze Untersuchungsgänge:

- der Atemwege
- der Herz-Kreislauf-Funktion
- des neurologischen Status
- sowie des Gesamtverletzungsbildes.

Die Fremdanamnese von Vor- und Begleiterkrankungen ist für den weiteren Verlauf wichtig.

Literatur

Heck M, Fresenius M. Repetitorium Anästhesiologie. 4. Aufl., Springer-Verlag, Berlin 2004

Hempelmann G, Krier C, Schulte am Esch J, Buzello W, Adams HA. Anästhesiologie: AINS. Bd. 1, Thieme-Verlag, Stuttgart 2001

Kox W, Spies C. Check up Anästhesiologie. 1. Aufl., Springer-Verlag, Berlin 2003

Kuhlen R, Roissant R. Evidenzbasierte Medizin in Anästhesie und Intensivmedizin. Springer-Verlag, Berlin 2005

Larsen R. Anästhesie. 7. Aufl., Urban und Schwarzenberg, München 2002

Rossaint R, Werner C, Zwissler B. Die Anästhesiologie. 1. Aufl., Springer-Verlag, Berlin 2004

Wappler F, Tonner P, Bürkle H. Anästhesie und Begleiterkrankungen. Perioperatives Management des kranken Patienten. Thieme-Verlag, Stuttgart 2005

R. Gäbler

11   Besonderheiten bei der Prämedikationsuntersuchung von Kindern

Die Betreuung von Kindern, die operiert werden sollen, stellt eine ebenso verantwortungsvolle, wie schöne Aufgabe dar. Unsere kleinen Patienten erfahren die Begegnung mit dem Krankenhaus oder der Praxis sehr unterschiedlich, bedingt durch ihr Alter, ihre bisherige Entwicklung, mitunter bereits geprägt durch eigene Erfahrungen oder Erlebnisse, aber stets beeinflusst durch das Verhalten ihrer Eltern oder Betreuer.

Für Neugeborene und Säuglinge ist die Zufriedenheit stark vom körperlichen Wohlbefinden abhängig. Die Vermeidung von Hunger und Durst besitzt in diesem Alter außerordentlich große Bedeutung und ist sehr wichtig bei der Prämedikation dieser Kinder. Später, jenseits dieser Entwicklungsperiode, sind Kleinkinder oft verunsichert durch die fremde Umgebung, ihnen unbekannte Personen und haben unbewusste Ängste vor Dingen und „Manipulationen" die an ihnen vorgenommen werden. Darum reagieren sie äußerst empfindlich auf die Trennung von ihren Eltern.

Wir sind also gefordert, uns mit Eltern und Kind gleichermaßen zu beschäftigen, um sie bestmöglich auf das Kommende, die Operation oder Untersuchung, sowie die dafür notwendige Anästhesie vorzubereiten. Wir werden Angst, Skepsis zu überwinden haben und müssen Vertrauen aufbauen, damit unsere Fürsorge für den Patienten und die Qualität der Anästhesie zum Erfolg der Behandlung beitragen kann.

Durch unsere kompetente und einfühlsame Betreuung gewährleisten wir während der gesamten perioperativen Phase die Sicherheit des Kindes und tragen dafür Sorge, dass ihnen durch unsere invasiven Maßnahmen keinerlei körperlicher oder psychischer Schaden zugefügt wird.

> **Im Unterschied zu Erwachsenen haben Kinder normalerweise sehr selten anästhesie-relevante Vorerkrankungen.**
> *Das eigentliche Screeningverfahren ist deshalb die sorgfältige Anamnese mit anschließender körperlicher Untersuchung.*
> Erst sie ergeben die Indikation zu notwendiger und sinnvoller Labor- bzw. apparativer Funktionsdiagnostik.

Anhand von Standardanamnesebögen aber auch im ungezwungenen Gespräch wird die gründliche Anamnese des Kindes erhoben. Zu beachten ist, es handelt sich immer um eine Fremdanamnese, d. h. die Eltern beurteilen die Entwicklung ihres Kindes immer im Zusammenhang mit ihrem eigenen sozialen Umfeld. Darum bedürfen Kinder, die nicht regelmäßig von Kinderärzten betreut sind, einer erhöhten Aufmerksamkeit.

Je jünger ein Kind ist, desto wesentlicher ist die Frage nach Verlauf und eventuellen Störungen bzw. Erkrankungen in der Schwangerschaft. Also beginnt die Anamnese bereits in utero! Diese Störungen können Auswirkung auf das Neugeborene haben und möglicherweise den Verlauf einer Anästhesie in der Perinatalperiode beeinflussen. Auch weil die Eigenanamnese des Kindes zunächst in der Regel leer ist oder den Eltern wesentliche Dinge noch nicht bekannt sind, gilt hier unser besonderes Interesse dem Verlauf von Schwangerschaft und Geburt.

Mit der weiteren systematischen organbezogenen Anamnese wird nach Störungen in den wichtigen Organsystemen gesucht. Mit Hilfe von verständlichen Beispielen lassen sich dabei oft abstrakte Fragen leicht illustrieren und schaffen eine entspannte Gesprächsbasis.

Herz, Kreislauf: Mit gezielten Fragen nach Herzgeräuschen, Belastbarkeit, Zyanose bei Belastung, Blutdruck, Schwitzen, Schweißneigung erhalten wir Hinweise auf mögliche kardiale Vitien (ASD, VSD, Shunts, Klappenerkrankungen), sowie eine Beteiligung der Niere am Krankheitsgeschehen.

Lunge, Atmung: Aussagen zu Häufigkeit und Art von Husten und Erkältungen, möglichem Schnarchen, Fragen nach Asthma, Krupp-Anfällen, Atemnot, Kenntnis über Adenoide oder Polypen und potenzielle Umweltnoxen z. B. Passivrauchen liefern u. a. wertvolle Hinweise auf Atemwegsirritabilität, Broncho-spasmusgefahr, Atelektasen, Apnoephasen und die Notwendigkeit der postoperativen Überwachung.

ZNS: Ein gesichertes Krampfleiden stellt eine sehr wichtige Information dar, denn neben den Ursachen sind Anfallshäufigkeit und bestehende Medikation und deren Wirkspiegel Therapiemarker. Erlittene Schädel-Hirn-Traumen sind im Kindesalter mitunter unterschätzt, welches Kind hat sich noch nie den Kopf gestoßen. Der zeitliche Zusammenhang mit Erbrechen oder Veränderung der Bewusstseinslage oder des kindlichen Verhaltens lässt sich oft nur mit den Eltern sicher herstellen. Stillstände oder sogar Rückschritte in der statomotorischen und der psychisch-intellektuellen Entwicklung sind unter Umständen sehr differenziert anamnestisch zu erfragen, haben aber oft hohen Informationsgehalt, ebenso wie Hirndruckzeichen.

Magen-Darm-Trakt, Leber: Erbrechen und Durchfall sind bei Kindern sehr akute Zeichen von Störungen dieses Organsystems und besitzen hohen Krankheitswert, während sich Gedeihstörungen über einen längeren Zeitraum entwickeln können. Der gastroösophageale Reflux, Schluckstörungen oder Nahrungsmittelunverträglichkeiten entstehen oder manifestieren sich eher mittel- oder langfristig, werden also weniger in den Vordergrund treten. Wichtig sind damit auch immer Fragen nach möglichen Aspirationsrisiken, akuten oder subakuten Störungen des Elektrolythaushaltes und Zeichen von Dehydratationszuständen und Hypovolämie sowie Zeichen der Malabsorption.

Stoffwechsel: Endokrinologische Erkrankungen führen nicht selten zu pathognomonischen Störungen oder Veränderungen der Entwicklung, als mögliche Hinweise auf eine Hypothyreose, Diabetes mellitus, Hypoglykämie, NNR-Insuffizienz o. ä. Wichtige und notwendige Informationen sind hierbei bereits die eingeleiteten therapeutischen Maßnahmen, wie Substitutionsbehandlung, Diätformen oder spezielle Kontrollmaßnahmen. Die Zusammenarbeit mit einer entsprechenden Spezialeinrichtung ist, wenn nicht von den Eltern angeregt, in der Regel sehr hilfreich und empfehlenswert. Bei unklaren Symptomen für endokrinologische Störungen muss immer auch an die Möglichkeit der Manifestation einer genetischen Erkrankung bzw. eines Syndroms gedacht werden, die Auswirkung auf die Gestaltung des Anästhesieverfahrens haben können.

Muskulatur: Im Kontext der statomotorischen Entwicklung sind Schwächen von einzelnen oder ganzen Muskelgruppen wichtige Hinweiszeichen, ebenso Hyporeflexie oder Lähmungen. Mitunter werden aber erst detaillierte und konkrete Fragen Aufschluss über die Ursachen geben können. Wesentlich erscheint es hier, den Zusammenhang mit der Familienanamnese herzustellen. Denn die Disposition zur gefürchteten malignen Hyperthermie oder vorhandene Myopathien bzw. Mitochondriopathien stellen eine sehr ernstzunehmende Veränderung dar, die als erheblich anästhesierelevant einzustufen ist und oft lebenslange Konsequenzen für den Patienten hat.

Hämatologie: Stigmata für eine hämatologische Erkrankung können diskret sein und nur vom Erfahrenen als solche erkannt werden. Zeichen von Anämie oder Blutungsübel sind jedoch aus der Anamnese zu eruieren. Wichtig sind

Aussagen zu bereits erhaltenen Transfusionen von Blut- oder Blutbestandteilen, deren Verträglichkeit und zur Familienanamnese.

Allergie: Schon kurz nach Reifung des Immunsystems manifestieren sich Allergien und treten erstmalig allergische Reaktionen unterschiedlicher Ausprägung auf. In diesen Fällen ist genau nach bekannten Allergenen zu fahnden und sind Medikamente genauestens zu identifizieren, denn es geht darum, ggf. eine Prophylaxe durchzuführen und auf alle Fälle eine Exposition zu vermeiden.

Zahnstatus: Zahnstatus und Bissstellung können Hinweise für Intubationsschwierigkeiten sein. Weiterhin gehören anatomische Besonderheiten nicht selten zu Syndromen.

Anamnese

Ein klar strukturiertes Vorgehen bei der Erhebung der Anamnese garantiert die Vollständigkeit der Angaben. Die Verwendung von Standardbögen erleichtert zwar die Erfassung und die Dokumentation, ersetzt aber nicht das individuelle Gespräch und die eingehende *körperliche Untersuchung*.

Körperliche Untersuchung

Mit geringem Zeitaufwand sollen Erkrankungen erkannt werden, die anästhesierelevant sind. In Abhängigkeit des Alters werden wir es mit unterschiedlich „kooperativen" Kindern zu tun haben. Mit Hilfe der Eltern, oft auf deren Arm oder Schoß findet die orientierende Untersuchung statt. Erklärungen für die Eltern und in verständlicher Form für das Kind, werden den Zugang erleichtern und das mitgereiste Plüschtier kann ebenfalls helfen, mehr zu erfahren.

Am Beginn der Untersuchung erfolgt die *Inspektion* des Kindes hinsichtlich Haltung und Muskeltonus. Die anschließende Inspektion von Mundhöhle und Rachen hat große Bedeutung und sollte neben Mundöffnung und Zahnstatus, die Suche nach Infektzeichen und Beurteilung der Tonsillengröße umfassen.

Durch die *Auskultation* von Herz und Lunge wird der Herzrhythmus beurteilt und pathologische Geräusche und deren mögliche Fortleitung erfasst. Das Atemgeräusch wird überprüft hinsichtlich Charakter und Seitengleichheit, auf Vorliegen von Giemen, Brummen und Spastik sowie mögliche Rasselgeräusche.

Schließlich werden in Abhängigkeit vom geplanten Procedere Anatomie und Beschaffenheit der betreffenden Körperregion inspiziert, bei geplanter Kaudal- und Periduralanästhesie der Sakralbereich, die Wirbelsäule und die

Haut am Rücken, die Halsregion und der Thorax bei anstehender zentraler Venenpunktion.

Der *Hautturgor* ist ein wichtiger Marker für den Volumenstatus und die Beurteilung des Venenstatus beeinflusst die Entscheidung zur Wahl der Narkoseeinleitung.

Laboruntersuchung

Bleibt die Anamnese leer und die Untersuchung ohne pathologische Befunde, liefern *Laborwerte* keine zusätzlichen Erkenntnisse, die das geplante anästhesiologische Procedere entscheidend beeinflussen würden. Im Gegenteil, Blutabnahmen stellen eine erhebliche Belastung für Kinder, Eltern und das medizinische Personal dar und sollten darum nur in begründeten Fällen durchgeführt werden. Durch die meist schlechten Abnahmebedingungen sind Laborwerte im Kindesalter nicht unbedingt verlässlich, ebenso sind Normalwerte keine Versicherung für eine komplikationsfreie Narkose.

Die Indikation zu Laborwerten richtet sich nach der Größe des Eingriffs, insbesondere den dabei zu erwartenden perioperativen Komplikationen, dem Gesundheitszustand des Kindes und der möglichen Konsequenzen die sich für das anästhesiologische Vorgehen aus einem pathologischen Laborwert aktuell ergeben (Tab. 1).

Trimenonanämie	Hb (Analyse nach Einleitung ausreichend
Ileus, Pylorushypertrophie	Na^+, K^+, Säure-Basen-Status
Leberinsuffizienz	Na^+, K^+, ALAT, ASAT, Bili, BB, NH_4, Quick
Niereninsuffizienz	Na^+, K^+, Säure-Basen-Status, BB, Kreatinin, Harnstoff
Herzinsuffizienz	ALAT, ASAT, Laktat, Kreatinin, Harnstoff
Gerinnungsstörungen	Quick, PTT, Thrombozyten
Großer Eingriff mit möglichem Blutverlust	BZ, Blutgruppe, Quick, PTT, Thrombozyten
Hämatologische Erkrankung	BB, evtl. Diff.-BB, Quick, PTT, Na^+, K^+
Onkologische Erkrankung	BB, evtl. Diff.-BB

Tab. 1   Sinnvolle Laborwerte.

Bei unauffälliger Anamnese und normalem Untersuchungsbefund kann auch bei einer geplanten Regionalanästhesie (Kaudalanästhesie, Penisblock, periphere Nervenblockaden) auf eine routinemäßige Gerinnungsanalyse verzichtet werden.

Anästhesiologisch relevante Fragestellungen bei Vorliegen von Vitien oder Herz-Kreislauf-Erkrankungen

Diese werden durch die Echokardiographie wesentlich besser als durch ein EKG beantwortet. Während diese dynamische Untersuchung Aussagen zu Anatomie und Funktion gleichermaßen zulässt, ist der Informationsgewinn aus dem Routine-EKG im Kindesalter eher unbedeutend und erfordert sehr viel Erfahrung. Lässt sich ein Herzgeräusch feststellen, sollte unbedingt nach klinischen Zeichen gesucht werden. Die Indikation zur Ableitung eines EKG, bei Kindern sehr selten, wird dann gestellt, wenn eine klinische Symptomatik vorliegt, wie z. B. Herzrasen, Palpitationen, Schwirren, Zyanose, Dyspnoe, deutliche Einschränkung der klinischen Belastbarkeit sowie die kurzfristige Verschlechterung des Zustandes. Diese Kinder sollten unbedingt von einem Kinderkardiologen beurteilt werden. Weiterhin muss bei diesen Kindern immer an die Durchführung einer Endokarditisprophylaxe gedacht werden.

Röntgenaufnahme des Thorax

Die Anfertigung einer *präoperativen Röntgenaufnahme des Thorax* erfolgt nur bei wenigen, aber strengen Indikationen:

- Pneumonie, zur Diagnostik und Verlaufskontrolle
- Atelektasen
- Pneumo- und Hämatothorax
- kongenitales Vitium cordis
- Thoraxtrauma
- Mukoviszidose.

Weiterführende Diagnostik

Eine *weiterführende Diagnostik*, ob funktionell oder laborchemisch, sollte bei klinischer Notwendigkeit, immer in Zusammenarbeit mit entsprechenden Spezialisten bzw. Spezialeinrichtungen eingeleitet oder diesen ganz überlassen werden, weil dadurch eine Mehrfachbefunderstellung vermieden werden kann. So lassen sich nicht nur Belastungen für Kind und Eltern reduzieren, sondern auch Kosten und Zeit einsparen, schließlich kann dadurch der gesamte Prozess der perioperativen Betreuung optimiert werden.

Für die Planung von elektiven Eingriffen spielen bei Kindern oft der Abstand zu Impfungen, die Infektlage im Umfeld des Kindes sowie ein mehr oder weniger ausgeprägter Infekt, häufig der oberen Luftwege, eine wichtige Rolle und stellen den Anästhesisten bei der Prämedikationsvisite mitunter vor eine schwere Entscheidung: Absetzen? Verschieben? Risiko kalkulieren?

Durch die ausführliche Anamnese lässt sich auf eine *Exposition mit typischen Kinderkrankheiten* schließen, nicht nur bei Kindern die in Schule oder Kindergarten betreut werden. Die jeweilige Inkubationszeit (Tab. 2) ist bei der Terminvergabe zu berücksichtigen. Eine stationäre Aufnahme sollte nach Möglichkeit ebenfalls verschoben werden, um keine Infektionskette zu unterhalten.

Diphtherie	3 Tage (1–7 Tage)
Meningokokken	bis zu 1 Woche
Mumps	17 Tage (14–24)
Röteln	10 Tage (7–18 Tage)
Scharlach	2–3 Tage
Tetanus	3 Tage bis 3 Wochen
Windpocken	16 Tage (8–20 Tage)
Masern	14–21 Tage

Tab. 2 Inkubationszeiten wichtiger Kinderkrankheiten.

	Lebendimpfung	**Totimpfung**	**Toxoid**
Viral	Masern, Mumps, Röteln	Influenza, FSME	
	Gelbfieber	Hepatitis A, Hepatitis B	
	Windpocken	Rabies	
	Poliomyelitis (oral)	Poliomyelitis (parenteral)	
		Japan-Enzephalitis	
Bakteriell	BCG	Cholera, Typhus (parenteral)	Tetanus, Diphtherie
	Typhus (oral)	Pertussis, HIB	
		Pneumokokken	
		Meningokokken	
	elektives Intervall 14 Tage	*elektives Intervall 3 Tage*	*3 Tage*

Tab. 3 Virale und bakterielle Impfungen.

Bei elektiven Eingriffen sollte nach einer *Impfung* mit abgeschwächten oder vermehrungsunfähigen Lebendvakzinen (s. Tab. 3) ein Abstand von 14 Tagen eingehalten werden. Da keine gesicherten wissenschaftlichen Daten oder Erkenntnisse dazu vorliegen, handelt es sich um eine Empfehlung. Möglicherweise kann durch die Belastungen der perioperativen Phase der Impferfolg beeinträchtigt werden. Es ist weiterhin nicht damit zu rechnen, dass es durch den perioperativen Stress zu einer explosionsartigen Vermehrung abgeschwächter Lebendimpfstoffe kommt. Allgemeine Probleme durch die Impfung treten aber in diesem Zeitfenster auf. Durch den Sicherheitsabstand soll also eine komplikationslose perioperative Phase gewährleistet werden. Bei Impfungen mit Totimpfstoffen wird aus gleichem Grund ein Intervall von 3 Tagen empfohlen.

In jedem Fall sollte der aktuelle Impfstatus erfragt werden, bei Unklarheiten der Impfpass vorgelegt werden. Über Neuigkeiten, die das Impfwesen betreffen, informiert aktuell das Robert-Koch-Institut, bzw. dessen ständige Impfkommission.

Kinder mit Infekt

Sie begegnen uns in der täglichen Praxis sehr häufig. Oft sind es Atemwegsinfekte, mitunter sind diese sogar Anlass zur OP. Solche Kinder haben eine geringfügig erhöhte Rate von perioperativen Problemen mit den Atemwegen (Laryngospasmus, Bronchospasmus, Stridor), die bei Säuglingen häufiger beobachtet werden als bei Klein- oder Schulkindern. Selbst Kinder nach einem therapierten Laryngospasmus können bei ambulanten Eingriffen nach Hause entlassen werden. Zu empfehlen ist die Vermeidung der endotrachealen Intubation (soweit möglich und vertretbar), denn diese senkt nachweislich die Häufigkeit respiratorischer Komplikationen. Abgesehen von Notfallindikationen sollen Kinder mit deutlichen Infektzeichen: Fieber > 38,5 °C, eitriger Sekretion bzw. Auswurf sowie Vorliegen einer klinisch symptomatischen Erkrankung mit Beeinträchtigung des Allgemeinbefindens („krankes Kind") nicht elektiv operiert und deshalb anästhesiert werden. Kommen diese Kinder zur Fokussanierung (z. B. HNO) muss im Einzelfall die Entscheidung getroffen werden, ob trotz Infekt operiert wird, denn echte Infektfreiheit wird oft erst nach der OP zu erwarten sein. Ein seröser Schnupfen stellt keinen Grund dar, einen OP-Termin zu verschieben, diese Kinder können auch ambulant anästhesiert werden.

Nüchternzeiträume

Neben den physiologischen Auswirkungen auf den Flüssigkeitshaushalt und den Energiestoffwechsel tragen Hunger und Durst bei Kindern auch wesentlich zur Beeinträchtigung des Allgemeinbefindens bei. Das *NPO-Intervall* (nil per os, Nüchternintervall) so kurz wie möglich und so lang wie nötig festzulegen, ist deshalb eine ganz wesentliche Aufgabe der Prämedikationsuntersuchung bzw. -visite. Grundlage dafür ist die Festlegung durch die DGAI (09/2004), die sich am Alter des Kindes orientiert.

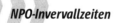

NPO-Invervallzeiten

- **Säuglinge:** 4 Stunden   *feste Nahrung, Milch, Muttermilch*
  2 Stunden   *klare Flüssigkeit*
- **Kinder > 1 Jahr:** 6 Stunden   *feste Nahrung, Milch*
  2 Stunden   *klare Flüssigkeit*

Klare Flüssigkeiten enthalten kein Fett, keine Partikel und keinen Alkohol, es spricht nichts gegen Kohlensäure.

Die Zeitangabe für die letzte Mahlzeit, den letzten Tee sollte möglichst konkret mit Angabe der Uhrzeit erfolgen und bei Veränderungen im OP-Programm aktualisiert bzw. konkretisiert werden. Kann die zeitnahe Flüssigkeitszufuhr nicht realisiert werden oder ist das Trinken nicht möglich, müssen die Kinder eine Infusion erhalten. Besonders sind Früh-, Neugeborene und junge Säuglinge durch längere Nüchternzeiten gefährdet.

Eine mitunter erheblich verzögerte Magenentleerung wird nach Traumata, bei intraabdominellen Prozessen und Erkrankungen mit erheblicher Beeinträchtigung des Allgemeinbefindens beobachtet. Diese Kinder werden auch durch abwarten nicht nüchtern!

Den Abschluss einer jeden Prämedikationsuntersuchung sollte die Zusammenfassung der erhobenen Befunde und Informationen bilden. Erst danach erfolgt die Auswahl des geeigneten Narkoseverfahrens sowie die Aufklärung darüber. Es sollte stets die Indikation für ein Verfahren der Regionalanästhesie überdacht werden, entweder als sinnvolle Kombination mit der Allgemeinanästhesie oder bereits als Einleitung der postoperativen Schmerztherapie (Tab. 4, S. 162). Oft kann dadurch mit geringem Aufwand – unter optimalen Bedingungen und ohne Belastung, weil in Narkose durchgeführt – ein großer Nutzen für die kleinen Patienten erzielt werden wie z. B. Senkung des PONV-Risikos, Optimierung der Analgesiequalität, Verkürzung der stationären Verweildauer, Reduzierung der perioperativen Stressreaktion etc.

Nach der Prämedikationsuntersuchung beginnt die unmittelbare Vorbereitung. Neben der versorgenden Einrichtung (Praxis oder Klinik) müssen unbedingt das Kind und die Eltern einbezogen werden.

Nach Kenntnis des OP-Zeitpunktes erfolgt die *Festlegung, Erklärung und Dokumentation* (auf dem Anästhesieprotokoll und ggf. im „Merkblatt" für die Eltern bei ambulanter Anästhesie) von:

- Zeitpunkt für die letzte Mahlzeit/letzte Flüssigkeit
- Prämedikation mit Dosis, Applikationsweg und Zeitpunkt, bei geplanter i.v.-Einleitung Lokalisation
- Zeitpunkt für das EMLA®-Pflaster.

Zentrale Blockaden	Single-shot	Kaudalanästhesie	Eingriffe bei Säuglingen und Kleinkindern an unterer Extremität, Becken, Abdomen unterhalb des Nabels
	kontinuierlich	thorakale Epiduralanästhesie	nach Risikoabwägung: Eingriffe an Thorax, Lunge, Abdomen gezielte Steuerung des Anästhesieniveaus, möglichst PCEA
		lumbale Epiduralanästhesie	nach Risikoabwägung: Eingriffe im Abdomen, Becken, untere Extremität; möglichst PCEA
		Kaudalkatheter	langdauernde abdominelle und urogenitale Eingriffe, Umstellungsosteotomien u. ä.
Periphere Blockaden	Extremitäten	Plexus brachialis	cave: für Kinder nur axillärer Zugang
		N. ischiadicus	Eingriffe an unterer Extremität **Vorteil gegenüber Kaudalanästhesie:** längere Wirkdauer, nur Anästhesie im OP-Gebiet, Blasenfunktion nicht beeinträchtigt
		N. femoralis	Eingriffe bzw. Frakturen an Femur (distal der per-trochanteren Region), Kniegelenk, medialer Tibia
	Rumpf	Psoas-Kompartment-Block	nach Risikoabwägung: gute und langanhaltende Analgesie im Hüft- und Beckenbereich
		Ilioinguinalis-Block	Alternative zur Kaudalanästhesie bei Hernioplastik oder Orchidopexie
		Penisblock	Penischirurgie, v. a. Zirkumzision
Infiltrationsanästhesie		lokale Infiltration	beim wachen Kind zur Wundversorgung in Narkose zur postoperativen Schmerztherapie

Tab. 4   Typische Regionalanästhesieverfahren im Kindesalter.

Bei dem EMLA®-Pflaster handelt es sich um eine eutektische Mischung zweier Lokalanästhetika, welche die Resorption in die darunter liegende Haut und damit eine Anästhesie von voraussichtlichen Punktionsstellen ermöglichen. Um einen maximalen Effekt zu erzielen, also eine schmerzfreie Venenpunktion zu ermöglichen, sollte diese Creme mindestens 90 Minuten vor der geplanten Punktion aufgetragen und mit einer Folie abgedeckt werden. Weiterhin müssen ca. 20–30 Minuten vor der Punktion die Folie und Creme wieder entfernt werden (z. B. bei Eintreffen in der Kinderschleuse oder vor dem Transport in den OP, noch auf der Station), da sonst eine Vasokonstriktion und verquollene Haut die Bedingungen und damit den Erfolg für eine erfolgreiche Venenpunktion eher verschlechtern. Viele wichtige Fragen sind hausintern anhand von Standard Operating Procedures (SOPs) zu klären (u. a. PONV-Prophylaxe, Endokarditis-Prophylaxe, Anwesenheit von Eltern im OP-Bereich/Aufwachraum), dürfen aber auf keinen Fall unbeachtet bleiben, weil sie wesentlich sind für die erfolgreiche perioperative Betreuung der Kinder.

An alles Gedacht?

- *Prämedikation (oral, rektal oder gar nicht)?*
- *EMLA-Pflaster (wann, wohin, wann entfernen)?*
- *Einleitung wie (i. v., inhalativ, rektal)?*
- *Einleitung mit den Eltern?*
- *Eltern bei der Ausleitung, im Aufwachraum?*
- *Postoperative Schmerztherapie?*
- *Wann gibt es den ersten Tee danach?*

Literatur

Habermehl P, Schroff C. Impfung und Anästhesie: Immunologie & Impfen 1999 (2): 83–84

Brennan LJ. Modern day-case anaesthesia for children. Br J Anaesth 1999; 83(1): 91–103

Meneghini L et al. The usefulness of routine preoperative laboratory tests for one-day surgery in healthy children. Paediatr Anaesth 1998; 8(1): 11–15

Parnis SJ et al. Clinical predictors of anaesthetic complications in children with respiratory tract Infections. Paediatr Anaesth 2001; 11(1): 29–40

Internet

Robert-Koch-Institut: www.rki.de

M. Weiß und H. Krieter

12 Besonderheiten bei ambulanten Patienten

Das ambulante Operieren hat – nicht zuletzt aufgrund der neuen Entgeltsysteme – in den vergangenen Jahren ständig an Bedeutung gewonnen. Wenngleich in erster Linie die ökonomischen Aspekte in diese Richtung führten, bevorzugen inzwischen viele Patienten diese Option gegenüber einem stationären Aufenthalt. Bei der Planung und Durchführung ambulanter Anästhesien ist zu berücksichtigen, dass der Anästhesist die Verantwortung sowohl für das Betäubungsverfahren als auch für die Überwachung und Aufrechterhaltung der vitalen Funktionen während des Eingriffs und postoperativ bis zur Aufhebung der Wirkung des Anästhesieverfahrens trägt. Dies beinhaltet auch die Bewältigung von Komplikationen und die Therapie auftretender Zwischenfälle während und nach der Anästhesie. Für den Anästhesisten stellen Vorbereitung und Durchführung ambulanter Narkosen somit eine besondere Herausforderung und Verantwortung dar, die bereits mit der Prämedikation beginnt. Die verschiedenen Aspekte sollen daher im Folgenden ausführlich dargestellt und durch Praxistipps ergänzt werden.

12.1. Definition der geeigneten ambulanten Eingriffe

Gültig für Niedergelassene Ärzte in freier Praxis und für das Klinik-ambulante Operieren nach § 115 b des SGB V hat die Sozialgesetzgebung alle zwingend ambulant durchzuführenden Operationen und stationsersetzenden Eingriffe in einem Katalog aufgeführt (der aktuelle Katalog kann unter http://www.dkgev.de heruntergeladen werden). Ebenso wurden Ausnahmetatbestände festgelegt, bei deren Vorliegen eine stationäre Durchführung von Eingriffen im Ausnahmefall erforderlich sein kann.

Kriterien für die ambulante Durchführbarkeit sind vor allem ein minimales Risiko für Nachblutungen und postoperativ auftretender respiratorischer Komplikationen. Weiter dürfen ambulante Eingriffe keine spezielle postoperative Pflegebedürftigkeit nach sich ziehen und müssen rasche Flüssigkeits- und Nahrungsaufnahme erlauben.

Kontraindikationen für ambulante Eingriffe sind:

- Patient ist nicht nüchtern
- fehlende Kommunikationsmöglichkeit des Patienten im Fall von postoperativen Komplikationen
- Notfallpatienten nur nach kritischer Abwägung der Risiko-/Nutzenrelation
- transfusionspflichtige Operationen oder solche mit extremen Flüssigkeitsverschiebungen
- polymorbide Patienten der ASA-Risikoklassen 3–4, deren Risikoprofil in der Vorbereitungsphase nicht mehr zu reduzieren ist z. B. instabiler insulinpflichtiger Diabetes mellitus, instabiler arterieller Hypertonus, Drogenabusus
- unzureichendes soziales Umfeld für die postoperative Nachsorge.

12.2. Voraussetzungen zur Durchführung von Anästhesien bei ambulanten Eingriffen

Die sichere Durchführung ambulanter Eingriffe ist an Voraussetzungen gebunden, die entweder im Vorfeld zu schaffen, oder im Rahmen der Prämedikation zu prüfen sind. Sie orientieren sich an der Vereinbarung von Qualitätssicherungsmaßnahmen beim ambulanten Operieren gemäß § 14 des Vertrages nach § 115 b Abs. 1 SGB V.

12.2.1. Strukturelle Anforderungen

Vorhanden sein müssen baulich geeignete Räume und apparativ-technische Einrichtungen für ambulante Eingriffe entsprechend den Empfehlungen der Deutschen Gesellschaft für Anästhesiologie und Intensivmedizin (DGAI) zur Arbeitsplatzausstattung und den Richtlinien der Bundesärztekammer zur Qualitätssicherung ambulanter Operationen. Ebenso werden hygienische und personelle Voraussetzungen gefordert. Eine enge Anbindung an Parkmöglichkeiten, die Verfügbarkeit von Rollstühlen und die Möglichkeit einer stationären Aufnahme in eine Klinik sollte gegeben sein. Vorteilhaft sind Apotheke und Sanitätshaus in der Nähe des ambulanten

Operationszentrums. Die Anforderungen an die Räume zur Prämedikationsvisite sind nicht normiert. Da diese vielfach auch in den Räumen der Praxis des operativen Fachkollegen stattfindet, hat der Anästhesist auch nicht immer einen Einfluss auf die Ausgestaltung. Die Voraussetzungen für ein ungestörtes Gespräch und die körperliche Untersuchung unter Wahrung der Privatsphäre des Patienten sind unabdingbar. Das Wartezimmer erfüllt diese Forderungen auf keinen Fall!

12.2.2. Persönliche Qualifikation

Für das Anästhesieverfahren und die postoperative Betreuung gilt auch im ambulanten Bereich der Facharztstandard. Da der Prämedikationsvisite gerade im ambulanten Sektor eine besonders hohe Bedeutung zukommt sollte auch hier derselbe Standard eingehalten werden. Eine Aufklärung über das Anästhesieverfahren nur durch den Operateur wird dieser Anforderung nicht gerecht. Für die Durchführung und postoperative Überwachung ist weiteres speziell eingearbeitetes Assistenzpersonal mit ausreichender Qualifikation in ausreichender Zahl erforderlich. Die Qualifikation hat dem Risikospektrum der Patienten und der Art der durchgeführten Eingriffe Rechnung zu tragen.

12.2.3. Sicherstellung der Notfallversorgung

Die Sicherstellung der Notfallversorgung erfordert:
- einen Organisationsplan für Notfälle und Anästhesiezwischenfälle
- bei Anästhesieverfahren mit Triggersubstanzen für die Maligne Hyperthermie müssen ausreichende Mengen an Dantrolen vorhanden sein
- eine regelmäßige praxisinterne Fortbildung im Notfallmanagement
- eine apparative und medikamentöse Ausstattung zur Notfallversorgung und Behandlung eventueller Zwischenfälle
- ständige Erreichbarkeit eines der beteiligten Ärzte, der Zugriff auf die Patientendokumentation nehmen kann (Name und Angabe der Telefonnummer) über 24 Stunden
- die Kooperation mit einem bei Notfällen erreichbaren Krankenhaus.

12.2.4. Soziales Umfeld

Die Bereitschaft des Patienten, sich ambulant operieren zu lassen stellt die Grundvoraussetzung dar. Der wachsenden Nachfrage steht die Forderung gegenüber, dass der Patient oder sein gesetzlicher Vertreter fähig sein soll, Wesen, Bedeutung und Tragweite des geplanten operativen Eingriffs, des

Anästhesieverfahrens inklusive der möglichen Risiken und der Nachsorge zu erkennen. Ebenso sollte die Person, die die Versorgung des Patienten gewährleistet, physisch und mental in der Lage sein, die medizinischen und organisatorischen Instruktionen zu verstehen sowie notwendige Entscheidungen zum Wohle des Patienten rasch zu treffen. Gesetzlich wird zur Durchführung eines ambulanten Eingriffes gefordert, dass der Patient telefonisch erreichbar ist, dass er in der Lage ist, seinen Heimtransport durch eine verantwortliche Person sowie eine sachgerechte Versorgung in seinem Haushalt in den ersten 24 Stunden zu organisieren, ggf. auch durch eine geeignete Person oder einen entsprechenden Dienstleister. Weiterhin fordert der Gesetzgeber, dass die Voraussetzung einer Wohnung mit Minimalstandard (Heizung, Licht, Küche, Bad, Toilette), ggf. auch eine Unterbringung in einem Hotel gegeben ist. All dies muss der Operateur nach der Operationsindikationsstellung zur ambulanten Versorgung überprüfen, die entsprechende Sozialanamnese wird dokumentiert und die Informationen an den Anästhesisten weitergeleitet.

Praxistipp

Wenngleich der Operateur hier primär in der Verantwortung steht, ist es auch jedem Anästhesisten dringend anzuraten, das Vorhandensein der vorgenannten Voraussetzungen zu klären. Im Falle anästhesiologischer Zwischenfälle ist er hier in einer schwierigen Lage, wenn kein Nachweis über die Aufklärung und Prüfung dieser Voraussetzungen vorliegt.

12.2.5. Gründliche Anamnese

Hinsichtlich der Risikominimierung haben sich die Zulassungskriterien für ambulante Operationen an die ASA-Risikoklassifizierung angelehnt. Es konnte gezeigt werden, dass die ambulante Behandlung von Patienten der ASA-Risikoklasse 1–2, in den letzten Jahren zunehmend auch der ASA-Risikoklasse 3, nicht mit einer erhöhten Rate an intra- und postoperativen Zwischenfällen einhergeht. Voraussetzung hierzu war eine gründliche Anamneseerhebung, um gefährdete Patienten herauszufiltern und der stationären Versorgung zuzuführen.

Bei dieser Entscheidung sind die folgenden Kriterien hilfreich:

- bestehende Einsicht seitens des Patienten in den geplanten Eingriff und die erforderliche Nachsorge
- körperlich und psychisch stabiler Patient (ASA 1–2)
- Auswahl der Patienten nach dem „biologischen" statt nach dem kalendarischen Alter

- Fehlen klinisch relevanter Begleiterkrankungen oder besonderer perioperativer Risiken
- der postoperative Behandlungsaufwand ist leistbar
- Patienten mit chronischen Erkrankungen (ASA 3) wie Diabetes mellitus, Asthma bronchiale, gut eingestellter arterieller Hypertonie werden erst nach anästhesiologischer Konsultation und ggf. optimierter Therapie für den ambulanten Eingriff zugelassen
- Kinder mit normalem Geburtstermin sollten älter als 3 Monate sein, jüngere Säuglinge bzw. Frühgeborene vor der 37. Schwangerschaftswoche werden frühestens 60 Wochen postpartal und nur nach anästhesiologischer Konsultation für ambulante Eingriffe zugelassen
- Patienten mit Adipositas per magna dürfen erst nach anästhesiologischer Konsultation zugelassen werden.

Allergische Diathesen oder eine bekannte Maligne Hyperthermie stellen per se keine Kontraindikation für einen ambulanten Eingriff dar, bedingen jedoch einen längeren postoperativen Überwachungszeitraum von mindestens vier Stunden.

12.2.6. Rechtliche Aspekte der Aufklärung und Einwilligung

Aufklärungs- und Einwilligungsverfahren unterscheiden sich nicht von den Verfahren im stationären Bereich (vgl. Kap. 5). Auch im ambulanten Bereich muss das Aufklärungsgespräch in „angemessener Bedenkzeit" vor der Operation erfolgen. Grundsätzlich muss der Patienten noch ausreichend Gelegenheit haben, zwischen der Aufklärung und dem Eingriff das Für und Wider abzuwägen. Im stationären Bereich bedeutet dies, dass die anästhesiologische Aufklärung spätestens am Vorabend vor dem Eingriff und nach der operativen Aufklärung stattfinden muss. Im ambulanten Bereich wird ein besonderes Augenmerk auf die organisatorische Struktur gerichtet sein. Der Patient sollte ohne zeitlichen Druck die Entscheidung für oder gegen den ambulanten Eingriff treffen können. Je elektiver ein operativer Eingriff ist, desto höher fallen die Anforderungen nach Maßgabe der Rechtssprechung an eine adäquate Aufklärung aus. Für ambulante Eingriffe ist nach der Rechtsprechung des BGH eine anästhesiologische Aufklärung noch am selben Tag des Eingriffs zulässig, wenn es sich um einen „kleinen" Eingriff, beispielsweise der Operation eines Karpaltunnelsyndroms, handelt. Zu berücksichtigen ist hier unbedingt, dass die anästhesiologische Aufklärung am Operationstag den Patienten nicht unter psychischen Druck setzt, wie beispielsweise die Aufklärung direkt im Operationssaal. Die Einsichtsfähigkeit des Patienten darf nicht durch sedierende Medikamente beeinträchtigt sein dennoch kann der Patient jederzeit seine Entscheidung zum ambu-

lanten Eingriff revidieren. Ferner sollen diese Patienten der ASA-Risikogrup-
pierung 1–2 angehören. Diese Vorgehensweise gilt nach BGH *nicht* für größere ambulante Operationen mit höherem Risiko. Hier sollte spätestens am
Vorabend der Operation die anästhesiologische Aufklärung stattfinden.

Die Verwendung standardisierter Aufklärungsbögen bedeutet eine erhebliche Einsparung an Zeit und Schreibarbeit bei der Aufklärung. Dabei
ist jedoch zu beachten, dass allein das Austeilen eines solchen Bogens auch
wenn dieser vom Patienten unterzeichnet wurde noch keine wirksame Aufklärung des Patienten sichert. Erst das individuelle Arzt-Patienten-Gespräch
über die besonderen Risiken und Nebenwirkungen des Anästhesieverfahrens, bei dem handschriftliche Details ergänzt werden, stellt diese notwendige Grundlage her. Grundsätzlich ist zu empfehlen, die anästhesiologische
Aufklärung und Untersuchung im Rahmen einer ambulanten Sprechstunde anzubieten. Vorteile sind neben der positiven Einflussnahme auf die
Ängste der Patienten, dass bei Unklarheiten und erhöhtem anästhesiolo-
gischem Risiko ein optimiertes Behandlungsregime rechtzeitig begonnen
werden kann, und zusätzliche Untersuchungen bei erfassten Vorerkrankungen in einem ausreichenden Zeitfenster zur Risikominimierung angefordert werden können.

Praxistipp

*Um einen reibungslosen Ablauf auf der einen und eine rechtlich wirk-
same Aufklärung des Patienten auf der anderen Seite sicherzustellen,
ist es sinnvoll, entsprechende Standards für die routinemäßig ambulant durchzuführenden Eingriffe mit dem Operateur zu vereinbaren.
Dadurch können Verschiebungen und Unsicherheiten im Procedere
vermieden werden.*

12.3. Der Patient als Kunde

Über den Begriff des „Kunden" ist in der Medizin viel und kontrovers diskutiert worden. Sicher gehen die Bedürfnisse eines Tumorpatienten, der
bei inkurablem Befund den letzten Monaten seines Lebens entgegen sieht,
weit über den Begriff des „Kunden" hinaus. Die Erwartung des Patienten
im ambulanten Bereich zeigt jedoch deutliche Parallelen zum Kundenver-
halten in anderen Dienstleistungsbereichen. So wird neben der Qualität
der Behandlung – die häufig als gegeben vorausgesetzt wird – vor allem auf
das Ambiente, einem freundlichen Umgang seitens des Personals und Einhaltung der vereinbarten Termine bei kurzen Wartezeiten höchster Wert
gelegt. Im Gegensatz zur stationären Versorgung, wo der Patient oft noch

Wartezeiten und kleinere Störungen im organisierten Ablauf toleriert, wird gerade im ambulanten Bereich ein wesentlich höherer Maßstab an die Qualität der Dienstleistung gelegt.

Dies hat unmittelbare Konsequenzen auch für die Prämedikationsvisite. Helle, farblich ansprechend gestaltete Räume die funktionell eingerichtet sind und ein freundliches, dem Patienten und seinen Bedürfnissen zugewandtes Personal sind wichtige Faktoren für die Zufriedenheit der Patienten.

Ein weiterer ganz wesentlicher Aspekt ist die Planung und Einhaltung der Termine. Vereinbaren Sie mit dem Operateur feste Prämedikationszeiten, wenn Sie in dessen Räumen die Prämedikationsvisite durchführen oder lassen Sie einzelne Termine von dessen Sprechstundenpersonal fest einplanen. Sofern Sie über eigene Räume (Belegarztpraxis oder Behandlungszentrum) verfügen, sorgen Sie für eine Anlaufstelle, die diese Funktion wahrnimmt. Möglicherweise kann hier die Dienstleistung eines externen Callcenters sinnvoll sein.

Im anästhesiologischen Vorgespräch wird, besonders wenn Angehörige mit einbezogen werden, ein hohes Maß an Informationsvermittlung gefordert. Die Zeitinvestition in die psychologische Patientenbetreuung kann sich positiv in der Minderung der oralen Prämedikationsdosis und der Patientenzufriedenheit auswirken. Die gleichzeitige Mitgabe von schriftlichen Informationsmaterialien (falls dies noch nicht durch den Operateur geschehen ist) gibt dem Patienten und seiner Bezugspersonen die Möglichkeit, zu Hause in Ruhe die Verhaltensregeln und den organisatorischen Ablauf nachzulesen. Letztendlich minimiert eine optimale präoperative Vorbereitung des Patienten die peri- und postoperativen Probleme.

Praxistipp

Es muss nicht immer der Feng-Shui-Berater sein. Viele Hinweise auf Verbesserungen geben die Patienten selbst, wenn sie danach befragt werden. Ein aufmerksames Auge bei Besuchen fremder Praxisräume und anderer Dienstleistungsunternehmen kann ebenso wertvolle Tipps und Lösungen geben.

12.4. Zusammenarbeit zwischen den operativen und anästhesiologischen Fachkollegen und dem Hausarzt

Bereits in der stationären Patientenversorgung hat diese Schnittstelle eine ganz herausragende Bedeutung für die zuverlässige und patientenorientierte Vorbereitung und Planung chirurgischer Eingriffe. Dies gilt in besonderem Maße für die Zusammenarbeit bei der Betreuung ambulanter Patienten. Während in einer Klinik beispielsweise fehlende Befunde den präoperativen Ablauf auch stören, lassen sich solche Defizite vergleichsweise rasch kompensieren. Anders im ambulanten Bereich: Hier ist eine optimale Verzahnung zwischen den Fachabteilungen eine unabdingbare Voraussetzung für die Zufriedenheit des Patienten. Verschiebung von Terminen, redundante Arztbesuche und offensichtliche Lücken in der Abstimmung zwischen den Beteiligten werden im ambulanten Betrieb nur selten toleriert. (Ein Trend, der sich auch im stationären Bereich weiter ausbreitet.)

Der organisatorische Ablauf beginnt in der Praxis des chirurgischen Kollegen. Er stellt die Diagnose und damit die Indikation zum Eingriff und muss über diesen auch wirksam aufklären. Gleichzeitig schätzt er ein, ob angesichts des Risikos und der Ausdehnung des geplanten Eingriffs, etwaiger Komplikationen und des individuellen Gesundheitszustands des Patienten eine ambulante Behandlung überhaupt in Frage kommt. Sofern diese Frage bejaht werden kann, sollte er den Patienten auch darüber informieren, dass eine Anästhesie notwendig ist, ohne der Wahl des Anästhesieverfahrens vorzugreifen. Parallel hierzu wird der mitbehandelnde Hausarzt eingebunden. Schriftlich werden dem Patienten Informationen für den Hausarzt mitgegeben über Indikation, Art und Zeitpunkt des notwendigen operativen Eingriffes, benötigte Voruntersuchungen und die Bitte um einen kurzen anamnestischen Befund- und Untersuchungsbericht sowie der aktuellen medikamentösen Therapie bei bestehenden Vorerkrankungen des Patienten. Im Vorgespräch mit dem behandelnden Hausarzt sollte von chirurgischer Seite aus die postoperative Nachsorge geklärt werden.

Die Abbildung 1 gibt beispielhaft einen Prozessablauf wieder, der die Zuständigkeiten und Abläufe zwischen den Fachabteilungen regeln kann.

Die Vollständigkeit der Vorbefunde ist Voraussetzung für die Prämedikation ohne Wiedervorstellung des Patienten. Hier hat sich folgendes bewährt:

- Beschränkung gemäß den aktuellen Leitlinien auf das Notwendige
- Standardisierung wo möglich und sinnvoll (z.B. Labor, EKG, Thoraxröntgen)
- eingehende Anamnese und körperlicher Untersuchung.

Praxistipp

Erstellung von Checklisten für die kooperierenden Kollegen und Hausärzte über notwendige Voruntersuchungen und Angaben zur allgemeinen Krankheitsgeschichte des Patienten.

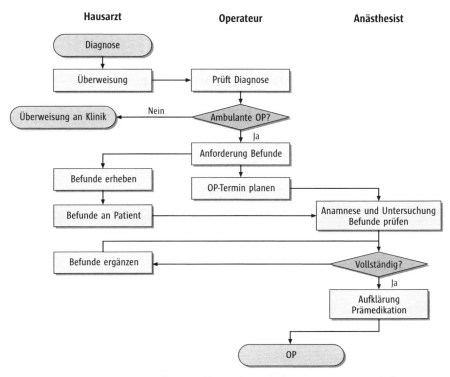

Abb. 1   Beispiel des Prozessablaufs Prämedikation bei ambulanten Operationen mit den Zuständigkeitsbereichen „Hausarzt", „Operateur" und „Anästhesist".

12.5. Organisation der Prämedikation

Den ersten Patientenkontakt hat immer der Operateur. Er wird den Patienten über den geplanten Eingriff informieren und über die Notwendigkeit der Anästhesie entscheiden. Diese Schnittstelle ist für den weiteren organisatorischen Ablauf von extrem wichtiger Bedeutung. Abhängig davon, wie gut diese Verzahnung zwischen den Fachabteilungen funktioniert gewinnt der Patient bereits hier den ersten Eindruck, der – wenn er negativ ausfällt – im weiteren Verlauf der Behandlung nur schwer zu kompensieren ist. Umgekehrt gilt auch, dass ein reibungsloser Ablauf einen nachhaltig positiven Eindruck vermittelt, der eine gute Basis für den Gesamteindruck am Ende der Behandlung bildet. Hilfreich für eine zuverlässige und erfolgreiche Kooperation in der ambulanten Versorgung ist die schriftliche Dokumentation und Einhaltung von Absprachen und Informationsaustausch zwischen dem Operateur und dem Anästhesisten.

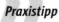

Praxistipp

Vereinbaren Sie schriftlich die Organisationszuständigkeit, die Infor-
mationswege und die Prozessabläufe mit ihrem Kollegen. Diese sollten
gemeinsam regelmäßig überprüft und ggf. aktualisiert werden. Gleich-
zeitig tragen Sie damit auch bereits zum internen Qualitätsmanage-
ment bei.

Zunächst muss der Patient dem Anästhesisten möglichst mit bereits vollständigen Befunden sowie den Informationen zu Art, Dringlichkeit und
geplantem Termin des Eingriffs bekannt gemacht werden. Nach wie vor
wird die Papierdokumentation hier überwiegen, nur vereinzelt gibt es ambulante Zentren, die alle Informationen auf elektronischem Wege kommu-
nizieren. Dagegen hat sich bei der Terminplanung ganz klar die elektronische Variante als überlegen erwiesen. Verschiedene Softwareprodukte
ermöglichen durch die Zugriffe auf fremde Terminkalender eine direkte
Terminvergabe in zuvor vereinbarten Zeitrastern, so dass beispielsweise
der Patient sofort einen konkreten Termin zur Prämedikationsvisite über
die erstbehandelnde Praxis erhalten kann.

Wenn eine solche direkte Terminvergabe nicht möglich sein sollte, erhält
der Patient die Möglichkeit einen Tagestermin unter den Angaben von an-
ästhesiologischem Ansprechpartner, Sprechstundenzeiten, Ort und benö-
tigten Unterlagen für die anästhesiologische Prämedikationsvisite abzu-
sprechen. Sofern die ambulanten Operationen an einer Klinik durchgeführt
werden, werden ambulante Patienten häufig auch durch eine zentrale Prämedikationsambulanz betreut. Die Probleme dieser Variante liegen auf der
Hand: Die Patienten konkurrieren mit den stationären Patienten und müssen oft unerträglich lange Wartezeiten in Kauf nehmen. Auch hier empfiehlt
es sich, festgelegt Termine vorab telefonisch zu vergeben.

Praxistipp

Es hat sich bewährt, nach der Entscheidung zu einem ambulanten
Eingriff durch den Operateur und nach dem operativen Aufklärungs-
gespräch dem Patienten oder der Bezugsperson eine sog. „Informati-
onsmappe zur Operation" auszuhändigen. Diese Mappe enthält zum
einen Informationen für den Patienten zu Operation, Anästhesiever-
fahren sowie allgemeiner Art (Verhalten nach dem Eingriff, bei Kom-
plikationen und Nebenwirkungen, Notrufnummern, Erreichbarkeit von
Anästhesist und Operateur), zum anderen Checklisten und Untersu-

chungsanforderungen für die niedergelassenen Ärzte und Hausärzte. Durch diese Mappe wird der Patient über den Umgang mit der Dauermedikation, die präoperative Nüchternheitsregel und die postoperative Verkehrsuntauglichkeit über 24 Stunden informiert. Dadurch wird sichergestellt, dass dem Patienten alle nötigen Informationen zur Hand sind und umgekehrt auch alle angeforderten Befunde möglichst vollständig zum Prämedikationsgespräch vorliegen. Auch hier ist es sinnvoll, die Inhalte gemeinsam mit dem Operateur verbindlich abzustimmen.

Die Informationsmappe zur Operation sollte somit bei jeder ärztlichen Vorstellung als auch zum Operationstermin vom Patienten mitgeführt werden. Eine solche Mappe kann folgende Komponenten umfassen:

- Daten des Patienten mit Angabe von Diagnose und geplanten operativen Eingriff (hilft die Identifikation des Patienten und der Akten sowie Art und Lokalisation des Eingriffs zu sichern)
- Operationsdatum
- anästhesiologischer Informations- und Aufklärungsbogen zum Durchlesen und Ausfüllen
- Ansprechpartner der Anästhesie, Ortsangabe und Sprechzeiten der Anästhesieambulanz mit Möglichkeiten der Terminvergabe zur Prämedikation
- ein Schreiben an den Hausarzt, welche Befunde seitens des operativen Eingriffs noch erforderlich sind und welche Medikation präoperativ zu welchem Zeitpunkt abgesetzt/umgestellt werden muss (z. B. Biguanide oder gerinnungshemmende Medikamente)
- Informationen zum Ablauf eines ambulanten Eingriffes mit folgenden Angaben:
  - Darstellung des Zeitverlaufes nach Vorstellung beim Operateur und der Indikationsstellung zur ambulanten Operation bis in die postoperative Phase mit den Angaben, bei welchen Ärzten vor der Operation Untersuchungstermine zu vereinbaren sind
  - Information über das Nüchternheitsgebot und die Bedeutung der Nahrungskarenz
  - Anforderung erforderlicher medizinischer Befunde und Unterlagen
  - detaillierte Zeitangaben über das Erscheinen am OP-Tag, den OP-Beginn und dessen voraussichtliches Ende, die Dauer des postoperativen Aufenthaltes und den Zeitpunkt, ab wann der Patient voraussichtlich mit der Entlassung rechnen kann
  - welche persönlichen Dinge die Patienten mitbringen sollten (z.B. Hausmedikation, Hausschuhe, Handtuch, Essen, Getränke)

- Verhaltensregeln und Warnhinweise zu den Besonderheiten des postoperativen Verlaufes, Hinweise zu Straßen-, Verkehrs- und Geschäftsunfähigkeit innerhalb 24 Stunden postoperativ, Verhaltensweisen bei postoperativ auftretenden Schmerzen
- Erreichbarkeit des Operateurs und des Anästhesisten mit Angabe der Notfallrufnummern.

12.6. Die Prämedikationsvisite

Wünschenswert ist, dass zur Vorstellung in der anästhesiologischen Sprechstunde schon alle notwendigen Befunde zur Beurteilung des anästhesiologischen Risikos dem Patienten mitgegeben werden. Sofern noch Befunde fehlen, können diese vom Hausarzt ergänzt und spätestens zum OP-Termin vorgelegt werden. Um bei Patienten mit erhöhtem gesundheitlichem Risiko eine Zeitverzögerung des ambulanten Eingriffes wegen ausstehender Untersuchungsbefunde zu vermeiden, hat sich hier die Definition von Standards und die Ausgabe von Checklisten für den Hausarzt als hilfreich erwiesen. Dennoch gelingt es trotz aller Bemühungen meist nicht, die Zahl fehlender Befunde auf Null zu reduzieren.

Nicht zuletzt aus diesem Grunde kommt der sorgfältigen Anamnese und körperlichen Untersuchung des Patienten im Rahmen der Prämedikation eine unverzichtbare „Screening-Funktion" zu. In den letzten Jahren hat sich hier ein erheblicher Wandel vollzogen: Der Fokus des Interesses hat sich von der Bedeutung von Labor- und anderen apparativ erhobenen Befunden (z.B. Spirometrie, spezielle Laborbestimmungen) zu einer klinischen Diagnostik verschoben. Neuere Leitlinien zur präoperativen Evaluation haben ergeben, dass eine differenzierte Diagnostik nur dann sinnvoll ist, wenn sich auch aus der Anamnese und dem körperlichen Befund Hinweise auf einschlägige Krankheiten ergaben. So können zumindest bei asymptomatischen jüngeren Patienten oder bei Patienten mit leerer Anamnese und unauffälligem körperlichen Befund, die sich elektiven Eingriffen unterziehen müssen, Anamnese und körperliche Untersuchung die Laboruntersuchungen weitgehend ersetzen. Aufgrund der gewonnenen anamnestischen und diagnostischen Ergebnisse entscheidet sich, ob darüber hinaus ergänzende Laborbefunde, eine EKG- und/oder Röntgenuntersuchung der Thoraxorgane erforderlich sind. Für die Festlegung einer bestimmten Altersgrenze, oberhalb derer ein EKG obligat und für den Patienten von Nutzen ist, gibt es keine wissenschaftlich gesicherten Erkenntnisse. Bei organgesunden Patienten in jungen und mittleren Lebensjahren ohne spezifische Risikohinweise besteht in der Regel keine zwingende medizinische Notwendigkeit, diese ergänzenden Untersuchungen routinemäßig durchzuführen. Indikationen für ein präoperatives EKG bestehen bei Verdacht auf oder bei Vorliegen einer Herzerkrankung, bei der Einnahme von Kardiaka oder potenziell kardiotoxischer Medikamente, bei Brust-/Thoraxschmerz sowie bei Belastungsdyspnoe. Eine routinemäßige Röntgenaufnahme des Thorax bei ASA-1- und -2-Patienten ist in der Regel überflüssig. Indikationen für eine präoperative Thoraxröntgenaufnahme bestehen bei pathologischen Untersuchungsergebnissen an Herz und/oder Lungen, bei Lungen- und Herzerkrankungen, bei Angina pectoris, bei Fieber, Schüttelfrost, Tachykardie und Infektionen die mit Dyspnoe, Orthopnoe und Tachykardie einhergehen. Ergibt sich aufgrund von Anamnese und körperlicher Untersuchung sowie aus dem Umfang des geplanten operativen Eingriffes ein erhöhtes perioperatives Risiko (ab ASA 3) ist je nach Konstellation (z. B. Begleiterkrankung, Pharmakotherapie) ein differenziertes d. h. individualisiertes Untersuchungsprogramm angezeigt.

ASA	Alter	Untersuchungen und Anforderungen
1–2	< 45 Jahre	▪ Anamnese, klinische Untersuchung ▪ evtl. kleines Blutbild, Gerinnung, Schwangerschaftstest
1–2	45–65 Jahre	▪ Anamnese, klinische Untersuchung ▪ kleines Blutbild, Gerinnung ▪ evtl. Schwangerschaftstest
1–2	> 65 Jahre	▪ Anamnese, klinische Untersuchung, kleines Blutbild, Gerinnungsstatus (Quick, PTT), Thrombozyten, Elektrolyte, Kreatinin, Harnstoff, GPT, γ-GT, Blutzucker ▪ ggf. EKG
3–4	unabhängig	▪ Anamnese, klinische Untersuchung, Blutbild, Gerinnungsstatus (Quick, PTT), Thrombozyten, Elektrolyte, Kreatinin, Harnstoff, GPT, γ-GT, Blutzucker, EKG und ▪ ggf. Röntgenthorax

Tab. 1 Notwendige Untersuchungen und Befunde bei ambulanten Patienten abhängig von deren Risikogruppe und Alter.

Liegen zeitnahe Ergebnisse einer körperlichen Untersuchung und Ergänzung der Vorbefunde vor, so sollten im Interesse der Wirtschaftlichkeit und um Doppelbelastungen des Patienten zu vermeiden, diese Untersuchungen nur dann wiederholt werden, wenn der Vergleich der Befunde, ihre Einordnung in das Krankheitsbild oder Hinweise auf zwischenzeitliche Veränderungen im Gesundheitszustand des Patienten dazu Anlass geben. Laborbefunde sollten jedoch nicht älter als 4 Wochen sein. Unter Berücksichtigung verschiedener prospektiver Studien zur Effektivität anästhesiologischer Voruntersuchungen können folgende zusätzliche Untersuchungen indiziert sein: Im Hinblick auf häufig verschwiegene oder unbeachtete Gewohnheiten und körperliche Veränderungen, Hb/Hk, Kalium (häufig nicht berichtete Einnahme von Diuretika und Abführmitteln), SGOT, SGPT, γ-GT und alkalische Phosphatase (beginnende Leberschädigung oder beginnende Leberentzündung). Bei Patienten mit endokrinologischen Vor- oder Begleiterkrankungen sind die entsprechenden Laborparameter zu bestimmen (z. B. Blutzuckerprofil bei Diabetes mellitus, Schilddrüsenfunktionsparameter bei Patienten mit klinisch relevanten Schilddrüsenüberfunktionen).

Bei geplanten rückenmarksnahen Anästhesieverfahren, bei denen durch die Ausbildung eines Hämatoms aufgrund einer Gerinnungsstörung eine zusätzliche Gefährdung des Patienten entstünde, empfehlen sich ggf. Quick, PTT und Thrombozytenbestimmung. Bei unauffälliger Gerinnungsanamnese kann von der laborchemischen Analyse des Gerinnungsstatus abgesehen werden. Der Patient muss hierzu spezifisch nach der Einnahme gerinnungshemmender Medikation, einer Gerinnungsstörung in der Eigen- oder Familienanamnese sowie nach Symptomen einer Gerinnungsstörung befragt werden.

Über die rein medizinischen Aspekte hinaus hat die Prämedikation ambulanter Patienten zusätzlich auch die soziale Situation zu berücksichtigen.

Für die Zusammenarbeit zwischen Anästhesist und Operateur gelten, soweit vor Ort nichts Abweichendes vereinbart ist, die zwischen den beteiligten Berufsverbänden und Fachgesellschaften getroffenen Vereinbarungen über die Aufgaben- und Verantwortungsteilung. Aus der Sicht seines Fachgebietes hat auch der Anästhesist eigenständig zu prüfen, ob Art und Schwere des beabsichtigten Eingriffs unter Berücksichtigung des gesundheitlichen Zustandes des Patienten und der vorhandenen räumlich-apparativen wie personellen Infrastruktur (!) unter Prüfung des häuslichen Umfeld des Patienten eine ambulante Durchführung des Eingriffes erlaubt.

Single-Haushalte und Lebensgemeinschaften älterer Patienten, die keine ausreichende Betreuung sichern können, sind relative Kontraindikationen für die ambulante Durchführung. Im Einzelfall ist kritisch zu prüfen, ob eine entsprechende Betreuung für den Patienten organisiert werden kann. Die Zusammenarbeit mit ambulanten Pflegediensten ist hier eine der Optionen, die jedoch nicht in allen Bereichen verfügbar ist.

Im Rahmen der präoperativen Anästhesiesprechstunde sind erforderlich und zu dokumentieren:

- rechtzeitige Anamneseerhebung
- körperliche Untersuchung
- Erfassung und Auswertung von Vorbefunden
- ggf. die Veranlassung weiterer Untersuchungen
- Prüfung und ggf. Fortsetzung der präoperativen Medikation nach Absprache zwischen Operateur und Anästhesist
- Einwilligung des Patienten bzw. des gesetzlichen Vertreters

- Hinweise auf das präoperative Nüchternheitsgebot und das 24-stündige postoperative Verhalten im Straßenverkehr und die verminderte Geschäftsfähigkeit
- soziales Umfeld, die Notierung der Rufnummer des Patienten und Nennung der betreuenden Person mit Altersangabe und Rufnummer
- Angabe des Hausarztes und dessen Erreichbarkeit.

12.7. Umgang mit Flüssigkeits- und Nahrungskarenz

Die Aspiration von Mageninhalt ist eine der gefürchtetsten Komplikationen der Anästhesiologie. Trotzdem haben sich in den letzten Jahren die Vorgaben zur Nahrungskarenz etwas liberalisiert. Zum einen gibt es neue Studien, die eine signifikante Steigerung des Aspirationsrisikos bei kürzeren Nüchternzeiten ausgeschlossen haben. Zum anderen bietet insbesondere die Flüssigkeitszufuhr stabilere Kreislaufverhältnisse und besseren Patientenkomfort.

Die Empfehlungen der deutschen Gesellschaft für Anästhesie und Intensivmedizin (DGAI) legen in ihren aktuellen Leitlinien folgendes Vorgehen fest: Wenn keine zusätzlichen Risiken vorliegen, gilt für Patienten ab dem 1. Lebensjahr eine 6-stündige Nahrungskarenz. Für klare Flüssigkeit wie Mineralwasser oder Tee gilt dagegen eine kürzere Karenz von 2 Stunden präoperativ. Für Patienten im ersten Lebensjahr beträgt die Nahrungskarenz 4 Stunden und die Flüssigkeitskarenz 2 Stunden präoperativ. Bei entsprechend sicherer Terminierung des Eingriffs ist dadurch möglich und sinnvoll, auch am Morgen noch einen kleinen Imbiss einzunehmen. Dabei sollte beachtet werden, dass vor allem Fette die Passagezeiten des Magens erheblich verlängern. Kohlehydratreiche Mahlzeiten werden dagegen problemlos vertragen.

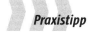

Praxistipp

Manche Patienten mögen präoperativ keine feste Mahlzeit, für diesen Fall haben sich fettfreie Energiedrinks als Alternative bewährt.

12.8. Umgang mit der Dauermedikation

Für den Anästhesisten sind zwei Gruppen von Medikamenten von besonderem Interesse: Zum einen die Dauermedikation, die der Patient mehr oder weniger regelmäßig einnimmt. Zum anderen die zusätzlich verordnete Prämedikation, die im ambulanten Bereich in aller Regel erst bei Eintreffen in der Praxis unmittelbar vor dem Eingriff gegeben wird.

Bei der vom Patienten regelmäßig eingenommenen Eigenmedikation hat sich in den vergangenen Jahren die Beibehaltung dieser Medikamente in den meisten Fällen bewährt. Dennoch gibt es einige wenige Medikationen, die im Interesse der Patientensicherheit auch vor einem ambulanten Eingriff abzusetzen sind. Hierzu zählen vor allem die Medikamente, die einen Einfluss auf die Blutgerinnung haben. In den einschlägigen Leitlinien sind die Karenzzeiten niedergelegt, die vor zentralen Nervenblockaden einzuhalten sind. Diese Karenzzeiten sind auch für das Ausmaß chirurgischer Blutungen relevant und sollten hier Anlass zur Rücksprache mit dem Operateur geben, auch wenn es für das geplante Narkoseverfahren (beispielsweise TIVA mit Larynxmaske) keine Relevanz hätte. Neuerdings wurde auch für bestimmte Phytotherapeutika (Ginkoextrakte, Knoblauch) ein Ko-Effekt auf die Blutgerinnung nachgewiesen.

Folgende Medikamente sollten präoperativ beibehalten werden:

- Antiarrhythmika
- Antihypertensiva
- β-Blocker
- Kalziumantagonisten
- Nitroverbindungen
- Digitalis
- Antikonvulsiva
- Thyreostatika
- Schilddrüsenhormone
- selektive MAO-Hemmer (Moclobemid)
- Antiparkinsonmittel
- Kontrazeptiva mit dem Hinweis auf erhöhtes Thromboserisiko und verminderte Zuverlässigkeit der Wirkung.

Perioperativ abzusetzen sind folgende Medikationen:

- Thrombozytenaggregationshemmer (2 Tage vor dem Eingriff)
- orale Antidiabetika (24 Stunden vor dem Eingriff)
- Metforminhaltige Antidiabetika (mind. 48 Stunden vor dem Eingriff)
- MAO-Hemmer (1–2 Wochen vorher in Absprach mit dem behandelnden Psychiater)
- orale Antikoagulanzien.

Gerinnungshemmende Präparate mit langer Wirkdauer sollten präoperativ auf Heparin umgestellt werden.

12.9. Medikamente zur Sedierung und Anxiolyse

Lange wurde über die medikamentöse Prämedikation zur Anxiolyse, Sedierung und Amnesie vor ambulanten Eingriffen diskutiert, da die Patienten postoperativ schnell entlassungsfähig sein sollen. Der Einsatz von kurzwirksamen anxiolytischen Substanzen hat sich jedoch bewährt. Am häufigsten wird Midazolam, ein kurzwirksames Benzodiazepin, eingesetzt. Studien belegen, dass die Prämedikation mit Midazolam die postoperative Zeit bis zur Patientenentlassung nicht verlängert. Der Vorteil von Midazolam liegt in dessen vielseitigen Applikationsformen (i.v., p.o., rektal, nasal) die den Einsatz vor allem bei Kindern sehr vereinfachen.

Alter	Applikation	Dosierung	Maximale Dosis
Erwachsene	p.o.	3,75–7,5 mg	
Kinder	i.v.	0,05–0,1mg/kg KG	
	p.o.	0,5 mg/kg KG	10 mg
	rektal	0,75 mg/kg KG	15 mg
	nasal	0,2 mg/kg KG	5 mg

Tab. 2   Dosierungsempfehlungen für Midazolam.

Bei Säuglingen unter 5 kg sollte auf die Prämedikation verzichtet werden.

Bei Jugendlichen oder Erwachsenen lohnt es immer zu erwägen, ob überhaupt eine Prämedikation erforderlich ist. Viele Patienten sind auch ohne pharmakologische Anxiolyse durchaus ruhig und entspannt, wenn sie zuvor ausreichend über die Abläufe und Maßnahmen informiert wurden. Vor allem ältere Patienten können auf Benzodiazepine paradox reagieren, oft ist dies aus der Anamnese bereits zu erkennen.

Praxistipp

Ebenfalls anxiolytische Wirkung hat im Erwachsenenalter die Anwendung von EMLA-Plaster bei Patientenängsten vor Spritzen und Venenpunktionen. Im Kindesalter sollte das EMLA-Pflaster immer angewendet werden, um die Venenpunktion zu erleichtern. Hier ist auf eine rechtzeitige Applikation (90 min präoperativ) und – für die Punktion fast wichtiger – auf das rechtzeitige Entfernen (20 min vor Punktion) zu achten, um Vasokonstriktion und verquollene Haut zu verhindern und optimale Punktionsverhältnisse zu erzielen.

12.9.1. Präemptive Analgesie

Die Indikation zur Prämedikation mit Opioiden wird im ambulanten Bereich sehr zurückhaltend gestellt. Übelkeit, Erbrechen, Sedierung oder Atemdepression verzögern die Entlassung des Patienten. Der Einsatz von nichtsteroidalen Antiphlogistika und Nichtopioidanalgetika präoperativ oder zu Schnittbeginn wird hingegen großzügig gestellt, zumal zahlreiche Studien den Effekt der präemptiven Analgesie belegt haben. Folgende Substanzen können hier eingesetzt werden:

- **Paracetamol oral**:
  Initialgabe: 40 mg/kg KG rektal oder 20 mg/kg KG oral,
  repetitive Dosis von 25 mg/kg KG rektal oder 15 mg/kg KG oral
  bis zu 4 × täglich
  i.v. Anwendung (Perfalgan®): Zulassung ab 10 kg KG
  16–33 kg KG: Einzeldosis 15 mg/kg KG, Tageshöchstdosis 2 g,
  max. 90 mg/kg KG/d
  33–50 kg KG: Einzeldosis 15 mg/kg KG, Tageshöchstdosis: 3 g
  ab 50 kg KG: Einzeldosis 1 g, Tageshöchstdosis: 4 g
- **Diclofenac**: ab 1. Lebensjahr zugelassen
  Dosierung: Suppositorien 1 mg/kg KG rektal alle 8 Stunden,
  Tageshöchstdosis: 3 mg/kg KG
  ab 15. Lebensjahr: 50–150 mg/d rektal/p.o., verteilt auf 2–3 Dosen
- **Metamizol**: ab 3. Lebensmonat oder > 5 kg KG
  Initialgabe: 10–20 mg/kg KG i.v. oder 10 mg/kg KG oral
  alle 6 Stunden,
  Tageshöchstdosis: 75 mg/kg KG i.v.
- **Ibuprofen**: ab 6. Lebensmonat zugelassen
  Dosierung: 10 mg/kg KG oral
  Tageshöchstdosis: 40 mg/kg KG

12.10. Aspirationsprophylaxe

Falls eine Aspirationsprophylaxe notwendig wird, haben sich der H_2-Rezeptorenblocker Ranitidin i.v. zur Einleitung und Metoclopramid i.v. bewährt. Sie sind kostengünstig und verzögern aufgrund der fehlenden sedativen Wirkung die Entlassung des Patienten nicht.

Dosierungsempfehlungen

- *Ranitidin: 1 mg/kg KG i.v.*
- *Metoclopramid (Zulassung ab dem 2. Lebensjahr): 0,2 mg/kg KG i.v.*

12.11. Antiemetika

Unter den Antiemetika, die eine zuverlässige Prophylaxe gegenüber PONV zeigen, hat sich bei Augeneingriffen und HNO Eingriffen bei Kindern Ondansetron als Mittel der Wahl erwiesen.

> **Dosierungsempfehlungen für Ondansetron**
>
> - *Erwachsene: 4–8 mg i.v.*
> - *Kinder (Zulassung gilt ab 4. Lebensjahr): zu Beginn des Eingriffs 0,1 mg/kg KG i.v.*

Jüngere Studien empfehlen Dexamethason noch vor der Einleitung bei Kindern oder Erwachsenen mit 0,15 mg/kg KG bis max. 8 mg i.v. Da auch Propofol einen antiemetischen Effekt besitzt, ist es als Hypnotikum im ambulanten Sektor nicht ohne Grund sehr beliebt.

12.12. Perioperatives Management

12.12.1. Diabetes mellitus

Typ-1- und Typ-2-Diabetiker haben ein höheres perioperatives Risiko als Nichtdiabetiker. Eine exakte prä-, peri- und postoperativ Kontrolle des Blutglucosespiegels ist von großer Bedeutung. Der Zielbereich ist ein Blutglucosewert von 6–8 mmol/l = ca. 100–150 mg/dl.

Orale Antidiabetika wie Acarbose, Glitazone und Sulfonylharnstoffe können bis zum Vorabend der Operation eingenommen werden. Durch die Gefahr einer verzögerten Hypoglykämie ist eine engmaschige Kontrolle des Blutzuckerspiegels am Operationstag notwendig. Metformin sollte 48 Stunden präoperativ wegen der Gefahr einer Laktatazidose abgesetzt werden.

Insuline werden am Operationstag präoperativ nicht gegeben, es wird keine prophylaktische Glucoselösung verabreicht.

Bestimmung des Nüchternblutzuckers sowie weitere stündliche Überwachung des Blutglucosespiegels peri- und postoperativ sind obligat. Patienten mit insulinpflichtigem Diabetes mellitus sollten immer an 1. Position operiert werden. Narkoseverfahren sollten sorgfältig abgewogen werden, bei Möglichkeit ist auf ein regionales Anästhesieverfahren zurückzugreifen, um eine rasche Nahrungsaufnahme zu gewährleisten.

12.12.2. Perioperative Stressprophylaxe bei Nebennierenrindensuppression

Die Indikation zur perioperativen Stressprophylaxe ist bei einer Steroid-therapie über eine Woche mit Dosisäquivalent > 5–10 mg Prednisolon pro Tag, bei großflächiger topischer Anwendung, bei Zustand nach Adrenal-ektomie, Hypophysektomie und bei bekannter Nebenniereninsuffizienz gegeben. Bei kleineren Eingriffen wie im ambulanten Sektor wird zur Prä-medikation die übliche Dosis oral, zusätzlich werden 25 mg Hydrocortison p.o. präoperativ und 50 mg Hydrocortison i.v. intraoperativ gegeben. Post-operativ wird die orale Dauermedikation wie gewohnt weitergeführt.

12.13. Auswahl des Anästhesieverfahrens

Grundsätzlich unterscheiden sich ambulante Anästhesien nicht von denen unter stationärer Bedingung. Wichtig ist jedoch, geeignete Verfahren unter Beachtung der Patientensicherheit, zur raschen Entlassung und Kostenef-fizienz zu berücksichtigen. Kombinationsverfahren wie Regionalanästhesie + Vollnarkose zur Reduzierung von Opiatwirkungen, wie z. B. die Wund-infiltration bzw. Infiltration der das Operationsgebiet versorgende Nerven mit Lokalanästhetika, haben nicht nur eine sehr gute Patientenakzeptanz, sondern sparen unter Wahrung der Patientensicherheit Kosten ein.

12.13.1. Allgemeinanästhesie

Sie stellt das häufigste Verfahren im ambulanten Bereich dar. Ihre Vorteile sind die kurze Zeit zwischen Einleitung und Operationsbeginn und ihre gute Steuerbarkeit. Anästhetika mit kurzer Wirkdauer haben deutlich zu einer Verkürzung der Verweildauer beigetragen. Diese wären die i.v. Anäs-thetika: Propofol, Remifentanil, Alfentanil, und unter den volatilen Anäs-thetika Sevofluran, Isofluran und Desfluran.

Narkosen mit Atemwegssicherung durch Masken, Larynxmasken oder Larynxtuben sind fast zum Standard in der ambulanten Anästhesie gewor-den, zumal hier auf eine Muskelrelaxation zur Intubation verzichtet werden kann und eine akzeptable Patientensicherheit bei Kosteneffizienz und ra-scher Entlassungsfähigkeit besteht. Die Intubationsnarkose bleibt auch im ambulanten Bereich den Indikationen wie in der Klinik vorbehalten.

12.13.2. Regionalanästhesien

Ihre Vorteile im ambulanten Bereich sind vielfältig. Eine anhaltende Anal-gesie in der postoperativen Phase wird ohne Beeinträchtigung der Vigilanz gewährleistet. Als Alternativverfahren ist die Regionalanästhesie bei bestimmen Vorerkrankungen, z. B. pulmonalen Erkrankungen, Disposition zur Malignen Hyperthermie, bekannte Intubationsprobleme oder Adipositas permagna von großer Bedeutung. Auch bei Angst vor Vollnarkosen stellt sie bei gegebener Indikation die Anästhesie der Wahl dar.

Geeignete Regionalanästhesieverfahren im ambulanten Bereich sind:

- periphere Nervenblockaden der Extremitäten
- intravenöse Regionalanästhesie
- Blockade des Plexus brachialis
- Ilioinguinalisblock
- Peniswurzelblock
- 3-in-1-Block und periphere Ischiadikusblockade
- Kaudalanästhesie
- interskalenäre Plexusanästhesie
- Nervenblockaden im Kopf- und Gesichtsbereich.

Die rückenmarksnahen Verfahren der Regionalanästhesie – meist als Spinalanästhesie – sind für den ambulanten Bereich nur eingeschränkt geeignet.

Trotz einfacher Durchführbarkeit und rasch einsetzender sensorischer Blockade bei der Anwendung von kurzwirkenden Lokalanästhesika wie Scandicain oder Lidocain sind sie immer noch umstritten. Der Grund dafür liegt in der deutlich verlängerten Entlassungszeit des Patienten, da die vollständige sensomotorische Erholung sowie die Spontanmiktion abgewartet werden müssen. Die Inzidenz von postspinalem Kopfschmerz scheint nicht erhöht zu sein.

Relative Kontraindikationen im ambulanten Bereich bestehen für die Periduralanästhesie, die Interkostalblockaden und die Supraklavikuläre Plexusblockade nach Kuhlenkampf. Letztere erfordern postoperativ den Ausschluss eines Pneumothorax.

12.14. Vergütung

Die Vergütung erfolgt nach dem einheitlichen Bewertungsmaßstab (EBM), in dem die Relativbewertung aller ärztlichen Leistungen festgelegt ist. Die Honorierung über das Punktesystem des EBM erfolgt aus dem System der Gesamtvergütung der Kassenärztlichen Vereinigungen. Die Höhe der Gesamtvergütung ist strikt orientiert an der Beitragssatzstabilität, d.h. die ärztlichen Honorare sind nicht am Leistungsbedarf orientiert und können in ihrem Wert mit steigender Leistungsmenge sinken. Der Unterschied in der Honorierung zwischen Vertragsärzten/Ermächtigten und der Honorierung nach § 115 b SGB V besteht lediglich darin, dass beim Zweiten der Geldfluss direkt zwischen Krankenkasse und Krankenhaus erfolgt. Während anfangs die Erlöse hieraus mit dem Budget des Krankenhauses verrechnet wurden, kann jetzt das Krankenhaus frei damit wirtschaften.

Niedergelassene Anästhesisten können bei GKV-Patienten für die Prämedikation Ziffern aus dem aktuellen EBM2000plus den Kassenärztlichen Vereinigungen gegenüber berechnen. Diese wären eine der Ordinationsziffern (z. B. 05210), und die Prämedikationsziffer (01852 bzw. 05310). Die letzten beiden Ziffern beinhalten folgende Leistungen: die Narkosefähigkeitsüberprüfung, das Aufklärungsgespräch, die Auswertung vorhandener Befunde und die Dokumentation.

Seitens des Hausarztes kann die Operationsvorbereitung und die Überprüfung der Operationsfähigkeit ebenfalls nach EBM2000plus z. B. mit der Ziffer 31013 berechnet werden. Diese beinhaltet die Beratung, die Aufklärung über die Vor- und Nachteile ambulanter Operationen, die Überprüfung der Eignung des häuslichen, familiären und sozialen Umfeldes des Patienten, die Untersuchung des Ganzkörperstatus, ein Ruhe-EKG mit seiner Auswertung, Laboranalysen, die Dokumentation und Befundmitteilung an den Operateur und/oder Anästhesisten sowie einen ärztlichen Brief.

Die Abrechnung der erbrachten ärztlichen Leistungen bei Privatpatienten und Unfallversicherungsträgern erfolgt nach der aktuellen Gebührenordnung für Ärzte (GOÄ/UV-GOÄ).

Literatur

Entschließung des BDA und der DGAI. Qualitätssicherung ambulante Anästhesie. Anästh Intensivmed 2005; 46: 36-37

Koscielny J, Ziemer S, Radtke H, et al. A practical concept for preoperative identification of patients with impaired primary hemostasis. Clin Appl Thrombosis Hemostasis 2004; 10(3): 195-204

Leitlinie anästhesiologische Voruntersuchung. Anästh Intensivmed 1998; 39: 204f

Leitlinie für ambulantes Operieren bzw. Tageschirurgie. Anästh Intensivmed 1998; 39: 201f

Internet

Deutsche Krankenhausgesellschaft: http://www.dkgev.de

13   G-DRGs und Anästhesieambulanz

T. Laux, H. Kawach

13.1. Zentrale Kodierung von Nebendiagnosen

Mit dem Jahr 2004 begann für alle Kliniken in Deutschland das „DRG-Zeitalter" – die größte Strukturreform im Krankenhauswesen seit Jahrzehnten. Probleme entstanden dabei vor allem durch die kurze Vorlaufzeit und den Ansatz, 100 Prozent der Leistungen über Deutsche Diagnoses Related Groups (G-DRGs) abzubilden.

In den G-DRGs haben Nebendiagnosen ein erhebliches Gewicht bei der Abrechnung erlangt. Über eine Erhöhung des Patient Clinical Complexity Levels (PCCL) ergeben sich enorme Differenzen im Entgelt in Abhängigkeit von der Schwere der Nebendiagnosen und der Relevanz in der entsprechenden G-DRG. Die Einführung der G-DRGs erfolgte verpflichtend 2004, optional 2003. Bereits seit dem 1.1.2001 muss im stationären Bereich nach ICD10-SGB V verschlüsselt werden. Im April 2001 wurden in den allgemeinen Deutschen Kodierrichtlinien Nebendiagnosen definiert.

Die Kodierung ist in Deutschland meist ärztliche Aufgabe. In den Kodierrichtlinien heißt es: "Die Verantwortung für die Dokumentation von Diagnosen und Prozeduren, insbesondere der Hauptdiagnose, liegt beim behandelnden Arzt, unabhängig davon ob er selbst oder eine von ihm beauftragte Person die Verschlüsselung vornimmt." [Deutsche Kodierrichtlinien]. Weder hat sich der Einsatz klinischer Kodierer, wie sie in Australien als eige-

ner Berufsstand aktiv sind, flächendeckend durchsetzen können, noch ist klar, ob die ärztliche Dokumentation überhaupt sinnvoll von der Kodierung getrennt werden kann [Holzer et al. 2003]. Bei der Prämedikationsuntersuchung werden Nebendiagnosen routinemäßig erhoben. Es bietet sich daher an, diese durch Anästhesisten im Rahmen der Prämedikation zu verschlüsseln. Weiterhin ist es bei Prozessabläufen mit derartiger Entgeltrelevanz vorteilhaft, wenn diese zentral ablaufen. Dadurch ist die Verschlüsselung besser organisier- und steuerbar. Die Anästhesieambulanz ist der geeignete Ort zur zentralen Verschlüsselung von Nebendiagnosen [Laux et al. 2002a].

Wir haben in unserer Anästhesieambulanz, in der etwa 10 000 Patienten jährlich untersucht werden, im April 2001 mit der zentralen Verschlüsselung von Nebendiagnosen begonnen.

13.1.1. Definition von Nebendiagnosen

Eine Nebendiagnose ist definiert als eine Krankheit oder Beschwerde, die entweder gleichzeitig mit der Hauptdiagnose besteht oder sich während des Krankenhausaufenthaltes entwickelt.

Nebendiagnosen werden als Krankheiten interpretiert, die das Patientenmanagement so beeinflussen, dass einer der folgenden Faktoren erforderlich ist [Deutsche Kodierrichtlinien]:

- therapeutische Maßnahmen
- diagnostische Maßnahmen
- erhöhter Betreuungs-, Pflege- und/oder Überwachungsaufwand.

Die ursprüngliche Forderung, dass einer oder mehrere der oben genannten Faktoren üblicherweise eine verlängerte Dauer des stationären Aufenthalts zur Folge haben werden, ist in den aktuellen Kodierrichtlinien nicht mehr enthalten.

> Die Kodierrichtlinien enthalten eine Passage, welche die Kodierung von Nebendiagnosen durch Anästhesisten betrifft: „Krankheiten, die durch den Anästhesisten während der präoperativen Beurteilung dokumentiert wurden, dürfen nur kodiert werden, wenn sie den oben genannten Kriterien entsprechen. Sofern eine Begleitkrankheit das Standardvorgehen für eine spezielle Prozedur beeinflusst, muss diese Krankheit als Nebendiagnose kodiert werden."
> [Deutsche Kodierrichtlinien]

Beispielsweise erfüllt ein insulinpflichtiger Diabetes mellitus bei einem Patienten zur Entfernung der Galle diese Anforderungen, wenn die entsprechende Medikation weitergegeben wird (*therapeutische Maßnahme*) und/oder Blutzuckerkontrollen angeordnet und durchgeführt werden (*diagnostische Maßnahme*). Es ist nach den Ergebnissen der Überprüfungen von Nebendiagnosen durch den Medizinischen Dienst der Krankenkassen (MDK) erfahrungsgemäß erforderlich, dass auch der erhöhte Aufwand, den eine Nebendiagnose verursacht, dokumentiert wird [Laux u. Möck 2005]. Hier sollten also Blutzuckerkontrollen angesetzt werden – auch wenn es bei einem insulinpflichtigen Diabetiker geradezu selbstverständlich ist, dass am OP-Morgen Blutzuckerkontrollen durchgeführt werden. Weiteres zu diesem Thema wird ausführlich im Kapitel 13.3. dargestellt.

> **Fehler und Gefahren:** Nicht nur Nebendiagnosen sollten dokumentiert werden, sondern auch der damit verbundene erhöhte therapeutische, diagnostische, pflegerische, Betreuungs- oder Überwachungsaufwand.

13.1.2. Voraussetzungen

Voraussetzungen für eine zentrale Verschlüsselung von Nebendiagnosen lassen sich in folgenden Punkten zusammenfassen:

- personelle Voraussetzungen
- strukturelle Voraussetzungen (Räumlichkeiten, Kodierhilfen)
- Schulungen
- Überwachung der Kodierung.

Personelle Voraussetzungen

Die Zentrale Kodierung von Nebendiagnosen erfordert personelle Konstanz in der Anästhesieambulanz [Laux et al. 2002a], um folgende Kriterien zu erfüllen:

- einen festen Ansprechpartner für die Fachabteilungen und das Controlling zu haben
- die Qualität der Kodierung zu wahren
- neue Mitarbeiter zügig einzuarbeiten
- Schulungen nach Änderungen von Kodierrichtlinien und G-DRGs einfacher durchführen zu können
- und ein Qualitätsmanagement zu ermöglichen.

Die G-DRGs sind im Fluss und wurden bisher jedes Jahr in erheblichem Maße geändert. Die neuen G-DRGs werden allerdings immer kurzfristig zum neuen Jahr veröffentlicht, was insbesondere die Verfügbarkeit von gedruckten Kodierhilfen beeinflusst. Daher ist eine konstante Besetzung besonders wertvoll, um die Änderungen schnell umsetzen zu können. Dies betrifft vor allem die Bereichsleitung. Sollten aber – wie meist in Kliniken der Maximalversorgung – mehrere Anästhesisten in der Anästhesieambulanz beschäftigt sein, so sollte für die nachgeordneten Ärzte ein Rotationsmodell in Betracht gezogen werden. Ein täglicher Wechsel der Ärzte ist unseres Erachtens kritisch zu sehen.

Eine *Führung der Anästhesieambulanz* durch einen Oberarzt bzw. Funktionsoberarzt ist notwendig, um Rückfragen bezüglich der Kodierung in der eigenen Abteilung, gegenüber dem Controlling und dem MDK kompetent zu beantworten.

> Die Führung einer Anästhesieambulanz durch einen von der Abteilungsleitung eingesetzten Oberarzt oder Funktionsoberarzt ist erforderlich, wenn in der Anästhesieambulanz sinnvoll zentral Nebendiagnosen kodiert werden sollen.

Die Kodierung der Nebendiagnosen kann dabei nicht personalneutral erfolgen. In der Anästhesieambulanz unserer Abteilung haben wir schnell festgestellt, dass diese Aufgabe den Prämedikationsvorgang verlängert. Während zu Anfang verlängerte Wartezeiten für die Patienten und zunehmender Unmut der kodierenden Anästhesisten einen Hinweis auf den Arbeitsaufwand gaben, konnten wir diesen in einer prospektiven Untersuchung verifizieren. Dabei haben wir die Prämedikationszeiten (Zeit von der Beschäftigung des Anästhesisten mit der Akte über die Untersuchung des Patienten bis hin zur Narkoseaufklärung) vor Beginn der Kodierung im April 2001 mit der Zeit nach April 2001 verglichen. Hierfür wurden die entsprechenden Markierungen auf unserem maschinenlesbaren Narkoseprotokoll (ANDOK®, Fa. Datapec, Pliezhausen) in 5-Minuten-Schritten ausgewertet. Nach Verarbeitung von über 30 000 Narkoseprotokollen mussten wir feststellen, dass die durchschnittliche Prämedikationszeit in jedem Monat nach Beginn der Kodierung gegenüber der Zeit vorher verlängert war – im Durchschnitt um 5 Minuten pro Patient (Abb. 1). Wir konnten zeigen, dass dieser erhöhte Zeitaufwand vor allem auf Patienten höherer ASA-Klassifikationen beschränkt und damit wohl ausschließlich kodierungsbedingt war (Abb. 2) [Laux u. Huber 2004].

! Fehler und Gefahren: Wenn in der Anästhesieambulanz Nebendiagnosen kodiert werden, so ist ein zusätzlicher Zeitbedarf von mindestens 5 Minuten pro Patient zu berücksichtigen.

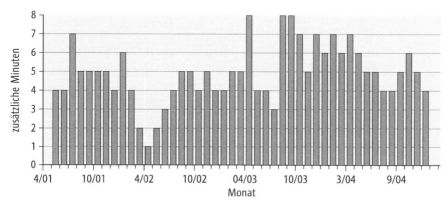

Abb. 1   Durchschnittlicher Anstieg der Prämedikationszeiten pro Monat nach Beginn der Kodierung 4/2001.

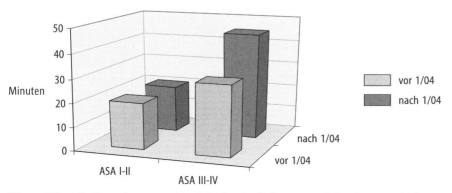

Abb. 2   Prämedikationszeiten vor und nach Beginn der Kodierung von Nebendiagnosen in der Anästhesieambulanz im Verhältnis zur ASA-Klassifikation.

Bei 50 Patienten am Tag ergibt sich dann schon ein Zeitbedarf von 250 Minuten. Hinzu kommen Zeiten für Einarbeitung, Schulungen etc. Wir haben diesem erhöhten Zeitaufwand durch Beschäftigung eines weiteren Anästhesisten in der Anästhesieambulanz Rechnung getragen. Da die Kodierungen primär nicht der eigenen Abteilung, sondern der ganzen Klinik zugute kommen, wurde die Stelle in Absprache mit der Geschäftsführung neu geschaffen.

Strukturelle Voraussetzungen

Wenn der Prämedikationsvorgang durch Kodierungsmaßnahmen länger dauert, so kann es durch längere Zimmerbelegung zu einer passageren Raumknappheit kommen, was wiederum Wartezeiten zur Folge hat. Auch mit einem zusätzlichen Anästhesisten zur Kodierung kann bei fehlenden Räumlichkeiten so nicht effektiv gearbeitet werden.

> **!** Fehler und Gefahren: Wenn die Räumlichkeiten der Anästhesieambulanz durch Kodiermaßnahmen belegt werden, so kann es trotz ausreichender Anzahl von Ärzten zu Wartezeiten kommen. Es ist daher erforderlich, bei Aufstockung des Personals auch die Räumlichkeiten zu erweitern.

Weiterhin müssen natürlich die Voraussetzungen zur Kodierung in der Anästhesieambulanz vorhanden sein. Dies betrifft Kodierhilfen in gedruckter Form und als Datei auf den Computern. Zur Standardausstattung der Zimmer in der Anästhesieambulanz sollten miteinander vernetzte Computer gehören, die auch Anschluss an das Klinikinformationssystem (KIS) haben (zum Abruf von Befunden, Suche von ICD-Codes und zur Direkteingabe von Diagnosen). Mit modernen Flachbildschirmen ist der Platzbedarf der EDV gering.

Wenn allerdings in der Anästhesieambulanz optimale Voraussetzungen geschaffen werden, Nebendiagnosen zu kodieren, so sollte der Anteil an Patienten, der auf Bettenstation gesehen werden muss, möglichst gering gehalten werden. Dieser Anteil beträgt in einer Klinik der Maximalversorgung jedoch etwa 10–20%. Für diese Patienten muss eine Kodierung entweder auf Station, nachträglich anhand des Narkoseprotokolls oder papiergebunden anhand eines Formulars in der Akte möglich sein.

> **!** Wenn in der Anästhesieambulanz optimale Voraussetzungen zur Kodierung von Nebendiagnosen vorliegen, so muss der Anteil an Patienten, der notwendigerweise auf Station gesehen wird, möglichst gering gehalten werden.

Als Kodierhilfen sollten verschiedene Möglichkeiten zur Verfügung stehen:

- gedruckte ICD-Kataloge und ICD-Diagnosethesauren
- ICD-Kataloge und ICD-Diagnosethesauren auf dem PC, Software-gebundene Kodierhilfen (Diagnosesuchprogramme)

- Hitlisten häufiger Nebendiagnosen – als „Kitteltaschenzettel" oder auf dem PC in Form einer strukturierten Erfassung von organspezifischen Nebendiagnosen
- „Grouper" auf dem PC (Softwareprogramm, das aus den vorliegenden Diagnosen und Prozeduren die entsprechende DRG und das zugehörige Entgelt berechnet), am besten in einer digitalen Patientenakte eingebunden.

Schulungen

Die Mitarbeiter der Anästhesieambulanz müssen im Entgeltsystem und der Kodierung geschult werden. Dies betrifft auch die jährlichen Änderungen im G-DRG-System, die Praxis der Diagnosensuche und –Eingabe und die Relevanz von Nebendiagnosen. Ein ständiger Dialog mit dem Controlling ist erforderlich. Gerade durch die *zentrale Kodierung* von Nebendiagnosen ist auch ein zentrales Einschreiten bei fehlerhafter Kodierung oder Änderungen im Kodierablauf möglich. Ob diese Kontrolle durch Controller, Case-Manager oder die Abteilungsleitung selbst vorgenommen wird, muss lokalen Gegebenheiten vorbehalten bleiben. Es ist jedenfalls bei konstant besetzter Leitung der Anästhesieambulanz als festem Ansprechpartner wesentlich leichter, regelmäßig Schulungen durchzuführen als in anderen Fachabteilungen des Krankenhauses. Insbesondere die Schulung von Stationsärzten, auf denen eine Hauptlast der DRG-Kodierung liegt, ist bei der natürlichen Fluktuation des ärztlichen Personals von großen Kliniken kaum regelmäßig und strukturiert möglich.

> **!** Bei konstanter Besetzung der Anästhesieambulanz sind dort optimale Voraussetzungen für Schulungen im DRG-System und für einen Dialog mit dem Controlling gegeben.

13.1.3. Praxis der Kodierung und Eingabetechnik

Nachdem nun auf einige Jahre des sich noch entwickelnden G-DRG-Systems zurückgeblickt werden kann, liegen Erfahrungen mit verschiedenen Methoden der Kodierung vor. Mögliche Dokumentationstechniken der Nebendiagnosen durch Anästhesisten sind [Laux u. Madler 2004a]:

- nachträgliche Kodierung durch nichtärztliche klinische Kodierer anhand der Dokumentation in der Patientenakte
- Dokumentation von Nebendiagnosen auf einem Vordruck in der Patientenakte mit nachträglicher Verschlüsselung durch den Stationsarzt oder klinische Kodierer

- Verschlüsselung auf einem Vordruck in der Patientenakte mit nachträglicher Eingabe in das KIS durch nichtärztliche Mitarbeiter
- automatische Generierung und Übernahme von Kodes in das KIS über eine Schnittstelle aus einem maschinenlesbaren Narkoseprotokoll
- direkte Eingabe in das KIS mit abschließender Vidierung durch Stationsärzte oder Controlling
- automatische Übernahme von Kodes aus dem Patientendatenmanagementsystem (Online-Narkoseprotokoll/elektronische Patientenakte) ins KIS.

Dabei sollten die Verfahren praktikabel sein und die Daten der Abrechnung zeitnah zugänglich gemacht werden. Die nachträgliche Verschlüsselung durch klinische Kodierer ist geeignet, um Ärzte von Kodierarbeit zu entlasten, kann aber nicht die klinische Dokumentation ersetzen. So werden z. B. in der aktuellen ICD-10-Version genaue Angaben zum Grad einer Herzinsuffizienz nach NYHA gefordert, die kaum nachträglich von klinischen Kodierern erfragt werden können; solche Fragestellungen können immer noch am Besten durch den Anästhesisten, dem die Belastbarkeit des Patienten noch erinnerlich ist, zeitnah verschlüsselt werden. Das erforderliche Spezialwissen und die Zeitnähe der Verschlüsselung an klinische Kodierer zu delegieren, ist trotz zahlreicher Ausbildungsangebote verschiedener Einrichtungen bisher ein ungelöstes Problem [Holzer et al. 2003, Laux et al. 2002b].

Die Kodierung auf Begleitzettel/Laufzettel ist nach unseren Erfahrungen ungeeignet. Oft lag dieses Formular der Akte nicht bei oder die Akte lag wegen Diktat zur Abrechnung nicht vor. Zudem müssen alle Kodierungen nachträglich per Hand ins KIS eingegeben werden, was eine weitere Fehlerquelle darstellt. Um häufige Diagnosen schneller aufzufinden, haben viele Klinken eine „Hitliste" von Nebendiagnosen erstellt, die in die Kitteltasche passt. Bei Prämedikation auf Station sind die in der Anästhesieambulanz vorhandenen Diagnoseschlüssel nicht immer vorhanden, dort kann die „Hitliste" wertvolle Dienste leisten. Allerdings kann sie zu einer „Verflachung" der Kodierung führen (nur noch die Kodes aus der Hitliste werden benutzt).

Die automatische Generierung und Übernahme von Kodes aus den auf einem maschinenlesbaren Narkoseprotokoll erfassten Nebendiagnosen ist über eine käuflich zu erwerbende Schnittstelle technisch möglich. Da Vorerkrankungen immer auch auf dem Narkoseprotokoll dokumentiert werden, kann so eine Doppeldokumentation vermieden werden. Wir konnten aber Protokolle selten zeitnah einlesen, die vorgegeben Diagnosen auf dem Narkoseprotokoll sind meist nicht differenziert genug und unflexibel, da jedes Jahr ein neuer ICD-10-Katalog erscheint und Änderungen erforderlich macht, die Narkoseprotokolle aber länger bevorratet werden.

Praktikabel ist die direkte Eingabe von Kodes ins KIS, was die Nebendiagnose direkt der Abrechnung zugänglich und die Entgeltwirksamkeit sichtbar macht. Voraussetzung ist die Verfügbarkeit von PCs an allen wichtigen Stellen des Hauses. Problematisch sind lange Zugriffszeiten bei veralteter Hardware und langsamer Software aufgrund hoher Zahl von Anwendern, die zeitgleich mit dem System arbeiten.

Ein Online-Narkoseprotokoll (Patienten-Daten-Management-System: PDMS) kann die Übergabe von Diagnosen und Prozeduren ins KIS gewährleisten. Für eine komplette Umstellung ist allerdings die Anschaffung neuer Geräte für jeden Narkosearbeitsplatz und jeden Intensivplatz erforderlich. Auch hier ist allerdings eine Schnittstelle zum KIS erforderlich, die konfiguriert werden muss und für die erhebliche Kosten entstehen. Ein KIS, welches gleichzeitig über ein gutes anästhesiologisches PDMS verfügt und Schnittstellen überflüssig macht, existiert unseren Erkenntnissen nach noch nicht, jedoch arbeiten verschiedene Hersteller an solchen Konzepten.

Zurzeit ist unseres Erachtens die direkte, zeitnahe Eingabe von Nebendiagnosen in das KIS am praktikabelsten. Die Möglichkeit, dabei im Grouper unmittelbar Erlöse berechnen zu können, kann auch als zusätzliche Motivation zum Kodieren gesehen werden. Gefordert hierfür ist vor allem leistungsfähige Hard- und Software in allen Räumen der Prämedikationsambulanz und auf den Bettenstationen. Allerdings wird doppelt dokumentiert (zusätzlich müssen die Nebendiagnosen auf dem Narkoseprotokoll erfasst werden). Die direkte Übernahme von Online-Kodierungen ins KIS vermeidet diese Doppeldokumentation, ist aber kostenintensiv und erfordert neue Softwareentwicklungen.

13.1.4. Ergebnisse und Überwachung der Kodierung

Da die Umstrukturierung der Anästhesieambulanz im Hinblick auf Diagnosekodierungen offensichtlich zeit-, personal- und kostenintensiv ist, erscheint uns ein laufendes Qualitätsmanagement als wesentliche Voraussetzung für ein solches Projekt, um die eingesetzten Ressourcen effektiv zu nutzen und gegenüber der Krankenhaus-Führung zu vertreten. Die aktuellen G-DRGs sind komplex, die Zuordnung zu den Fallgruppen ist kaum überschaubar und es ist beinahe unmöglich, den Wert der von Anästhesisten kodierten Diagnosen in investierte Personal- und Sachkosten gegenzurechnen. Eine regelmäßige Rückmeldung vom Controlling bzw. dem Case-Manager bezüglich der Relevanz kodierter Diagnosen und der Ergebnisse von Prüfungen durch den MDK ist unerlässlich. Außerdem sollte der Case-Mix-Index (Summe der Relativgewichte geteilt durch die Fallzahl) operativer

Patienten als Ausdruck der durchschnittlichen Fallschwere kontinuierlich überwacht werden. Ein Anästhesist als fester Ansprechpartner, der zumindest zeitweise zur DRG-Koordination freigestellt ist, erscheint neben einem festen Leiter der Anästhesieambulanz wünschenswert [Laux et al. 2002b]. Wir haben als Parameter für erfolgreiche Kodierung zusätzlich durchschnittliche Anzahlen von Nebendiagnosen pro Fall nach Beginn der Kodierung und die Abnahme der Anzahl von Fällen ohne Nebendiagnose überwacht (Abb. 3 und 4). Ein Anstieg der Menge kodierter Daten ist aber noch kein Beweis für höhere Datenqualität, vielmehr sinkt oft mit dem zunehmenden Umfang erhobener Daten deren Qualität [Laux u. Madler 2004b]. Ein Parameter für Patientenzufriedenheit und optimalen organisatorischen Ablauf ist die Patientenwartezeit. Damit durch den verschlüsselungsbedingten Mehraufwand nicht erhöhte Patientenwartezeiten entstehen, sollten diese kontinuierlich erfasst werden. Ebenso sollte der Anteil der stationär zu prämedizierenden Patienten überwacht werden.

Tipp zur Umsetzung

Die zentrale Kodierung von Nebendiagnosen kann z. B. überwacht werden durch:

- *Feststellung der Anzahl der Fälle ohne Nebendiagnosen*
- *Überwachung der Anzahl der Nebendiagnosen pro Fall*
- *kontinuierliche Kontrolle des Case-Mix-Index*
- *Beobachtung der Patientenwartezeiten in der Anästhesieambulanz*
- *Überprüfung des Anteils stationär zu prämedizierender Patienten*
- *Freistellung eines Anästhesisten als DRG-Beauftragten*

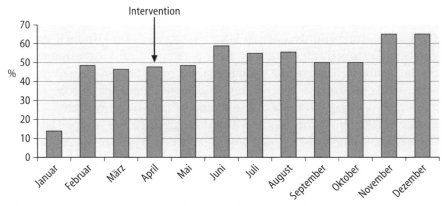

Abb. 3   Prozentualer Anstieg der Anzahl von Nebendiagnosen pro Fall und Monat im Jahr 2001 gegenüber 2000 (gesamt), operativer Bereich.

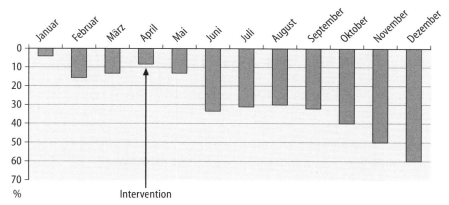

Abb. 4   Abnahme der Anzahl von Fällen ohne Nebendiagnose 2001 im Verhältnis zum
Durchschnitt 2000 (operative Disziplinen).

Wie bereits erwähnt, sind in unserer Klinik die Prämedikationszeiten nach Beginn der Kodierung angestiegen - im Durchschnitt auf über 30 Minuten pro Patient. Mit zunehmender Kodiererfahrung ist der Zeitbedarf zwar inzwischen wieder deutlich gesunken, jedoch kann in Stoßzeiten die zeitliche Trennung der Kodierung vom Prämedikationsvorgang nützlich sein. So kann am Ende des Arbeitstags eine DRG-Kodierung anhand der auf dem Narkoseprotokoll erfassten Nebendiagnosen erfolgen. Eine gewisse Zeitnähe zur Prämedikationsuntersuchung sollte gegeben sein, um sich noch an Einzelheiten erinnern zu können und Rückfragen zu ermöglichen. Auch zu einer solchen Nachkodierung ist eine differenzierte Darstellung der Nebendiagnosen (z. B. bezüglich der Belastbarkeit, NYHA-Klassifikationen etc.) auf dem Narkoseprotokoll erforderlich – diese sollte ohnehin erfolgen, um Nachprüfungen durch den MDK standzuhalten.

> **!** Eine differenzierte Dokumentation von Nebendiagnosen auf dem Narkoseprotokoll erleichtert eine nachträgliche Kodierung und die Rechtfertigung der Kodierung gegenüber dem MDK.

Es hat sich in unserer Klinik bald die Frage gestellt, ob von Anästhesisten als „Dienstleister" an Patienten anderer Fachabteilungen durchgeführte Prozeduren und kodierte Diagnosen einfach zur Abrechnung übernommen werden können oder ob diese vom behandelnden Arzt noch auf Gültigkeit oder Relevanz überprüft werden müssen. Folgendes Vorgehen hat sich unserer Erfahrung nach bewährt [Laux et al. 2004].

Von Anästhesisten erfasste Nebendiagnosen werden vom Stationsarzt zum Abschluss der stationären Behandlung in den Entlassdatensatz übernommen, wenn sie während des stationären Aufenthaltes die geforderten Kriterien erfüllen. Diagnosen, die von Anästhesisten auf Intensivstation kodiert werden, stehen dagegen direkt der Abrechnung zur Verfügung. Ebenso direkt ohne zusätzliche Vidierung werden anästhesiespezifische Diagnosen (z. B. schwierige Intubation [vgl. Laux et al. 2004]) übernommen, die der Anästhesist im KIS aus einer Tabelle abrufen kann (Tab. 1) Diese Diagnosen zeichnen sich in der Regel durch einen besonders hohen ökonomischen Schweregrad aus [Laux et al. 2004]. So kann die Kodierung einer schwierigen Intubation einen erheblichen Erlös bewirken [Mende et al. 2006].

Alle Anästhesisten können von jedem Ort der Klinik (z. B. Stationen, Aufwachräume, alle OPs) über Passwortabfrage auf alle Patienten im KIS zugreifen und haben die genannten Rechte zur Eingabe von Diagnosen (und Prozeduren).

Code	Bezeichnung	CCL-Wert
E 88.0	Cholinesterasemangel	0
G 97.1	Sonstige Reaktion auf Spinal-und Lumbalpunktion (postspinaler Kopfschmerz)	3, 4
J 95.4	Aspirationspneumonitis durch Anästhesie	3
O 29.0	Pulmonale Komplikationen bei Anästhesie in der Schwangerschaft (Aspiration, Pneumothorax)	2
O 29.1	Kardiale Komplikation bei Anästhesie in der Schwangerschaft (Herzstillstand, Herzversagen)	2
O 29.2	Komplikationen des Zentralnervensystems bei Anästhesie in der Schwangerschaft	2
O 29.3	Toxische Reaktion auf Lokalanästhetika in der Schwangerschaft	2
O 29.4	Kopfschmerzen nach Spinal- oder Periduralanästhesie in der Schwangerschaft	2
O 29.5	Sonstige Komplikationen nach Spinal- oder Periduralanästhesie in der Schwangerschaft	2
O 29.6	Misslingen oder Schwierigkeiten bei der Intubation in der Schwangerschaft	2
O 29.8	Sonstige Komplikationen nach Anästhesie in der Schwangerschaft	2
O 29.9	Komplikationen bei Anästhesie in der Schwangerschaft, nicht näher bezeichnet	2
O 74.0	Aspirationspneumonie durch Anästhesie während der Wehentätigkeit und bei der Entbindung	2
O 74.1	Sonstige pulmonale Komplikation während der Wehentätigkeit und bei der Entbindung	2
O 74.2	Kardiale Komplikation bei Anästhesie während der Wehentätigkeit und bei der Entbindung	2

Code	Bezeichnung	CCL-Wert
O 74.3	Komplikationen des Zentralnervensystems bei Anästhesie während der Wehentätigkeit und bei der Entbindung	2
O 74.4	Toxische Reaktion auf Lokalanästhetika während der Wehentätigkeit und bei der Entbindung	2
O 74.5	Kopfschmerzen nach Spinal- oder Periduralanästhesie während der Wehentätigkeit und bei der Entbindung	2
O 74.6	Sonstige Komplikationen nach Spinal- oder Periduralanästhesie während der Wehentätigkeit und bei der Entbindung	2
O 74.7	Misslingen oder Schwierigkeiten bei der Intubation während der Wehentätigkeit und bei der Entbindung	2
O 74.8	Sonstige Komplikationen bei Anästhesie während der Wehentätigkeit und bei der Entbindung	2
O 74.9	Komplikationen bei Anästhesie während der Wehentätigkeit und bei der Entbindung, nicht näher bezeichnet	2
O 89.0	Pulmonale Komplikationen bei Anästhesie im Wochenbett (Aspiration, Pneumothorax)	2
O 89.1	Kardiale Komplikation bei Anästhesie Komplikationen des Zentralnervensystems bei Anästhesie im Wochenbett (Herzstillstand, Herzversagen)	2
O 89.2	Komplikationen des Zentralnervensystems bei Anästhesie im Wochenbett	2
O 89.3	Toxische Reaktion auf Lokalanästhetika bei Anästhesie im Wochenbett	2
O 89.4	Kopfschmerzen nach Spinal- oder Periduralanästhesie im Wochenbett	2
O 89.5	Sonstige Komplikationen nach Spinal- oder Periduralanästhesie im Wochenbett	2
O 89.6	Misslingen oder Schwierigkeiten bei der Intubation im Wochenbett	2
O 89.8	Sonstige Komplikationen nach Anästhesie im Wochenbett	2
O 89.9	Komplikationen bei Anästhesie im Wochenbett, nicht näher bezeichnet	2
T 88.2	Schock durch Anästhesie	2, 4
T 88.3	Maligne Hyperthermie durch Anästhesie	2, 3, 4
T 88.4	Misslungene oder schwierige Intubation	2, 3, 4
T 88.5	Sonstige Komplikation infolge Anästhesie	0
T 88.6	Anaphylaktischer Schock und unerwünschte Nebenwirkung bei indikationsgerechter Arzneimittel-Verabreichung	2

Tab. 1   Anästhesiespezifische bzw. -assoziierte Nebendiagnosen (Auswahl) mit CCL-Wert in der operativen Partition der G-DRGs 2006 in Abhängigkeit von der DRG des Patienten (CCL: Complexity and Comorbidity Level, DRG-spezifisches Maß für die Wertigkeit der Nebendiagnose, Grad 0–4) [nach Laux et al. 2004].

Fazit und Ausblick

Durch eine im Entgeltsystem exponierte Position der Anästhesieambulanz erfolgt ein reger Austausch mit den entsprechenden Stellen der Klinik. Die Kodierung in diesem zentralen Bereich ist besser zu organisieren und zu steuern. Änderungen in den G-DRGs können wesentlich schneller umgesetzt werden als bei der Kodierung durch verschiedene Stationsärzte. Die Überwachung und Verbesserung der Kodierqualität ist durch die zentrale Stellung der Anästhesieambulanz einfacher möglich.

Wünschenswert ist die direkte Eingabe von Nebendiagnosen ins KIS, womit diese direkt abrechnungsrelevant werden. Ein PDMS, welches direkt die Kodes aus einem Online-Narkoseprotokoll an das KIS übergibt, ist bisher noch nicht ohne weiteres verfügbar, jedoch werden solche Systeme zur Zeit entwickelt. In Verbindung mit einer elektronischen Patientenakte und einem teilautomatisierten Arztbrief ist hierdurch mit erheblichen Zeitersparnissen zu rechnen.

Die Kosten für entsprechende Hardware, Software und Personal sind enorm und es bleibt unklar, ob sie sich tatsächlich rechnen. Eine Kosten-Nutzen-Analyse muss jedes Krankenhaus für sich alleine treffen.

Ein unkritisches, erlösorientiertes Falschkodieren („upcoding") kann zu Sanktionen führen, wenn Nebendiagnosen nicht aus der Krankenakte nachvollzogen werden können. Hierbei muss das Krankenhaus den doppelten zuviel abgerechneten Differenzbetrag an die Krankenkasse zurückerstatten. In unserem Krankenhaus sind solche Rückerstattungen erfreulicherweise ausgesprochen selten und geringfügig.

Die Kodierung von Nebendiagnosen in der Anästhesieambulanz hat sich als praktikabel und effektiv erwiesen. Dennoch gehören Kodiermaßnahmen nicht zum Selbstverständnis ärztlicher Tätigkeit und haben die Anästhesieambulanz für manchen Anästhesisten sicher ein Stück weit unattraktiv gemacht. Auch andere Konzepte wie der Einsatz mehr oder weniger speziell ausgebildeter klinischer Kodierer und die Überwachung von Kodiermaßnahmen durch ärztliche Controller werden erprobt. Es hat sich aber gezeigt, dass Anästhesisten gerade kardiopulmonale Erkrankungen gezielter abfragen als nichtärztliche klinische Kodierer oder Chirurgen. Dies betrifft insbesondere die Ausprägung von Lungenerkrankungen und den Grad der Belastbarkeit nach NYHA bei Herzinsuffizienz. Controller wiederum haben eine wichtige Überwachungsfunktion, können bei hohen Fallzahlen jedoch nur punktuell prüfen, typische Kodierfehler verhindern bzw. die Kodierung gegenüber dem MDK vertreten. Zur Überprüfung jedes Einzelfalls müssten noch einmal Akte, Patient und Kodierung zusammengeführt werden. Insofern lassen sich in der Anästhesieambulanz Dokumentation von Vorerkrankungen bzw. Nebendiagnosen und Kodierung tatsächlich schlecht trennen – nur eine der Prämedikationsuntersuchung zeitlich nachgelagerte

Kodierung erschien uns bisher machbar. Anästhesieabteilungen sollten einen Arzt zur Nachkontrolle von Kodierungen und Überwachung DRG-relevanter Vorgänge einsetzen [Laux et al. 2002b].

In der Entwicklung der G-DRGs verlieren Nebendiagnosen an Bedeutung zugunsten von Prozeduren und anderen Abbildern des Arbeitsaufwands. Z-DRGs (Fallgruppen, deren Entgelt nicht durch ein erhöhtes Komplexizitäts- und Komorbiditätslevel, z. B. durch Nebendiagnosen gesteigert werden können) sind in wechselnder Anzahl im G-DRG-Katalog vorhanden, spezielle Prozeduren wie Intensivmedizinische Komplexpunkte gewinnen an Bedeutung. Es stellt sich die Frage, ob in diesem Umfeld die Kodierung von Nebendiagnosen in der Anästhesieambulanz noch sinnvoll ist. Hier müssen zukünftige Erfahrungen mit neuen Systemen zeigen, ob die Investitionen gerechtfertigt sind. Nebendiagnosen bleiben in jedem Fall wichtig, es ist für den Anwender kaum durchschaubar, in welcher DRG die Nebendiagnosen nicht erlössteigernd sind, zumal im darauf folgenden Jahr schon wieder andere Gruppierungsregeln gelten. Außerdem sollten Nebendiagnosen schon aus allgemeinen Erwägungen kodiert werden [Laux et al. 2004]:

- Es müssen laut Kodierrichtlinien alle Nebendiagnosen kodiert werden, die deren Definition erfüllen.
- Eine Verfeinerung (z. B. DRG-Splits von Z-DRGs in zunehmende Schweregrade) des Systems ist nur möglich, wenn Nebendiagnosen bzw. Ressourcenverbrauch auch dokumentiert werden.
- Werden nur erlössteigernde Nebendiagnosen kodiert, kann zur Kostendämpfung von den Kostenträgern der budgetwirksame Case-Mix-Anstieg limitiert werden.
- Werden Nebendiagnosen nicht kodiert, kann dies zu einer Fehlbelegungsdiskussion z. B. bezüglich der Verweildauer mit den Kostenträgern führen.

Literatur

Deutsche Kodierrichtlinien. Allgemeine und Spezielle Kodierrichtlinien für die Verschlüsselung von Krankheiten und Prozeduren, Version 2006. Institut für das Entgeltsystem im Krankenhaus (InEK gGmbH) 2005

Hölzer S, Schweiger RK, Dudeck J. DRG-Fallgruppierung: Was zu tun ist. Deutsches Ärzteblatt 2003; 100: 826-827

Laux T, Möck H. Die Rolle der Anästhesiologie bei MDK-Prüfungen. Abstract-CD Deutscher Anästhesiekongress 2005. München: Deutsche Gesellschaft für Anästhesiologie und Intensivmedizin: 2005

Laux T, Möck H, Madler C. Was ist Anästhesiologie in den G-DRGs wert? Anästhesiologie und Reanimation 2004; 29: 79-86

Laux T, Madler C. Technik anästhesiologischer DRG-Kodierung. Abstractband Deutscher Anästhesiekongress 2004. Ebelsbach: Diomed Verlags GmbH 2004a: 95

Laux T, Huber T, Madler C. Die Kodierung von Nebendiagnosen verlängert die Prämedikationszeit. Abstractband Deutscher Anästhesiekongress 2004. Ebelsbach: Diomed Verlags GmbH 2004b, 154

Laux T, Luiz Th, Madler C. Qualitätsmanagement von Diagnosekodierungen in der Anästhesieambulanz. Abstractband Deutscher Anästhesiekongress 2002. Ebelsbach: Diomed Verlags GmbH 2002: 213

Laux T, Kawach H, Möck H, Dietrich D, Madler C. Die Anästhesieambulanz in DRG-Zeiten: Zentrale Kodierung von Nebendiagnosen – eine neue Aufgabe. Anästhesiologie und Intensivmedizin 2002a; 43: 213-218

Laux T, Luiz Th, Madler C. Die Einführung der DRGs– Perspektiven und praktische Konsequenzen für die vier Säulen des Fachgebiets Anästhesiologie. Anästhesiologie und Intensivmedizin 2002b; 43: 790-799

Mende H, Ventour W, Schleppers A, Martin J. G-DRG-Version 2006 – Auswirkungen auf unser Fachgebiet. Anästhesiologie und Intensivmedizin 2006; 47: 32-34

M. Kluth

13.2. Clinical Pathways (CPs) und Standard Operating Procedures (SOPs) in der Anästhesieambulanz

Kontinuierliche Qualitätssicherung in der Medizin bedeutet Standardisierung sowie Einhaltung struktureller und prozessualer Normen. Durch die Einführung von Qualitätsmanagementkonzepten werden in Krankenhäusern zunehmend klinische Behandlungspfade (Clinical Pathways) etabliert. Sie beschreiben die interdisziplinäre Versorgung eines Patienten von der Aufnahme bis zur Entlassung. Die Anästhesie greift in den Prozess der Behandlung operativer Patienten an verschiedenen Schnittstellen ein. Die „Narkosesprechstunde" ist der erste Kontakt eines Patienten mit der Anästhesie, bei dem wichtige Entscheidungen für die perioperative Behandlung getroffen werden. Der hohe Wiederholungsgrad an Tätigkeiten in der Anästhesieambulanz prädestiniert diese für die Etablierung von Standards, die in Form von Standard Operating Procedures (SOPs) und Arbeitsanweisungen abgebildet werden können.

13.2.1. Clinical Pathways (CPs)

Die zunehmende Ökonomisierung in der Medizin (Fallpauschalierung auf der Basis von DRGs) muss für viele Krankenhäuser eine Optimierung ihrer Behandlungsabläufe zur Folge haben. Qualitätsmanagementsysteme (EFQM, DIN EN ISO 9000 ff, KTQ®) helfen diesbezügliche Defizite aufzuzeigen und zu beheben. Nach WILLIAMSON werden sie mit dem Ziel eingeführt, den Anteil des an sich erreichbaren, aber noch nicht erreichten Nutzens zu erhöhen. Ein zentrales Element von Qualitätsmanagementsystemen ist die Prozessorientierung.

Von der Struktur-/Funktionssicht zur Prozesssicht

Prozessorientierung bedeutet, den gesamten ambulanten oder stationären Aufenthalt eines Patienten zu beschreiben und systematisch zu steuern. Dies beinhaltet die traditionelle Gliederung eines Krankenhauses in Fachabteilungen (Innere Medizin, Chirurgie) sowie Funktionsabteilungen

(Radiologie, Labor) zu überwinden und den klinischen Behandlungsablauf (Clinical Pathway) eines Patienten fächerübergreifend zu betrachten. Richtungweisend ist dabei die Etablierung von Kompetenzzentren mit Behandlungsschwerpunkten. Hier ist die beschriebene traditionelle Gliederung aufgehoben und die Patienten werden auf einer Station interdisziplinär durch Ärzte verschiedener Fachabteilungen betreut.

Hauptaugenmerk sollte auf die Identifizierung von Schlüsselprozessen (die für das jeweilige Krankenhaus wertschöpfenden Prozesse) gelegt werden. Diese sind für die Mehrzahl der Patienten mit einer entsprechenden Diagnose zutreffend und sollen anfallende Leistungen und Ressourcen prozessbezogen darstellen. Einen typischen Schlüsselprozess stellt die Aufnahme, Diagnostik, Therapie, Rehabilitation und Entlassung eines Patienten dar. An jedem dieser Teilprozesse sind mehrere Fach- und Funktionsabteilungen beteiligt. Prozessverantwortlich sind dabei die Abteilungen, die den Patienten von der Aufnahme bis zur Entlassung betreuen. Clinical Pathways beschreiben somit die routinemäßige Abfolge multidisziplinärer diagnostischer und therapeutischer Maßnahmen für ein spezielles Krankheitsbild bzw. eine homogene Fallgruppe. Diese Maßnahmen sollen für den Patienten angemessen und zielführend sein.

Bedeutung der Clinical Pathways

Mit Clinical Pathways sollen drei Kernfragen beantwortet werden [Schwilk 2003]:

- *Wie soll eine bestimmte Krankheit behandelt werden?*
- *Wie kann diese Behandlung möglichst effizient durchgeführt werden?*
- *Was kostet die Behandlung?*

Die Etablierung von Clinical Pathways sollte somit zum Ziel haben, dass: *„Patienten alles bekommen, was sie brauchen, aber nichts, was sie nicht brauchen!"* Clinical Pathways sind für die Mitarbeiter bindend und sollten über eine akzeptierte Toleranzgrenze hinaus nicht variiert werden. Variation charakterisiert einen Prozess als unkontrolliert und führt zu unnötigem Ressourcenverbrauch, Mitarbeiter- und Patientenunzufriedenheit.

Die Anästhesieambulanz im CP

Bei der interdisziplinären Entwicklung von standardisierten Behandlungspfaden ist es wichtig die Anästhesie frühzeitig einzubinden, da sie einen wesentlichen Stützprozess in der Behandlung operativer Patienten darstellt. Den ersten Schritt in der Etablierung eines Clinical Pathway stellt die Einberufung einer Projektgruppe dar, in der Delegierte aller Abteilungen (auch der Nichtbettenführenden, wie Anästhesiologie, Radiologie, Labormedizin) gleichberechtigt vertreten sind. Nach der Analyse aller perioperativen Abläufe, wird der IST-Zustand der Patientenversorgung festgestellt und ein SOLL-Zustand definiert. Der IST-Zustand muss in regelmäßigen Abständen überprüft und der SOLL-Zustand aktualisiert werden.

Von besonderer Bedeutung für die Anästhesie sind der Zeitpunkt der Vorstellung der Patienten in der Anästhesieambulanz und die präoperative Diagnostik. Nach der Aufnahme durch die operativen Abteilungen, bei der neben der klinischen Untersuchung und Aufklärung eine festgelegte Routinelabordiagnostik erfolgen sollte, können die Patienten zunächst ihr Zimmer beziehen. Sie werden dann auf Abruf in der Anästhesieambulanz vorstellig. Eine standardmäßige Durchführung von Zusatzuntersuchungen anhand von Altersgrenzen ist umstritten. Ein EKG sowie eine Röntgenaufnahme des Thorax bei Patienten mit elektiven Eingriffen sollten nur dann durchgeführt, wenn dies von operativer (Eingriffe an den Atemwegen) oder von anästhesiologischer Seite gewünscht wird. Festgelegte Kriterien helfen bei der Entscheidungsfindung, welche Patienten Zusatzuntersuchungen erhalten. Diese sollten nach Möglichkeit vor dem Prämedikationsgespräch erfolgen. Die Häufigkeit von EKG- und Röntgenuntersuchungen kann so deutlich reduziert und Kosten gespart werden. Laboruntersuchungen, die über die festgelegte Labordiagnostik hinausgehen, werden nur auf speziellen Wunsch des Anästhesisten durchgeführt (Beispiel: CK bei Kindern). Vom Anästhesisten gewünschte Konsile an andere Fachabteilungen sollen von diesem ausgefüllt und mit der speziellen Fragestellung versehen werden. Die Untersuchungsergebnisse werden der Anästhesieambulanz mitgeteilt (Telefon, Fax) oder können im Intranet eingesehen werden (z. B. Röntgenbefunde). Es ist daher wichtig, dass Patienten möglichst früh am Aufnahmetag in der Anästhesieambulanz vorstellig werden, damit genügend Zeit für eine eventuell erweiterte präoperative Diagnostik bleibt. Patienten, bei denen sich im Rahmen einer stationären Diagnostik eine chirurgische Behandlungsindikation ergibt, sind nach Möglichkeit schon ein paar Tage vor dem operativen Eingriff in der Anästhesieambulanz vorzustellen. Die frühzeitige Prämedikation von Patienten, insbesondere bei erhöhtem perioperativen Risiko, ermöglicht eine weitergehende präoperative Diagnostik und Optimierung des Allgemeinzustandes und reduziert den Anteil verschobener Operationstermine.

13.2.2. Standard Operating Procedures (SOPs)

SOPs stellen klinische Leitlinien dar, die modular in Clinical Pathways eingefügt werden können oder auch unabhängig von Clinical Pathways Anwendung finden.

> *Nach* L*AUTERBACH* *sollen Leitlinien:*
> - *unnötige und schädliche Behandlungen reduzieren*
> - *eine optimale Behandlung zu angemessenen Kosten fördern*
> - *eine angemessene Behandlung zu optimalen Kosten fördern*
> - *beziehungsweise einen Korridor zwischen 2 und 3 beschreiben.*

Klinische Abläufe, für die die Anästhesie verantwortlich ist, lassen sich durch SOPs in den Behandlungspfad integrieren und können fächerübergreifende Bedeutung erlangen. SOPs sind dabei ein Konstrukt aus Empfehlungen der medizinischen Fachgesellschaften, evidenzbasierter Medizin (EBM) und den lokalen Gegebenheiten des jeweiligen Krankenhauses. Bei der Entwicklung von SOPs sollten formale Standards eingehalten werden. Martin [Martin J et al. 2003] beschreibt sehr umfassend die Entwicklung von SOPs für die Anästhesie. Arbeitsanweisungen (AA) sind Bestandteile von SOPs. Sie beschreiben detailliert den Materialbedarf und das praktische Vorgehen bei Verrichtungen am Patienten (Beispiel: Anlage eines Periduralkatheters). Standards sollten jedem Mitarbeiter zu jeder Zeit zugänglich sein. Als bevorzugtes Medium dient diesbezüglich das Intranet.

Anästhesieambulanz und SOPs

Das Prämedikationsgespräch mit Anamnese, klinischer Untersuchung, Evaluation des perioperativen Risikos (ASA-Klassifikation) und Aufklärung ist ein Teilprozess mit hohem Wiederholungsgrad. Die Anästhesieambulanz ist daher prädestiniert zur Einführung von Standards. Die Abläufe in der Anästhesieambulanz sollten derart gestaltet sein, dass sämtliche den Patienten betreffenden Fragestellungen präoperativ geklärt werden. Um Verzögerungen im OP-Ablauf zu vermeiden, sollten das Patientenprocedere betreffende offene Fragen vorher diskutiert werden.

》》》 *In der Anästhesieambulanz können folgende Standards
entwickelt werden:*

1. *Organisation der Patientenvorstellung*
2. *Anamnese und klinische Untersuchung mit:*
   - *Evaluation des kardiopulmonalen Risikoprofils*
   - *Evaluation anästhesierelevanter Nebendiagnosen*
3. *Einsatz bevorzugter Narkoseverfahren*
4. *Strukturierte Aufklärung*
5. *Planung von Intensivkapazitäten*
6. *Rekrutierung von Patienten für klinische Studien*

Die Anmeldung der Patienten in der Anästhesieambulanz kann durch übersenden der OP-Pläne via Fax erfolgen. Diese sollten frühzeitig (z. B. bis 10:00 Uhr) vorliegen. Nachmeldungen von Patienten, die noch am aktuellen Tag in der Anästhesieambulanz vorstellig werden sollen, können via Telefon erfolgen. Der endgültige OP-Plan für den nächsten Tag sollte am frühen Nachmittag vorliegen. Eine Alternative stellt die OP-Plan-Verwaltung im Intranet dar. Hier stehen Änderungen zeitnah zur Verfügung. In Abhängigkeit vom Patientenaufkommen in der Anästhesieambulanz ruft die Sekretärin alle gehfähigen Patienten telefonisch zur Prämedikation ab. Alle anderen Patienten werden in eine Liste „Auf Station zu sehen" aufgenommen. Die freien Mitarbeiter prämedizieren diese Patienten dann auf Station. Kurze Wartezeiten auf den Anästhesisten in der Ambulanz erhöhen die Patientenzufriedenheit. Es ist daher wichtig, nur so viele Patienten abzurufen, wie zeitlich bewältigt werden können. Ambulante Patienten können mit Funkmeldern ausgestattet werden. Sie bewegen sich frei auf dem Klinikgelände, haben Gelegenheit zum Besuch der Cafeteria und werden bei nachlassendem Patientenaufkommen abgerufen. Um Wegezeiten für Patienten und Personal zu verkürzen, ist eine Ansiedlung der Anästhesieambulanz in die Nähe der operativen Polikliniken sinnvoll.

Zentrale Aufgabe der Ambulanz ist das Patientengespräch über die bevorstehende Narkose. Die Anamnese erfolgt anhand standardisierter Fragebögen. Die klinische Untersuchung sollte sich auf anästhesierelevante Dinge beschränken. Einen wichtigen Platz nehmen die Evaluation des perioperativen Risikos, mit der Frage nach der präoperativen Optimierung des Patienten, und die Erhebung von anästhesierelevanten Nebendiagnosen ein.

Zirka 80% der Patienten, deren Operation verschoben oder abgesetzt wird, haben ein kardiales Problem. Eine Arbeitsgruppe aus Marburg [Kerwat et al. 2004] entwickelte ein Konzept zur Identifizierung von Patienten mit niedrigem oder hohem kardialem Risiko Sie entwarfen fünf Triggerfragen, aus deren Antworten und dem zu erwartenden operativen Risiko sich die weitere Vorgehensweise ergibt.

> **Triggerfaktoren für erhöhtes kardiales Risiko sind:**
>
> - *körperliche Belastbarkeit*
> - *Myokardinfarkt oder Koronarintervention*
> - *Angina pectoris oder Dyspnoe*
> - *Diabetes mellitus*
> - *Lebensalter*

Durch Bewertung der Triggerfaktoren und des operativen Risikos kann dann anhand eines Ampelschemas entschieden werden, welche weiteren präoperativen diagnostischen Maßnahmen notwendig sind.

Eine inadäquate präoperative kardiale Risikoevaluation kann durch solche Konzepte reduziert werden. Weitere nichtkardiale Risiken stellen beispielsweise pulmonale Erkrankungen, eine Niereninsuffizienz, ein Endokarditisrisiko oder eine Glukokortikoiddauertherapie dar. Das perioperative Vorgehen bei diesen Patienten kann hier ebenfalls durch SOPs geregelt sein.

Ein weiteres Element des Prämedikationsgesprächs ist die Auswahl des Narkoseverfahrens für einen bestimmten Eingriff. Für gewöhnlich hat diesbezüglich jeder Anästhesist seine Präferenzen. Unter Qualitätsmanagementgesichtspunkten sollten die Narkoseverfahren standardisiert sein und nur in begründeten Fällen davon abgewichen werden. Tabelle 2 (s. S. 208) zeigt Beispiele für Narkoseverfahren in der Unfallchirurgie.

Besondere Bedeutung hat die Aufklärung der Patienten hinsichtlich anästhesiologischer Risiken. Um rechtliche Auseinandersetzungen zu minimieren, ist es hilfreich, Standards vorzugeben über welche Risiken aufgeklärt werden soll. Hervorzuheben ist hier die Möglichkeit der Videoaufklärung. Sie vermittelt dem Patienten ein verständliches Bild von der Narkose und benennt alle relevanten Risiken. Im Arzt-Patienten-Gespräch muss dann nur noch auf offene Fragen eingegangen werden.

Die präoperative Risikoevaluation beinhaltet auch die Einschätzung ob ein Patient postoperativ einer intensivmedizinischen Überwachung oder Therapie bedarf. Die Anästhesieambulanz ist die Einrichtung eines Krankenhauses wo dieser Bedarf fächerübergreifend bekannt ist und organisiert werden kann.

Weitere, als die in Kapitel 23 aufgezeigten, Beispiele für SOPs sind im Internetforum des BDA und der DGAI [Martin et al. 2005] zu finden. Es

Operativer Eingriff	Anästhesiologisches Vorgehen
Hüftendoprothese (HTP)	bevorzugt Allgemeinanästhesie, Cellsaver
HTP-Wechsel	Allgemeinanästhesie, invasives Monitoring, Cellsaver, Anmeldung Intensivstation
Knieendoprothese (KTP)	CSE, Cellsaver
Dorsale Wirbelkörperstabilisierung	Allgemeinanästhesie, Cellsaver
Ventrale WK-Stabilisierung	Doppellumentubus, invasives Monitoring, Cellsaver, Anmeldung Intensivstation
Oberschenkelhalsfraktur	3-in-1-Block zur Umlagerung
Orthopädische Eingriffe im Handbereich	i.v. regionale oder sonstige Regionalanästhesie
OP im Oberarmbereich	Allgemeinanästhesie in Kombination mit interskalenärem Plexus

Tab. 2   Beispiele für standardisierte Narkoseverfahren in der Unfallchirurgie.

ist zu beachten, dass die vorgestellten SOPs an die Besonderheiten eines jeden Krankenhauses/einer jeden Abteilung angepasst werden sollten.

Fazit

Kontinuierliche Qualitätssicherung in der Medizin bedeutet Standardisierung sowie Einhaltung struktureller und prozessualer Normen. Durch die Einführung von Qualitätsmanagementkonzepten werden in Krankenhäusern zunehmend klinische Behandlungspfade (Clinical Pathways) etabliert. Sie beschreiben die interdisziplinäre Versorgung eines Patienten von der Aufnahme bis zur Entlassung. Die Anästhesie greift in den Prozess der Behandlung operativer Patienten an verschiedenen Schnittstellen ein. Die „Narkosesprechstunde" ist der erste Kontakt eines Patienten mit der Anästhesie, bei dem wichtige Entscheidungen für die perioperative Behandlung getroffen werden. Der hohe Wiederholungsgrad an Tätigkeiten in der Anästhesieambulanz prädestiniert diese für die Etablierung von Standards, die in Form von Standard Operating Procedures (SOPs) und Arbeitsanweisungen abgebildet werden können.

Zusammenfassend kann gesagt werden, dass sich mit der Etablierung von Clinical Pathways und Standard Operating Procedures Prozessoptimierungen, finanzielle Einsparpotentiale und nachweisbare Verbesserungen der Patientenzufriedenheit ergeben. Des Weiteren wird die Einarbeitung neuer Kollegen erleichtert, sowie die Ausbildung der Assistenten gefördert.

Literatur

Bauer M, Hanß R, Schleppers A, Steinfath M, Tonner PH, Martin J. Prozessoptimierung im „kranken Haus". Anaesthesist 2004; 53: 414-425

Braun JP, Walther M, Kuhly R, Lein M, Eveslage K, Hansen D, Schwilk B, Kox WJ, Martin J, Schleppers A, Spies C. Clinical pathways und diagnostic-related-groups: Die Anästhesiologie als Schnittstellenfach. Anästh Intensivmed 2003; 44: 637-646

Kerwat KM, Kratz CD, Olt C, Christ M, Ziring M, Wulf H, Geldner G. Marburg-Modell zur Optimierung der Stratifizierung des anästhesiologischen Risikos. Anaesthesist 2004; 53: 856-861

Martin J, Schleppers A, Kastrup M, Kobylinski C, König U, Kox WJ, Milewski P, Spies C. Enwicklung von Standard Operating Procedures in der Anästhesie und Intensivmedizin. Anästh Intensivmed 2003; 44: 871-876

Martin J, Kuhlen R, Kastrup M, Schleppers A, Spies C. Die Standard-operating-procedures-Tauschbörse Anästhesiologie, Intensivmedizin, Schmerzmedizin und Notfallmedizin. Anaesthesist 2005; 54: 495-496

Schubert HJ, Zink KJ. Qualitätsmanagement in sozialen Dienstleistungsunternehmen. Luchterhand Verlag, Neuwied 1997

Schwilk B. Aktuelle Konzepte für die Entwicklung, Implementierung und Evaluation klinischer Behandlungspfade. Journal für Anästhesie und Intensivbehandlung 2003; 1: 234-235

H. Möck

13.3. Die Rolle der Anästhesieambulanz bei MDK-Prüfungen

In Anbetracht des wirtschaftlichen Druckes auf Krankenkassen und Krankenhäuser haben die Krankenkassen vermehrt den Medizinischen Dienst der Krankenkassen (MDK) mit der Prüfung stationärer Behandlungsfälle beauftragt.

Im Jahr 2004 richteten die Gesetzlichen Krankenkassen 88.437 Anfragen im Zusammenhang mit stationären Krankenhausleistungen an den MDK Rheinland-Pfalz. Daraufhin erstellte der MDK Rheinland-Pfalz 36.202 sozialmedizinische Gutachten. Die Summe der Erlösänderungen bezifferte sich auf 4.020.090,- EUR zu Gunsten der Krankenkassen, d.h. durch MDK-Prüfungen mussten in Rheinland-Pfalz im Jahr 2004 über 4 Millionen EUR von den Krankenhäusern an die Krankenkassen zurückgezahlt werden [Kuls u. Weibler-Villalobos 2005].

Im Jahr 2005 müssen die Krankenhäuser mit Prüfungen von bis zu 15 % aller stationären Behandlungsfälle rechnen.

13.3.1. Gesetzliche Grundlagen der MDK-Prüfungen

In § 275 SGB V sind die Aufgaben des Medizinischen Dienstes der Krankenkassen und die Zusammenarbeit mit den Krankenkassen und den Krankenhäusern geregelt.

Die Krankenkassen sind in den gesetzlich bestimmten Fällen oder wenn es nach Art, Schwere, Dauer oder Häufigkeit der Erkrankung oder nach dem Krankheitsverlauf erforderlich ist, verpflichtet, bei der Erbringung von

Leistungen sowie bei Auffälligkeiten zur Prüfung der ordnungsgemäßen Abrechnung eine gutachterliche Stellungnahme des Medizinischen Dienstes der Krankenkassen einzuholen.

Wenn im Einzelfall eine gutachterliche Stellungnahme über die Notwendigkeit und Dauer der derzeitigen stationären Behandlung des Versicherten erforderlich ist, sind die Ärzte des Medizinischen Dienstes befugt, zwischen 8:00 und 18:00 Uhr die Räume der Krankenhäuser zu betreten, um dort die Krankenunterlagen einzusehen und soweit erforderlich, den Versicherten untersuchen zu können.

Bei bereits entlassenen Patienten sind die Ärzte des MDK befugt, die zur Prüfung erforderlichen Krankenakten einzusehen.

Neben den in § 275 SGB V beschriebenen verdachtsabhängigen Einzelfallprüfungen können nach § 17 c Abs. 2 und 3 KHG (Krankenhausfinanzierungsgesetz) Stichprobenprüfungen von den Krankenkassen gemeinsam beim Medizinischen Dienst der Krankenkassen schriftlich beauftragt werden.

Mit Hilfe der Stichprobenprüfung soll kontrolliert werden, dass der Krankenhausträger den Verpflichtungen aus § 17 c KHG nachkommt. Insbesondere wird geprüft, ob folgende Sachverhalte vorliegen:

- primäre oder sekundäre Fehlbelegungen
- vorzeitige Entlassungen aus wirtschaftlichen Gründen oder
- nicht ordnungsgemäße Abrechnungen.

13.3.2. Die Anästhesieambulanz betreffende Prüfschwerpunkte des MDK

Relevanz von Nebendiagnosen

Das Vorhandensein von Komplikationen und/oder Komorbiditäten (im DRG-Handbuch und den DRG-Beschreibungen mit CC abgekürzt) kann die Behandlung von Krankheiten erschweren und verteuern. Deshalb ist es in der DRG-Klassifikation von Bedeutung, die unterschiedliche Schwere einer Erkrankung zu erkennen, zu berücksichtigen und zu erfassen.

Aus der *Kodierung der Nebendiagnosen* können beträchtliche Erlössteigerungen resultieren. Ansinnen der Krankenkassen und des MDK ist, in Patientendatensätzen die Relevanz der kodierten Nebendiagnosen zu überprüfen und bei Nichteinhaltung der Deutschen Kodierrichtlinien durch Streichen einer oder mehrerer Nebendiagnosen den DRG-Erlös des Krankenhauses zu senken.

Bei der Kodierung von Datensätzen ist somit die korrekte Anwendung der Deutschen Kodierrichtlinien unerlässlich.

Die *Deutschen Kodierrichtlinien 2006* definieren die Nebendiagnose als „Krankheit oder Beschwerde, die entweder gleichzeitig mit der Hauptdiagnose besteht oder sich während des Krankenhausaufenthaltes entwickelt" und erheben an die Kodierung von Nebendiagnosen weitere Anforderungen.

> *Für Kodierungszwecke müssen Nebendiagnosen als Krankheiten interpretiert werden, die das Patientenmanagement in der Weise beeinflussen, dass einer der folgenden Faktoren erforderlich ist:*
>
> - *therapeutische Maßnahmen*
> - *diagnostische Maßnahmen*
> - *erhöhter Betreuungs-, Pflege- und/oder Überwachungsaufwand*

Krankheiten, die durch den Anästhesisten während der präoperativen Beurteilung dokumentiert werden, dürfen nur kodiert werden, wenn sie die genannten Kriterien erfüllen.

Sofern eine Begleitkrankheit das Standardvorgehen für eine spezielle Prozedur beeinflusst, wird diese Krankheit als Nebendiagnose kodiert.

Anamnestische Diagnosen, die das Patientenmanagement gemäß der genannten Definition nicht beeinflussen, werden nicht kodiert. Abnorme Labor-, Röntgen-, Pathologie- oder andere diagnostische Befunde dürfen ebenfalls nicht kodiert werden, es sei denn, sie haben eine klinische Bedeutung im Sinne einer therapeutischen Konsequenz oder einer weiterführenden Diagnostik. Die Kontrolle eines abnormen Wertes allein reicht für eine Kodierung nicht aus.

Bei der Kodierung von Nebendiagnosen kommt dem Anästhesisten eine entscheidende Bedeutung zu. Während der Prämedikation von Patienten in der Anästhesieambulanz oder auf Station erhebt der Anästhesist eine umfassende Anamnese. Kardiopulmonale, neurologische, endokrinologische und sonstige Begleiterkrankungen werden erfasst und bei Bedarf weitere diagnostische und/oder therapeutische Maßnahmen eingeleitet.

Im Falle einer *Dauermedikation* z. B. beim Vorliegen einer Herzinsuffizienz oder COPD ist der therapeutische Mehraufwand erfüllt und die Nebendiagnose kodierbar.

Ein *pathologischer Auskultationsbefund* des Herzens kann zu der Veranlassung einer kardiologischen Konsiliaruntersuchung mit weiterführender kardialer Diagnostik führen. Durch die Einleitung einer weiterführenden Diagnostik ist die Forderung der Deutschen Kodierrichtlinien hinsichtlich eines diagnostischen Mehraufwandes erfüllt. Bei Durchführung einer Endokarditisprophylaxe ist zusätzlich ein therapeutischer Mehraufwand gegeben.

Kardiale Begleiterkrankungen wie eine *Herzinsuffizienz* oder eine *dilatative Kardiomyopathie* können die Narkoseführung beeinflussen und durch ein erweitertes invasives Monitoring oder postoperative intensivmedizinische Überwachung zu einer Abweichung vom Standardvorgehen führen.

Eine *erschwerte Intubation* muss ebenfalls kodiert werden. In bisherigen MDK-Prüfungen wurde die Kodierung einer erschwerten Intubation anerkannt, wenn eine fiberoptische Intubation oder eine Intubation mit zusätzlichen Hilfsmitteln erfolgte, personeller Mehraufwand oder eine verlängerte postoperative Überwachung vorlag. In der Regel wird in diesen Fällen den betroffenen Patienten ein Anästhesiepass mit der Beschreibung der Intubationsschwierigkeit ausgehändigt. Diese Maßnahme beschreibt den bereits angefallenen Mehraufwand.

Auch *Komplikationen* wie postspinale Kopfschmerzen müssen als Nebendiagnosen kodiert werden und sind über den ICD-Kode G97.1 oder beim Auftreten im Zusammenhang mit Schwangerschaft, Geburt und Wochenbett über die ICD-Kodes O29.- bzw. O74.- abzubilden.

Bei der Prämedikation wird der Anästhesist unter Umständen Erkrankungen vorfinden, die für ihn zu diesem Zeitpunkt keinen diagnostischen, therapeutischen oder pflegerischen Mehraufwand erkennen lassen. Ein Patient mit Zustand nach *Apoplex* und einer noch bestehenden *Hemiparese* ist für den Anästhesisten ein Risikopatient hinsichtlich seines Gefäßstatus und der Vorerkrankung Apoplex. Wenn der Patient mit Gehhilfen selbstständig die Anästhesieambulanz aufsucht, ist für den Anästhesisten zwar dessen Risikoprofil ersichtlich, der von den Kodierrichtlinien geforderte Mehraufwand zur Kodierbarkeit der Hemiparese als Folge eines Schlaganfalls wird aber erst durch das Pflegepersonal postoperativ bei Vorliegen eines erhöhten Mobilisierungsaufwandes bestätigt werden können. Somit müssen bei der Kodierung 2 Kategorien von *Nebendiagnosen* unterschieden werden:

1. **Unmittelbar anästhesierelevante Nebendiagnosen**

   Eine Nebendiagnose ist für den Anästhesisten bereits bei der Prämedikation oder während der Anästhesie in ihrem für die Kodierung geforderten Mehraufwand durch eine Änderung des anästhesiologischen Vorgehens, durch Probleme und Komplikationen im Zusammenhang mit einer Anästhesie oder durch einen therapeutischen Mehraufwand in Form einer Dauermedikation bei der Behandlung eines Diabetes mellitus , einer Herzinsuffizienz oder einer COPD erkennbar. Diese Nebendiagnosen sollten durch den Anästhesisten direkt in den gruppierungsrelevanten Datensatz in das KIS eingegeben werden.

2. **Behandlungsnebendiagnosen**

   Hier findet der Anästhesist zwar eine Erkrankung vor, kann jedoch deren Mehraufwand über die Narkoseführung oder eine Dauermedikation im Vorfeld nicht abbilden. Diese Diagnosen sollten vom Anästhesisten als Behandlungsdiagnosen vorgeschlagen werden, ohne direkt in den gruppierungsrelevanten Datensatz einzugehen. Die am Ende des stationären Aufenthaltes kodierenden Mitarbeiter (Stationsarzt, Kodierkraft) werden diese Behandlungsnebendiagnosen unter dem Aspekt des Mehraufwandes prüfen und ggf. in den Entlassdatensatz übernehmen.

Notwendigkeit der stationären Behandlung

Nach Aussagen des Medizinischen Dienstes der Sozialversicherungen können ca. 20% aller Krankenhausaufenthalte durch ambulante Behandlungen ersetzt und somit knapp 1,5 Milliarden EUR im Gesundheitswesen eingespart werden.

Im Juli 2003 verabschiedeten die Krankenkassen, die Deutsche Krankenhausgesellschaft und die Kassenärztliche Bundesvereinigung den Vertrag nach § 115 b Abs. 1 SGB V zum ambulanten Operieren im Krankenhaus. Dieser Vertrag dient auf der Basis des § 39 SGB V der Vermeidung nicht notwendiger vollstationärer Krankenhausbehandlungen bei gleichzeitiger Sicherung einer patientengerechten und wirtschaftlichen Versorgung. Der Vertrag legt in der zum 1. April 2005 geänderten Fassung über OPS-Kodes diejenigen Leistungen fest, die ambulant erbracht werden *müssen*, falls Patienten nicht wegen Begleiterkrankungen oder sozialer Faktoren stationär zu behandeln sind.

Die behandelnden Krankenhausärzte legen beim Erstkontakt mit den Patienten vor einem geplanten Eingriff die stationäre oder ambulante Behandlungsindikation fest.

Wird ein Patient zur Durchführung einer Leistung nach § 115 b SGB V stationär aufgenommen und behandelt, ohne dass medizinische und/oder soziale Gründe vorliegen, die eine ambulante Behandlung ausschließen, liegt eine primäre Fehlbelegung nach § 17 c KHG vor. Im Sinne einer Beweislastumkehr muss das Krankenhaus belegen, warum der Eingriff nicht unter ambulanten Bedingungen stattgefunden hat.

Exemplarisch sollen aus dem Katalog nach § 115 b SGB V einige ambulant zu erbringende Leistungen genannt werden:

- arthroskopische Operationen
- Herniotomien
- proktologische Operationen
- Abrasiones, Hysteroskopien und Konisationen
- Laparoskopien
- Varizenexhairesen.

In der präoperativen Beurteilung eines Patienten, der sich einer im Katalog ambulanter und stationsersetzender Leistungen enthaltenen Operation unterziehen muss, kommt dem Anästhesisten eine wesentliche Bedeutung zu.

Entsprechend der Vorgaben des Vertrages nach § 115 b SGB V und der Leitlinie für ambulantes Operieren bzw. Tageschirurgie müssen neben sozialen Aspekten (postoperative Überwachung durch eine verantwortliche Person in den ersten 24 Stunden, Kommunikation etc.) auch medizinische Aspekte berücksichtigt werden. Die Leitlinie sagt aus, dass ambulante Operationen nur bei körperlich und physisch stabilen Patienten (ASA I/II) bzw. bei chronischer Erkrankung wie z. B. Diabetes mellitus, Asthma, gut eingestellter Hypertonie (ASA III) nur nach anästhesiologischer Konsultation durchgeführt werden sollen.

Bei einem durch den Anästhesisten in die Kategorie ASA III eingestuften Patienten wird vom MDK in der Regel die stationäre Behandlung anerkannt. Eine exakte Dokumentation des Risikoprofils des Patienten ist dabei von großer Bedeutung.

Fazit

MDK-Prüfungen betreffen die Anästhesieambulanz und deren Mitarbeiter hauptsächlich bei der Prüfung der Relevanz von erlössteigernden Nebendiagnosen und der Notwendigkeit einer stationären Behandlung bei einer potenziell ambulanten Operation.

Hier kann der Anästhesist durch die Kodierung von Nebendiagnosen bzw. die Erstellung des Risikoprofils eines Patienten entscheidend dazu beitragen, die Komplexität des Behandlungsfalles darzustellen und somit die stationären Krankenhauserlöse zu sichern.

Literatur

Deutsches Institut für Medizinische Dokumentation und Information (DIMDI): ICD-10-GM Version 2006: Systematisches Verzeichnis

Institut für Entgeltsystem im Krankenhaus (InEK GmbH): Deutsche Kodierrichtlinien: Allgemeine und Spezielle Kodierung von Krankheiten und Prozeduren. Version 2006

Kuls G, Weibler-Villalobos U. Die Kodierprüfung nach § 275 SGB V bringt den Kassen Millionen. In: f&w Ausgabe 06/2005: 598-601

Leitlinie für ambulantes Operieren bzw. Tageschirurgie. In: Anästhesiologie und Intensivmedizin 1998; 39 (4): 201ff

Sozialgesetzbuch (SGB) Fünftes Buch (V) – Gesetzliche Krankenversicherung – vom 20. Dezember 1988 (BGBl I: 2477)

J. Neidel

13.4. Kosten und Effizienz in der Anästhesieambulanz

13.4.1. Allgemeine Aspekte

Durch die Einführung des DRG-Systems, der Implementierung des EBM 2000 und die damit einhergehende Mittelverknappung in Akutkrankenhäusern kommt es zu deutlichen Umstrukturierungsprozessen der medizinischen Behandlungswege.

Diese Vorgänge sind nicht nur medizinisch, sondern vor allem auch betriebswirtschaftlich relevant. Ziel ist es dabei, Prozessabläufe verzögerungs- und störungsfrei sowie mit effektivem Personal- und Ressourcenverbrauch anzulegen.

Dabei gilt es nicht, einzelne Teilbereiche effektiv zu gestalten, sondern den Gesamtprozess im Blick zu haben, damit für den Patienten reibungslose Abläufe resultieren. Clinical Pathways und Standard Operating Procedures, wie im Beitrag bereits beschrieben, stellen dabei wichtige und etablierte Instrumente dar, deren Ziel es ist:

- unnötige und schädliche Diagnostik und Behandlungen zu reduzieren (z. B. Routinethorax, undifferenzierte Laboruntersuchungen)
- Förderung einer optimalen Behandlung zu angemessenen Kosten
- strukturierte und sichere Abläufe auch von komplexen Fällen zu ermöglichen
- durch Variation auch immer Spielraum für begründete individuelle Lösungen lassen.

Da diese Patientenpfade den Kernprozess der „Patientenkarriere" von der chirurgischen Indikationsstellung bis zur Entlassung/Rehabilitation beschreiben, ist die Anästhesie als Fachgebiet in mehreren Abschnitten oder Modulen beteiligt. Hauptaufgabe der Anästhesie mit den chirurgischen Partnern ist es den Patienten mit vertretbaren Kosten optimal durch die perioperative Phase zu begleiten, angefangen von der präoperativen Diagnostik über die Narkose, postoperativen Schmerztherapie und ggf. die Intensivstation. Daraus ergeben sich mehrere Schnittstellen. Unter medizinökonomischen Gesichtspunkten kann der Auftrag oder die Erwartungen der jeweiligen Partner an die Anästhesieambulanz mit folgenden Fakten beschrieben werden:

- optimale Behandlung zu angemessenen Kosten im Bereich OP-Vorbereitung, präoperative Diagnostik, Prämedikationsgespräch und -untersuchung unter Berücksichtigung der geltenden Standards, Richtlinien und medikolegalen Aspekten

- Identifikation von Risikopatienten
- interdisziplinäre Absprache von komplexen Patienten, die individuelle Abläufe benötigen, dabei Suche nach speziellen Lösungen auch
  an der Schnittstelle Medizin/Ökonomie.

13.4.2. Leistungen der Anästhesieambulanz

Die Operationsvorbereitung wird in Abhängigkeit der OP-Indikation und
der damit verbundenen Dringlichkeit (dringlich/elektiv), der Komplexität
des Eingriffes und relevanter Begleiterkrankungen gestaltet.

Im klinischen Alltag ergeben sich dabei häufig folgende Fragen:

- Wer macht, wo, welche notwendige Diagnostik?
- Wie sollen relevante Begleiterkrankungen abgeklärt werden?
- Sollen/müssen sie präoperativ behandelt werden?
- Ist die Ausgangssituation zu optimieren?
- Wer macht das? (ambulant/stationär)?
- Wie und wo kann diese Diagnostik und Therapie effektiv
  durchgeführt werden?
- Was kostet die Behandlung?
- Welche rechtlichen, abrechnungstechnischen, juristischen
  Rahmenbedingungen gibt es?
- Welche personellen, fachlichen und zeitlichen Ressourcen gibt es?
- Was ist dem Patienten, seinem Zustand und seinem Umfeld
  zuzumuten?

Daraus ergibt sich ein sehr komplexes Bild, wenn es um die Frage von Kos-
ten und Effizienz der Anästhesieambulanz geht. Die Beantwortung dieser
Fragen und nach der notwendigen präoperativen Diagnostik darf aber nicht
nur unter organisatorischen und medizinökonomischen Kriterien erfolgen.
Die Antwort muss primär den Patienten und sein Umfeld in die Überle-
gungen einbeziehen. Auch ist die regionale und fachliche Ausrichtung der
Einrichtung, der Versorgungsauftrag, aber auch strategische Aspekte im
Sinne der Profilierung der Klinik zu beachten.

Die Entscheidungen müssen letztlich berufsübergreifend erfolgen, d. h.
in enger Kooperation mit dem Controlling, z. B. um Lösungen im Sinne
des Patienten zu finden.

Die Komplexität ist typisch für die Anästhesieambulanz, in der ein fach-
gruppenübergreifender Austausch Routine ist. Ziel jeder *medizinökonomischen Betrachtung* muss der qualitativ hochwertige Behandlungserfolg
sein, denn gerade im DRG-System und unter Qualitätssicherungsaspekten
ist die Vermeidung von Kosten durch Komplikationen eine entscheidende
Komponente. In diesem Gesamtprozess kann der Anästhesist einen Beitrag

zur Senkung der Kosten leisten, indem er durch klar strukturierte, einfach zu nutzende medizinische Dokumentations- und Leistungserfassungssysteme für Transparenz bei den medizinischen behandlungsrelevanten Fakten sorgt und damit gleichzeitig auch Zeit, Leistungs-, Personal- und Kostenfaktoren beeinflusst. So können die Fragen: „Was kostet wie viel?", „Was dauert wie lange?" realistisch beantwortet werden.

Im Sinne eines durchgehenden Leistungsprozesses sollten in der Anästhesieambulanz gemeinsam mit den Stationen Rahmenbedingungen geschaffen werden, welche die Routineabläufe der OP-Vorbereitung klar strukturiert und einfach gestaltet. Die Qualität der Behandlung kann dadurch deutlich verbessert werden und es bleibt mehr Zeit für die eigentliche Pflege und Kommunikation mit dem Patienten.

Die internen Arbeitsabläufe einer Prämedikationsambulanz müssen so gestaltet sein, dass die Kernaufgaben gut zu erfüllen sind. Dazu gehören:

- Vorbereitung von klar strukturierten Routineabläufen der Operationsvorbereitung für die Station
- Risikopatienten herauszufiltern und realisierbare individuelle Lösungen der Operationsvorbereitung anzubieten
- eine sichere Übergabe an Schnittstellen zu ermöglichen.

Schnittstelle Anästhesieambulanz/Station: *Realistische Anforderungen an die nachfolgende Struktur für die Umsetzung erforderlicher Diagnostik und Vorbereitungsempfehlungen stellen. Dabei ist auf etablierte, sichere Routineabläufe Wert zu legen (Einarbeitung, Ausbildung, Qualitätssicherung).*

Schnittstelle OP-Vorbereitung/OP-Saal: *Für die Leistungsplanung und effektive Operationskoordinierung ist die frühzeitige Information über Patientenzahl und spezifische Besonderheiten, die den Ablauf in nachfolgenden Prozessen beeinflussen, eine entscheidende Größe.*

Typische OP-Probleme, die in diesem kostenintensiven Bereich immer wieder auftreten, sind (Alon 1999):

- unrealistische OP-Planung
- kurzfristige Änderungen ohne Informationen
- personelle Lücken
- lange Wechselzeiten
- fehlende Ausrüstung
- unzufriedene Chirurgen und Patienten.

Diese Probleme führen immer wieder zu Ablaufverzögerungen, sind extrem kostentreibende Faktoren und führen zur Verärgerung auf mehreren Seiten.

Im Verantwortungsbereich der Prämedikationsambulanz liegt die Reduktion dieser Reibungspunkte im Rahmen der Operationsvorbereitung.

> **!** Wichtig ist das Vordenken für ein nachfolgend suffizientes Operationsmanagement.

Das bedeutet ein berufgruppenübergreifendes frühzeitiges Informieren (Kernarbeitszeit am Vortag) über spezielle Erfordernisse. Einige Faktoren sind:

- personelle Erfordernisse (spezielle Techniken, Fähigkeiten, Doppelbesetzung)
- medizinische Faktoren (Säuglinge, invasives Monitoring, Latexallergie, Intubationsschwierigkeiten)
- apparative Faktoren (Ein-Lungen-Ventilation, Bronchoskopie, TIVA).

In das Aufgabenspektrum der Ambulanz gehören folgende alltagsrelevante Faktoren, die eine Ablaufverzögerung in der OP-Einleitung reduzieren:

- Ist die gesamte Diagnostik vorhanden?
- Sind alle stabilisierenden Maßnahmen durchgeführt?
  (Ggf. einen erreichbaren, verbindlichen Ansprechpartner für Rückfragen benennen.)
- Sind alle Aufklärungsbögen, Protokolle, Vollmachten inklusive aller relevanten Unterschriften für den anästhesiologischen Part vorhanden?
- Ist alles griffbereit und übersichtlich sortiert?
- Stimmen Aufklärung und indiziertes Verfahren überein?
  (Möglichst klare, eindeutige Kennzeichnung an markanter Stelle, berufsgruppenübergreifend verständlich.)

Mit diesen Überprüfungen und Maßnahmen lassen sich nicht alle zeitlichen Unwägbarkeiten umgehen, aber der perioperative Ablauf kann ungehinderter und mit effektivem Personal- und Ressourcenverbrauch positiv beeinflusst werden.

Neben einem kooperativen Miteinander bildet ein Klinkinformationssystem eine gute Basis. Hier bietet die Anästhesieambulanz Lösungspunkte, um die für die Erlössituation so relevante präoperative Liegezeit zu senken und trotzdem hoch qualitative medizinische Versorgung zu betreiben.

13.4.3. Was kostet die Anästhesieambulanz?

Anfallende Kosten in der Anästhesieambulanz unterteilen sich je nach Ausrichtung und Profil in Sach- und in Personalkosten. Vor der Etablierung und wiederholt im weiteren Verlauf ist zu prüfen: „Welche eigenen Diagnostikwege benutzen wir?"

- Wer macht, wo, welche notwendige Diagnostik?
- Wie sollen relevante Begleiterkrankungen abgeklärt werden?
- Wer macht das (ambulant/stationär)?
- Wie und wo kann diese Diagnostik und Therapie effizient und effektiv durchgeführt werden?
- Was ist dem Patienten, seinem Zustand und seinem Umfeld zuzumuten?

Die Antwort darf nicht mehr lauten: „Können wir selber, machen wir allein." Aufgrund begrenzter Ressourcen müssen die im Haus vorhandenen Kapazitäten und Möglichkeiten genutzt werden, auch um diese besser auszulasten.

Auch interdisziplinäre Nutzungskonzepte sollten genutzt werden, um Fixkosten (Anschaffung, Verbrauchsmaterial, Wartung) so gering wie möglich zu halten. Bei allen genannten Punkten müssen therapeutische Konsequenzen (kardiale Medikation, interventionelle Diagnostik) auch unter medikolegalen Aspekten berücksichtigt werden.

Insgesamt ist aber nach logistisch sinnvollen und patientenfreundlichen Lösungen zu suchen, die auch Wartezeiten und Transportwege in die Planung einbeziehen. Ein nahezu optimaler Lösungsansatz in diesem Punkt scheint die Ambulanzstrasse zu sein.

Die Frage: „Was kostet eine Anästhesieambulanz?" ist nicht einfach mit Unterhaltskosten (Raum, Energie, Verbrauchsmaterial, Ausstattung) und den anfallenden Personalkosten zu beantworten.

Wie differenziert dieses Problem zu sehen ist zeigt sich an folgendem einfachen Beispiel aus der Praxis: Ist es günstiger einen nicht gehfähigen, aber gut im Rollstuhl mobilisierbaren Patienten, der vom Transportdienst oder Hilfspersonal in die Ambulanz gebracht werden könnte, auf der Station oder in der Anästhesieambulanz zu prämedizieren?

Fazit

Eine gut organisierte Anästhesieambulanz kann einen effektiven Beitrag zur Reduktion präoperativer Liegezeit, nicht notwendiger teurer Diagnostik und frühzeitiger Detektion möglicher Komplikationen leisten.

Bei guter Kenntnis der jeweiligen organisatorischen und klinischen Abläufe in den zuweisenden Ambulanzen (Arbeitszeiten, Sprechstunden, Ansprechpartner) und auf den chirurgischen Stationen können wechselseitig durch abgestimmte Wege Zeit und damit auch Personalkosten gespart werden. Die Etablierung einer Prämedikationsambulanz kann einen Beitrag zu einem effektiven Einsatz des hochqualifizierten ärztlichen Personals leisten. Klar strukturierte Abläufe in der Anästhesievorbereitung können auch in diesem Teil z. B. Wegezeiten sowie Wartezeiten auf Patienten, Akten und Befunde deutlich reduzieren.

Komplexes Denken für den Gesamtprozess in der Anästhesieambulanz kann insbesondere auch durch Beeinflussung des OP-Saalmanagements zur Kostenreduktion beitragen.

Literatur

Alon E, Schüpfer G. Operationssaalmanagement. Anästhesist 1999: 48: 689-697

Bauer M, Hanß R, Schleppers A, Steinfath M, Tonner PH, Martin J. Prozessoptimierung im „kranken Haus". Anaesthesist 2004; 53: 414-425

Braun J, Walter M, Kuhly R et al. Clincal Pathways und Diagnosis-Related Groups: Die Anästhesiologie als Schnittstellenfach. Anästhesiologie & Intensivmedizin 2003; 44: 637-646

Lang M, Staender S, Schüpfer G. Fallpauschalen in der Anästhesie – Bedeutung der Anästhesie-Datenbank Schweiz. Schweizerische Ärztezeitung 2003; 84: 1179-1183

Paeger A, Zimmer O, Budde A. Implementierung von Indikationspfaden in deutschen Krankenhäusern. In: Hellmann W (Hrsgb.): Klinische Pfade. Aus der Reihe „Krankenhaus und Management PROFESSIONELL". ecomed-Verlag, Landsberg 2002: 130-160

Schüpfer G, Schleppers A, Konrad Ch. Spitalmanagement als wirtschaftliches Modell. Anästhesiologie & Intensivmedizin 2003; 44: 1-4

Weiser H. Strukturen der Krankenhäuser werden sich deutlich verändern. Arzt und Krankenhaus 11/2004: 329-333

T. Laux

14 Dokumentation und EDV in der Anästhesieambulanz

Dokumentation ist eine originäre Aufgabe des Arztes [Benson et al. 2003]. Die Dokumenta-
tion im Rahmen der Narkoseuntersuchung beinhaltet einerseits Aufzeichnungen über Vor-
erkrankungen und Risiken des Patienten, andererseits den Nachweis der erfolgten Narko-
seaufklärung. Durch den zunehmenden Einsatz von EDV in der Medizin müssen Dokumen-
tationssysteme in einem neuen Licht gesehen werden – bei der Vorbereitung auf diesen
Beitrag wurde dem Autor klar, dass eine von der Dokumentation getrennte Betrachtungs-
weise der EDV in der Anästhesieambulanz nicht möglich ist. Dabei hat sich der Einsatz von
EDV in der Medizin und insbesondere der Anästhesie spät durchgesetzt. Vor 10 Jahren hat
der Autor noch auf einer „EDV-losen" Intensivstation gearbeitet, inzwischen gibt es bereits
„papierlose" Krankenhäuser. Grund für den zunehmenden Bedarf nach EDV-Technik ist die
Einführung der G-DRG. In den Aktuellen Kodierrichtlinien heißt es: „Die Bedeutung einer
konsistenten, vollständigen Dokumentation in der Krankenakte kann nicht häufig genug
betont werden. Ohne diese Art der Dokumentation ist die Anwendung aller Kodierrichtlinien
eine schwierige, wenn nicht unmögliche Aufgabe." [Deutsche Kodierrichtlinien 2006] So
führen die G-DRGs zu einem massiven Bedarf an z. B. Kodierungs-, Leistungs- oder Qualitäts-
managementdaten, die nur noch elektronisch verarbeitet werden können.

Gerade die Anästhesiologie als Schnittstellenfach produziert Unmengen solcher Daten und
muss als in den G-DRG unterrepräsentiertes Fach seine Leistungsdaten aufzeigen. EDV-Sys-
teme sollen dabei die Dokumentationsarbeit vereinfachen und beschleunigen, die Daten-
qualität durch Plausibilitäts- und Vollständigkeitsprüfungen verbessern sowie automatisch
Daten von medizinischen Geräten übernehmen [Benson et al. 2003]. In der Praxis gibt es

allerdings bisher zwar vielversprechende Ansätze, jedoch noch nicht das „perfekte" System zur Dokumentation von Anästhesiedaten. Vielmehr besteht die Gefahr, dass die Datenflut die Dokumentationszeit verlängert und die Daten ohne Auswertung auf Datenfriedhöfe wandern. Im Folgenden sollen Anforderungen an Dokumentation und EDV an einer besonderen Schnittstelle der Anästhesiologie, der Anästhesieambulanz, aufgezeigt werden.

14.1. EDV in der Klinik

Die Informationen in der Klinik werden heutzutage EDV-technisch in einem Klinikinformationssystem (KIS) gesammelt. Fast alle Kliniken verfügen über ein KIS, über das mindestens die Abrechnungsdaten, meist aber auch Daten wie Leistungszahlen, Dienstplangestaltung und Patientendaten laufen. Das KIS ist jedoch meist nicht das EDV-System aller Abteilungen. Daten aus abteilungseigenen Systemen müssen dann über eine Schnittstelle an das KIS übertragen werden. Diese Schnittstellen wiederum können uni- oder bidirektional sein, je nachdem, ob nur Daten in das KIS fließen oder Daten vom KIS auch in das Untersystem. So werden z. B. Laborwerte und Daten aus dem Radiologieinformationssystem (RIS) in das KIS übertragen, Anästhesiedaten werden an das KIS geliefert, das KIS wiederum kann anhand des Barcodes auf der Aufnahmenummer des Narkoseprotokolls dem Anästhesieuntersystem Patientendaten zukommen lassen. Systeme mit vielen bidirektionalen Schnittstellen sind erfahrungsgemäß störanfällig, da die Untersysteme erheblichen Einfluss auf Daten im KIS haben können. Schnittstellen wiederum müssen in der Regel von Fachleuten konfiguriert werden. Diese Konfiguration kann durch Verwendung unterschiedlicher Standards zeit- und kostspielig sein, ein 4- bis 5-stelliger Eurobetrag ist für die Integration einer Schnittstelle anzusetzen.

Hieraus ergibt sich, dass eine Klinik mit möglichst wenigen Schnittstellen und Untersystemen auskommen sollte. Dies ist in der Praxis vor allem für große Kliniken kaum durchführbar, da keines der gebräuchlichen KIS alle Abteilungen einer Klinik abdeckt. Wenn man alle Daten in Form einer elektronischen Patientenakte erfassen will, wie es zurzeit diskutiert und auch schon durchgeführt wird, so müssen im KIS alle Labordaten, Befunde, Röntgenbilder etc. auftauchen. Das KIS selbst muss zu jeder Tageszeit erreichbar und in der Klinik ubiquitär zugänglich sein – auch am Narkosearbeitsplatz und in der Anästhesieambulanz. Gleichzeitig muss es schnell genug sein, um die Daten in angemessener Wartezeit darstellen zu können – im Klinikalltag werden schon einige Sekunden als lang empfunden. Die Schnelligkeit ist u. a. abhängig von:

- dem Datendurchsatz des Kliniknetzwerks
- der Schnelligkeit des KIS

- der Geschwindigkeit der zentralen Großrechner bzw. Server, auf dem die Daten gespeichert werden
- der Schnelligkeit des PC, an dem die Daten abgerufen bzw. eingegeben werden
- der Schnelligkeit der Untersysteme eines KIS.

Die Geschwindigkeit des Netzwerks sollte mindestens 100 mbit/s betragen [Raetzell et al. 2005]. Die Server und die PC der Anwender müssen an den jeweiligen Stand der Technik angepasst sein, insbesondere ausreichender Arbeitsspeicher ist unserer Erfahrung nach an jedem PC erforderlich, um nicht die Dokumentation gegenüber der Papierform zu verlangsamen. Die entsprechenden Investitionen hierfür sind unabdingbar, sonst ist das gesamte System zu langsam und die Nutzung unkomfortabel.

Vorteilhaft ist zusätzlich ein Intranet. Dieses bietet unabhängig vom KIS mit der Darstellung in einem Browser (z. B. Internet Explorer, Fa. Microsoft) Informationen aus dem Bereich der Klinik an allen PC-Arbeitsplätzen an. Hier können Standards, Arbeits- und Betriebsanweisungen, Telefonnummern, Handbücher wie z. B. Rote Liste etc. dargestellt werden.

14.2. Dokumentation in der Anästhesieambulanz

In der Regel sind in der Anästhesieambulanz zwei Dokumentationen zu erbringen: Zum einen über die erfolgte Aufklärung, zum anderen über Vorerkrankungen und Risiken des Patienten. In der Regel erfolgt der Nachweis der Aufklärung durch die Unterschrift von Arzt und Patienten auf einem standardisierten Narkoseanamnesebogen, wie er von der DGAI empfohlen wird. Weiteres zu diesem Thema ist dem Beitrag über rechtliche Anforderungen der Narkoseaufklärung zu entnehmen. Die Vorerkrankungen und Risiken werden in der Regel auf einem Narkoseprotokoll dokumentiert. Diesem kommt ebenso wie dem Aufklärungsbogen im Fall von Haftpflichtprozessen erhebliche Bedeutung zu. Entsprechend wird gefordert, dass diese Dokumente vollständig, wahr und klar (lesbar) sein müssen [Schwarz-Schilling 1997]. Diese Anforderungen zu erfüllen, ist damit auch die Grundvoraussetzung von EDV-Systemen in der Anästhesieambulanz. Eine unzureichende oder unterlassene Dokumentation kann auch als Indiz dafür gewertet werden, daß die zu dokumentierende Maßnahme unterblieben ist [Benson et al. 2003]. Daneben bedürfen ärztliche Aufzeichnungen auf elektronischen Datenträgern oder anderen Speichermedien besonderer Sicherungs- und Schutzmaßnahmen, um deren Veränderung, Vernichtung oder unrechtmäßige Verwendung zu verhindern.

Dem Anästhesisten stehen für eine Narkose verschiedene Dokumentationsmethoden bzw. -systeme zur Verfügung [nach Benson et al. 2003]:

- Papierdokumentation mit einem Anästhesieformular
- Papierdokumentation und manuelle computergestützte Nacherfassung
- Beleglesesysteme
- Anästhesie-Informations-Management-Systeme (AIMS).

In Deutschland sind alle genannten Konzepte im Einsatz. Rein papiergestützte Systeme entsprechen in großen Kliniken aufgrund des Aufwands zur Nachbearbeitung in EDV-Systemen zur Abrechnung und Leistungserfassung nicht mehr dem Standard. Beleglesersysteme, bei denen Strichmarkierungen bzw. Zahlen von einem Belegleser oder Scanner eingelesen werden, sind einfach zu bedienen, verfügen aber nur über eine begrenzte Anzahl von Dokumentationsmöglichkeiten und haben eine hohe Fehlerquote bei der Auswertung. Systeme, die Daten eines Patienten elektronisch speichern, werden als Patienten-Daten-Management-Systeme (PDMS) bezeichnet. Im Bereich der Anästhesiologie werden solche Systeme auch Anästhesie-Informations-Management-Syteme (AIMS) genannt. Eine elektronische Patientenakte in Form eines elektronischen Narkoseprotokolls kann so erstellt werden, indem Monitordaten, Spritzenpumpen, Beatmungsgerät mit Beatmungsmonitoring und Gasmessungen, Daten über Vorerkrankungen, die Prämedikationsuntersuchung usw. direkt übernommen werden. Hier zeigt sich die Problematik der Schnittstellen – kein Hersteller eines KIS stellt derzeit auch Narkosegeräte, Monitore, Perfusorpumpen etc. her. Dennoch gibt es vielversprechende Entwicklungen in diesem Bereich, die immer auch die Prämedikationsambulanz und die anästhesiologisch geführte Intensivstation einbeziehen müssen.

Empfehlungen und Anforderungen an die EDV in der Anästhesie sind jüngst von einer Arbeitsgruppe der DGAI definiert worden, jedoch liegen mit Ausnahme der Intensivmedizin noch keine Empfehlungen zu den Anforderungen der einzelnen Bereiche vor [Raetzell et al. 2005]. In welcher Ausprägung ein AIMS benötigt wird, hängt von der Klinikgröße, den Ansprüchen der Anästhesieabteilung und finanziellen Möglichkeiten ab. Prinzipiell sollte vor Installation eines AIMS ein Pflichtenheft erstellt werden, in dem die Anforderungen an das künftige AIMS definiert werden inklusive der Einbindung in die Klinik [Raetzell et al. 2005]. Für das Monitoring im AIMS wird aus Sicherheitsgründen von den Herstellern oft ein eigenes Netzwerk gefordert. Es ist zu überlegen, ob für das AIMS innerhalb des Kliniknetzwerks nicht ebenfalls ein eigenes Netzwerk zur Verfügung gestellt werden sollte. Insbesondere beim Neubau von Abteilungen oder OP muss dies berücksichtigt werden.

14.3. Spezielle Anforderungen an die EDV in der Anästhesieambulanz

Aus den bisherigen Ausführungen gehen wichtige Grundsätze für die EDV in der Anästhesieambulanz hervor:

- Verfügbarkeit von PC neuerer Generation mit ausreichendem Arbeitsspeicher
- PC in jedem Zimmer der Prämedikationsambulanz
- Vernetzung der PC untereinander und mit dem Rest der Klinik mit mindestens 100 mbit/s
- Bereitstellung eines Intranets
- Verfügbarkeit des KIS in jedem Pämedikationszimmer.

Dies gilt unabhängig davon, ob ein AIMS existiert oder nicht. Das KIS sollte in der Anästhesieambulanz vorhanden sein, um auf Befunde zurückgreifen zu können und selbst Daten an das KIS zu liefern (z. B. Diagnosekodierungen, die ohne Untersystem am besten direkt im KIS dokumentiert werden sollten). Das Intranet ist der geeignete Ort zur Präsentation von Standards, Arbeitsanweisungen etc. Im Intranet sind diese für jeden Anästhesisten verfügbar und Änderungen der Standards schnell möglich. Bei der heutigen Arbeitsweise in Schichtdienstmodellen stellt dies die beste Alternative zur Informationsweiterleitung dar. Sie bietet gegenüber Besprechungen und Aushängen bzw. schriftlichen Arbeitsanweisungen deutliche Vorteile: An traditionellen Frühbesprechungen nimmt oft nur noch ein Bruchteil der Mitarbeiter teil und schriftliche Anweisungen sind nicht so schnell abzuändern wie im Intranet.

Zusätzlich sollten auf den PC Nachschlagewerke wie ICD-10-Thesauren, die Rote Liste, Pschyrembel etc. vorhanden sein. Die Zugriffszeiten am PC sind erheblich kürzer als die Zeiten, die zum Nachschlagen im Buch benötigt werden, zusätzlich wird Platz gespart, indem die entsprechenden dicken Bücher nicht mehr in jedem Prämedikationszimmer benötigt werden.

Aufgrund der oft beengten Verhältnisse einer Anästhesieambulanz ist der Einsatz von Flachbildschirmen anzuraten. Die Darstellung sollte in ausreichender Größe möglich sein, um mit einem Blick während des Prämedikationsgesprächs Sachverhalte auf dem Bildschirm erfassen zu können. Abbildungen mit einem EDV-Arbeitsplatz in der Anästhesieambulanz neuerer Ausstattung finden sich in Kapitel 3.

Eine interessante Softwareapplikation ist die Darstellung der Aufklärungsbögen im KIS mit direktem Ausdruck auf Station, wobei der Patientenname schon aufgedruckt ist. Dieser Ausdruck ist auch für den Aufklärungsbogen der operativen Abteilung möglich. Der Aufklärungsbogen kann den Patienten vor Aufsuchen der Anästhesieambulanz bzw. vor der anästhesiologischen Visite ausgehändigt werden und ist so idealerweise schon vor

Kontakt mit dem Anästhesisten vom Patienten durchgelesen und ausgefüllt. Auch finanziell ist der Ausdruck der Bögen interessant. Bei Notfällen kann das zeitnahe Ausdrucken und Aushändigen der Bögen jedoch erschwert sein. Sehr interessant ist die von einem Hersteller von Aufklärungsbögen angebotene Softwarelösung, indem der Dokumentationsteil eingescannt und in einer Datenbank abgelegt wird. Besonders reizvoll wird dieses Konzept, wenn ein Anbieter von Narkoseprotokollen (z. B. Fa. Medlinq, Hamburg) die Speicherung der Narkoseprotokolle mit demselben Scanner ermöglicht und diese Daten dann im Kliniknetzwerk mit entsprechender Passwortabfrage zur Verfügung stehen. Zumindest was den Aufklärungsteil der Narkose betrifft, ist diese Verfügbarkeit von Daten höchst aktuell und führt bei entsprechenden Fragestellungen zu schnellerem Zugriff auf die bestehende Dokumentation. Bisher mussten die Aufklärungsbögen zeitaufwendig über die Krankenakten und Archive beschafft werden.

Zum Umgang mit dem KIS und dem AIMS und den häufig notwendigen Änderungen sind regelmäßige EDV-Schulungen der Mitarbeiter der Anästhesieambulanz erforderlich. Wie an anderer Stelle erwähnt, ist eine konstante Besetzung der Anästhesieambulanz eine Voraussetzung für erfolgreiche Schulungen.

14.4. Datensicherung und forensische Aspekte

Zu forensischen Aspekten der Dokumentation wird hinreichend im Beitrag „Rechtliche Anforderungen an die Narkoseaufklärung" von Rechtsanwalt Bock Stellung genommen. Die folgenden Ausführungen beziehen sich daher vor allem auf EDV-gestützte Systeme. Das Narkoseprotokoll hat nach allgemeiner Rechtsprechung eine erhebliche forensische Bedeutung, z. B. in Haftpflichtprozessen. Klinikdaten müssen für mindestens 10, im Einzelfall bis zu 30 Jahren archiviert werden. Bei Anästhesiedaten, die EDV-technisch erfasst werden, muss daher ein redundantes Sicherungssystem vorhanden sein. Eine Rechtevergabe für Zugriffe auf die Daten sollte existieren. Die Daten dürfen aus medicolegalen Gründen nicht mehr verändert werden können, sonst ist ihre Beweisbarkeit eingeschränkt [Schwarz-Schilling 1997]. Die Hinzuziehung von EDV-Fachkräften zu solchen Fragestellungen ist erforderlich. Um forensischen Problemen aus dem Weg zu gehen, ist es derzeit noch als obligat anzusehen, einen Papierausdruck des Narkoseprotokolls inklusive der Prämedikationsuntersuchung und der Aufklärung in der Patientenakte vorliegen zu haben. Dass ohnehin ein Papierausdruck vorliegen muss, mag den Nutzen eines AIMS beschränken, jedoch stehen die o. g. Vorteile einer EDV-Dokumentation im Vordergrund.

Fazit

Dokumentationsarbeit ist nicht nur eine originäre ärztliche Tätigkeit, das Narkoseprotokoll und der Aufklärungsbogen sind auch haftungsrechtlich wichtige Dokumente bei der Narkoseuntersuchung. Zunehmende Anforderungen an die Dokumentation durch die G-DRG haben zur beschleunigten Einführung von EDV-Systemen in der Medizin geführt. EDV-Technik ist in DRG-Zeiten unverzichtbar und gerade an einer wichtigen Schnittstelle wie der Anästhesieambulanz erforderlich. Am ehesten kann ein AIMS die Dokumentationsarbeit verringern, wobei die Höhe der Investitionen oft der limitierende Faktor bei der Einführung ist. Eine aktuelle Innovation ist die elektronische Verfügbarkeit der Aufklärungsbögen, insbesondere wenn diese zusammen mit dem Narkoseprotokoll eingescannt und im Kliniknetzwerk zur Verfügung gestellt werden. Computerfachleute sollten in jedem Fall eingebunden sein.

Grundvoraussetzungen an die EDV in der Anästhesieambulanz sind:

- *PC in jedem Zimmer*
- *hohe Leistung der PC, ausreichender Arbeitsspeicher, Flachbildschirm*
- *Vernetzung mit der Klinik, Anbindung an das KIS, Verfügbarkeit eines Intranets*
- *Nachschlagewerke (ICD 10, Rote Liste, Pschyrembel etc.) auf den PC verfügbar*

Literatur

Benson M, Junger A, Fuchs C, Quinzio L, Sciuk G, Jost A, Röhrig R, Banzhaf A, Hempelmann G. Patienten-Daten-Management-Systeme in der Anästhesie und Intensivmedizin. Anästh Intensivmed 2003, 44: 105–123

Deutsche Kodierrichtlinien. Allgemeine und Spezielle Kodierrichtlinien für die Verschlüsselung von Krankheiten und Prozeduren, Version 2006. Institut für das Entgeltsystem im Krankenhaus (InEK gGmbH), 2005

Raetzell M, Junger A, Röhrig W, Bleicher W, Branitzki P, Kristinus B, Pollwein B, Prause A, Specht M. Allgemeine Empfehlungen und Anforderungen zur Implementierung von DV-Systemen in Anästhesie, Intensivmedizin, Notfallmedizin und Schmerztherapie. Anästh Intensivmed 2005, 46 (Suppl 2): 21–31

Schwarz-Schilling G. Dokumentation als ärztliche Haftungsprophylaxe. Hess Ärztebl 1997; 58:78–80

T. Laux
H. Kawach

15 Zeitmanagement – Wartezeiten

Ambulanzen – und damit auch die Anästhesieambulanz – werden in DRG-Zeiten zum Aushängeschild eines Krankenhauses und bestimmen die Patientenzufriedenheit [Rochell et al. 2001]. Viele Patienten erinnern sich nach unserer Erfahrung in Bezug auf die Anästhesieambulanz nur an eines – die Wartezeit. Diese ist der wichtigste Grund für Unzufriedenheit der Patienten. Die Beschwerden darüber werden oft vor allem dem nichtärztlichen Personal mitgeteilt. Der volle Warteraum und die noch zu bewältigenden Aktenberge erzeugen Stress bei den Ärzten, es entsteht das Gefühl des chronischen Zeitmangels. Nicht zuletzt durch dieses Stress- und Zeitdruckgefühl ist unseres Erachtens die Anästhesieambulanz als Arbeitsplatz für den Anästhesisten durchaus unbeliebt. Im Folgenden soll daher auf Patientenwartezeiten und Konzepte zum Zeitmanagement eingegangen werden.

15.1. Patientenwartezeiten

Da Patienten meist in der Patientenaufnahme, bei den nachgeschalteten Aufnahmemodalitäten und den folgenden Untersuchungen schon warten mussten, ist die Anästhesieambulanz oft die letzte Anlaufstelle und durch die kumulierten Wartezeiten der Ort der maximalen Patientenunzufriedenheit. Konzepte zur Verringerung von Wartezeiten dürfen daher nie nur die Anästhesieambulanz einschließen, sondern müssen die vorgeschalteten Institutionen berücksichtigen. Dabei sind Wartezeiten nicht nur ein Ärgernis für die Patienten, sondern verursachen auch Kosten für das Krankenhaus: Pro Stunde Wartezeit eines Patienten werden ca. 12,50 € aus der Fallpauschale veranschlagt [Riegl 2004]. Nicht selten erinnert sich der Patient kaum an seine Narkose, wohl aber an die Wartezeit bei der Narkoseaufklärung.

Wartezeiten entstehen dann, wenn die Zahl ankommender Patienten die verfügbare Anzahl von Ärzten und Räumlichkeiten übersteigt. Um die Ursachen zu erfassen, sollte das Patientenaufkommen und die tageszeitabhängige Wartezeit der Patienten überwacht werden. Dies kann zum Beispiel dadurch geschehen, dass die Zeit, zu der ein Patient nach Komplettierung der Unterlagen und Messung des Blutdrucks im Wartebereich Platz nimmt, auf einem Zettel auf der Patientenakte dokumentiert wird. Nach Aufruf des Patienten wird diese zweite Zeit auf den Zettel geschrieben und die Zeiten später in eine Datenbank eingegeben. Als Resultat bekommt man Zahlen, wie sie aus unserer Anästhesieambulanz in der Abbildung 1 dargestellt sind. Das größte Patientenaufkommen ist um die Mittagszeit zu erwarten, während vor 9:00 Uhr und ab 15:30 Uhr nur noch vereinzelt Patienten eintreffen. Dies liegt an den Bestellungsregimen der operativen Fächer und ist nicht in allen Kliniken gleich. Häufige, immer wieder zur gleichen Zeit auftretende Patientenansammlungen in der Anästhesieambulanz sollten ursächlich untersucht werden. Oft kommen alle Patienten auf einmal nach einer bestimmten Sprechstunde eines operativen Fachs.

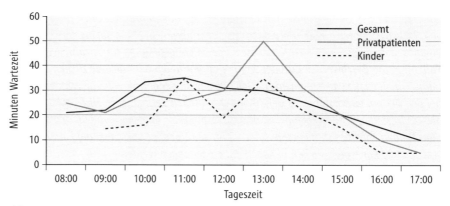

Abb. 1   Wartezeiten in Abhängigkeit von der Tageszeit. In Stoßzeiten steigen auch die Wartezeiten von Privatpatienten und Kindern an.

Maßnahmen zur Vermeidung von Wartezeiten

Die wichtigsten Maßnahmen zur Vermeidung von Wartezeiten in der Anästhesieambulanz sind:

- frühzeitige Bekanntgabe der OP-Programme durch die Fachabteilungen
- kontrollierte Bestellung von Patienten
- Vergabe von Zeitkorridoren, in denen Patienten nach bestimmten Sprechstunden in die Anästhesieambulanz geschickt werden
- Offenlegung der Terminplanung für prästationäre Patienten durch die operativen Abteilungen und Terminvergabe zur anästhesiologischen Vorstellung
- frühzeitige Bekanntgabe von Nachmeldungen durch die operierenden Fachabteilungen
- flexible Arbeitszeiten der Mitarbeiter der Anästhesieambulanz.

Entscheidend ist hier die Zusammenarbeit mit den operierenden Fachabteilungen. Bei frühzeitiger Offenlegung der OP-Programme können die Patienten z. B. kontrolliert von Station in die Anästhesieambulanz bestellt werden [Laux et al. 2004]. Außerdem können den operierenden Abteilungen aufeinander abgestimmte Zeitfenster zugewiesen werden, innerhalb derer die Patienten in der Anästhesieambulanz erscheinen sollten. Wenn Fachabteilungen ein bestimmtes Zeitfenster wünschen, innerhalb denen die Patienten vorgestellt werden sollen, sollte versucht werden, dies mit den anderen Fachabteilungen zu koordinieren. Die Zeitkorridore richten sich nach den Aufnahmezeiten der Abteilungen. Sie können jedoch insoweit verschoben werden, dass ausgewählte Fachabteilungen den normalen Aufnahmeablauf durchbrechen und den Patienten z. B. Vorstellungstermine in der Anästhesieambulanz frühmorgens oder am Nachmittag zuweisen. Die Patienten können z. B. zunächst ihr Zimmer auf Station beziehen, zu Mittag essen oder andere erforderliche Untersuchungen durchführen lassen. Entscheidend ist hier die Einbindung der Anästhesieambulanz in Patientenpfade, die den Weg des Patienten durch die Klinik beschreiben. Diese müssen den Zeitpunkt der Vorstellung in der Anästhesieambulanz beinhalten und zwischen den Fachabteilungen und der Anästhesieambulanz abgestimmt sein. Die Tabelle 1 zeigt ein Beispiel für solche Zeitfenster. Berücksichtigt werden muss aber, dass Patienten zunehmend prästationär aufgenommen werden. Dies ist darauf zurückzuführen, dass unter dem Druck zur Verkürzung der Verweildauer in DRG-Zeiten der Aufnahmetag eingespart wird, der Patient nach den Aufnahmemodalitäten, Untersuchungen und Aufklärungen nach Hause geht und am Operationstag (der nicht der Folgetag ist) morgens wieder erscheint.

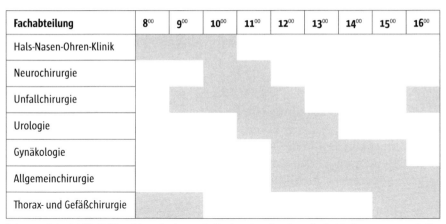

Fachabteilung	8^{00}	9^{00}	10^{00}	11^{00}	12^{00}	13^{00}	14^{00}	15^{00}	16^{00}
Hals-Nasen-Ohren-Klinik									
Neurochirurgie									
Unfallchirurgie									
Urologie									
Gynäkologie									
Allgemeinchirurgie									
Thorax- und Gefäßchirurgie									

Tab. 1 Beispiel für Zeitkorridore, in denen Patienten der einzelnen Fachabteilungen vorgestellt werden sollen.

Hinzu kommt die durch die G-DRGs erfolgte Zunahme klinikambulanten Operierens, da Operationen, die früher stationär durchgeführt wurden, nur noch ambulant abzurechnen sind. Prästationäre und ambulante Patienten machen mittlerweile einen Großteil der Patienten im operativen Bereich aus. Solche Patienten verfügen über kein Zimmer auf Station, wo sie bis zu Ihrem Termin in der Anästhesieambulanz warten können. Die Möglichkeiten zur Verschiebung des Zeitfensters zur Narkoseaufklärung nach der Aufnahme ist daher gering und kann z. B. durch vorgeschaltete Untersuchungen bewirkt werden, bei diesen Patienten ist aber besonders auf mit den Abteilungen abgestimmte Vorstellungszeiten zu achten. Bewährt hat sich bei uns die Offenlegung der Aufnahmetermine prästationärer und ambulanter Patienten im Klinikinformationssytem. Wenn die Terminplanung der Fachabteilungen auch in der Anästhesieambulanz einsehbar ist, so kann bei vielen zu erwartenden prästationären Patienten z. B. die Einbestellung stationärer Patienten in die Anästhesieambulanz verschoben oder das Personal der Anästhesieambulanz temporär aufgestockt werden.

Der Anteil von Patienten, der außerhalb der vereinbarten Zeitfenster oder ohne Anmeldung in der Anästhesieambulanz erscheint, sollte in jedem Fall gering gehalten werden [Laux et al. 2004]. Stellt sich ein unangemeldeter Patient vor, sollte mit der entsprechenden Fachabteilung Rücksprache genommen werden. Oftmals ist eine höhere Effizienz zu erreichen, wenn der Leiter der Anästhesieambulanz diese Rückfrage durchführt. Eine Anästhesieambulanz, die ohne solche Abstimmungsmaßnahmen als Dienstleister einfach alle ankommenden Patienten untersucht, ist in großen Kliniken sicher nicht mehr sinnvoll. Um Wartezeiten zu vermeiden, müsste bei dem entsprechenden Patientenaufkommen einer großen Klinik

sonst immer eine ausreichende Anzahl von Ärzten und Untersuchungs-
zimmern vorhanden sein.

Wartezeiten sind letztlich jedoch unvermeidbar. Schon beim Eintreffen
eines Patienten ist seine Wartezeit abschätzbar, und man sollte nicht zögern,
bei zu erwartenden längeren Wartezeiten dies dem Patient frühzeitig mit-
zuteilen und Alternativmöglichkeiten aufzuzeigen. Zur Überbrückung längerer Wartezeiten sind folgende Maßnahmen geeignet [Laux et al. 2004]:

- Patienten auf voraussichtlich längere Wartezeiten hinweisen, eine
  Entschuldigung beim Patienten wegen langer Wartezeit kann die
  Situation erheblich entspannen
- adäquater Wartebereich
- Patienten zum Mittagessen/Kaffeetrinken schicken
  (mit der Zusicherung, dass die Reihenfolge der Patienten beibehalten, also nicht wieder das Ende der Schlange eingenommen wird)
- ohnehin erforderliche Untersuchungen vorziehen bzw. diese nach
  Rücksprache mit dem Arzt durchführen
  (Röntgen, EKG, Konsiliaruntersuchung etc.)
- neue Terminvergabe außerhalb der Stoßzeiten
- audiovisuell unterstützte Narkoseaufklärung zur Überbrückung
  der Wartezeit.

In der Tat kann die audiovisuell unterstützte Narkoseaufklärung die Wartezeit verkürzen, indem die Zeit sinnvoll mit dem Betrachten von Filmen
über die Narkose genutzt wird (siehe Kapitel 6).

 Tipps zur Umsetzung eines adäquaten Wartebereichs

- *ausreichendes Platzangebot mit ausreichenden Sitzgelegenheiten
  (dadurch auch bei vollem Wartebereich kein Eindruck der Überfüllung)*
- *Auflockerung der Atmosphäre z. B. durch Pflanzen oder Aquarium*
- *Getränkeangebote (z. B. ein Wasserspender)*
- *Zeitschriftenangebote*
- *laufendes Fernsehprogramm eines Nachrichtensenders
  (nicht sinnvoll bei audiovisuell unterstützter Aufklärung mit
  z. B. mobilen DVD-Playern und Kopfhörern im Wartebereich)*
- *Kinderspielzeug*

Beispiele für Wartebereiche finden sich im Kapitel 3 „Räumliche Voraussetzungen und technische Ausstattung".

Privatpatienten

Privatpatienten werden häufig durch den Leiter der Ambulanz untersucht, in der Regel also einen Oberarzt. Sind jedoch auch viele Privatpatienten verschiedener Kliniken gleichzeitig zu untersuchen, steigt deren Wartezeit oft exorbitant an. In diesem Fall sollte man Privatpatienten fragen, ob sie die Untersuchung durch einen Assistenzarzt einer längeren Wartezeit vorziehen.

Kinder und Notfälle

Kinder und Notfälle sollten bevorzugt untersucht werden, da bei beiden Patientengruppen Wartezeiten naturgemäß schlecht toleriert werden. Allerdings sollten die anderen wartenden Patienten auf diese Regel hingewiesen werden, z. B. durch entsprechende Hinweisschilder.

Wartezeiten sollten kontrolliert werden. Das Wissen um die Wartezeiten ist letztendlich auch ein Bestandteil eines Qualitätsmanagements und wird für KTQ®-Zertifizierungen gefordert (siehe auch Kap. 16). Solche Überwachungsmaßnahmen sollten vor allem bei Einführung neuer Aufgaben und Standards durchgeführt werden. So wurde durch Diagnosekodierungen von Anästhesisten einen Anstieg der Patientenwartezeit beobachtet, der im Verlauf durch Interventionen (Schaffung neuer Räumlichkeiten, zusätzliches Personal, Optimierung des Kodiervorgangs) wieder reduziert werden konnte [Laux et al. 2002].

Das Problem der Wartezeiten kann nur systematisch angegangen werden. Wartezeiten sind dabei für das gesamte Krankenhaus zu betrachten – ein Patient, der vorher an verschiedenen Stellen der Klinik insgesamt 5 Stunden gewartet hat, ist auch nach nur 15 Minuten Wartezeit in der Anästhesieambulanz unzufrieden. Neben der bereits erwähnten Notwendigkeit von entsprechenden Patientenpfaden können die Wartezeiten in der Klinik erheblich verkürzt werden, wenn präoperative Untersuchungen in der Präklinik vorgenommen (z. B. EKG beim Hausarzt) oder verwertbare Befunde mit in die Klinik gebracht werden [Riegl 2004]. Darauf ist der Patient bzw. Hausarzt jedoch schon vor der Aufnahme im Rahmen eines interdisziplinären Konzepts von der aufnehmenden Fachabteilung hinzuweisen.

> Wartezeiten in der Anästhesieambulanz sollten nicht isoliert betrachtet, sondern in einem interdisziplinären Konzept für das ganze Krankenhaus in Angriff genommen werden. Zum Ziel führen vor allem Patientenpfade und ein mit den Fachabteilungen abgesprochenes Bestellkonzept.

15.2. Zeitmanagement

Auch bei kurzen Wartezeiten sieht sich der Anästhesist in der Anästhesieambulanz häufig einem ständigem Zeitdruck ausgesetzt. Allein der Anblick
ungeduldig blickender wartender Patienten und einiger noch zu bearbei-
tender Patientenakten reichen hierfür aus. Hinzu kommen zusätzliche Telefonate und administrative Aufgaben. Dieser Abschnitt soll sich daher
einem effektiven Zeitmanagement widmen, um das Arbeitsklima entsprechend zu verbessern.

Da auch ein absoluter oder relativer Arztmangel zu erhöhten Wartezeiten
ohne hohes Patientenaufkommen führen kann, ist ein sinnvolles Arbeits-
zeitregime daher angebracht. Erfahrungsgemäß erscheinen die ersten Patienten nicht vor 8:30 Uhr in der Anästhesieambulanz, die Arbeit ist jedoch
selten um 16:00 Uhr beendet, so dass die Arbeitszeit für einen Arzt um
8:30 Uhr beginnen sollte, die für weitere Ärzte noch später. Zusätzliche
Aufgaben (z. B. tageweise Narkosen für Kinder im MRT oder Diagnosekodierungen durch Anästhesisten) binden ärztliche Arbeitskraft und führen
zu einem Ungleichgewicht zwischen Arztzahl und Patientenaufkommen.
Dies und die primär zu geringe Anzahl von Ärzten kann nur durch wiederholte Intervention bei der Führung der Abteilung und der Geschäftsführung
der Klinik abgestellt werden.

Wartezeiten lassen sich im medizinischen Bereich nie völlig verhindern.
Beim Hausarzt müssen die meisten Patienten gegenüber einer Anästhesieambulanz auch mit Termin mit noch längeren Wartezeiten rechnen. In der
Anästhesieambulanz sind 20 Minuten Wartezeit in diesem Zusammenhang sicher akzeptabel.

Viele administrative Aufgaben lassen sich delegieren, z. B. Telefonate,
Beschaffung von Befunden oder die Aufgabe, Patienten zum Essen zu schicken. Dies kann auch eine entsprechend geschulte Arzthelferin ausfüh-
ren.

Nicht zuletzt möchten wir im folgenden Exkurs noch einige „professio-
nelle" Tipps geben, mit Zeitdruck, Stress und überlaufenen Ambulanzen
fertig zu werden.

>>> *Allgemeine Tipps zum Zeitmanagement*

- *Unangenehme Aufgaben nicht aufschieben, sondern gleich erledigen.*
- *Unangenehme Dinge als erstes am Morgen erledigen („Eat the Frog"). Zu diesem Zeitpunkt ist die Motivation am größten, Aufschieben lähmt die Arbeit des Tages („Damokles-Schwert").*
- *Aufwändige Arbeiten in Stücke teilen („Salami-Taktik"), um nicht von der Gesamtheit der Aufgabe demotiviert zu werden.*
- *Aufgaben teilen und delegieren.*
- *Nie 100% des Arbeitstages verplanen – neue Aufgaben kommen hinzu und müssen auch wieder aufgeschoben werden – realistisch sind 60 bis max. 80 %. Hierzu gehört z. B. ein Arbeitsbeginn um 8:30 Uhr, da zu diesem Zeitpunkt oft noch keine Patienten da sind.*
- *Neinsagen lernen – nicht mit Arbeit überhäufen lassen!*
- *Halten Sie Ordnung in Ihrer Anästhesieambulanz! Achten Sie einmal selbst darauf – ein hoher Prozentsatz der Arbeitszeit wird mit Suchen verschwendet. Planen Sie fest Aufräumzeiten ein (z. B. einmal pro Woche 1 h). Eine Schublade ist dann aufgeräumt und voll, wenn man den Eindruck hat, dass noch etwas hineinpasst.*

Fazit

Wartezeiten in der Anästhesieambulanz sind ein unterschätztes Problem unseres Faches. Sie sind verantwortlich für Unzufriedenheit bei Patienten und Mitarbeitern und verursachen Kosten. Nur ein interdisziplinäres Konzept, das auch die Wartezeiten anderer Bereiche des Krankenhauses betrifft, kann dieses Problem lösen helfen. Hierzu gehört zuallererst, das Problem wahrzunehmen, Wartezeiten zu quantifizieren und ihre Ursachen zu identifizieren. In Kooperation mit den Fachabteilungen können Wartezeiten durch Einführung von Patientenpfaden, Schaffung von Zeitfenstern, Vergabe von Terminen in der Anästhesieambulanz, audiovisuell unterstützter Narkoseaufklärung und begleitenden räumlichen und baulichen Maßnahmen sowie einem effektiven Personal- und Zeitmanagement verringert werden.

Literatur

Laux T, Kawach H, Möck H, Dietrich D, Madler C. Die Anästhesieambulanz in DRG-Zeiten. Anästh Intensivmed 2002; 43: 213–218

Laux T. Die Etablierung einer Anästhesieambulanz. Anästhesiol Intensivmed Notfallmed Schmerzth 2004; 39: 391–399

Riegl GF. Krankenhäuser/Patientenaufnahme: Es bleibt noch viel zu tun. Dtsch Ärzteblatt 2004; 101: 757

Rochell B, Roeder N, Hennke M. Rätsel AR-DRG?, Teil 2. Arzt und Krankenhaus 2001; 74: 130–152

T. Laux

16 Qualitätsmanagement in der Anästhesieambulanz

Mit Einführung der G-DRG wurden Krankenhausstrukturen in Deutschland grundlegend ver-
ändert. Wohl wissend, dass Ökonomisierung der Krankenhausbehandlung auch Einsparun-
gen und Rationierungen in der Patientenversorgung zur Folge haben wird, hat der Gesetz-
geber die Änderungen in der Krankenhausfinanzierung mit Qualitätssicherung und Quali-
tätsmanagement verknüpft. Dies betrifft zum Beispiel:

- *die verbindliche Erstellung eines strukturierten Qualitätsberichts durch die*
  Krankenhäuser
- *die verpflichtende Einführung von Qualitätssicherungsmaßnahmen (externe*
  Qualitätssicherung) für bestimmte Leistungen eines Krankenhauses
- *die freiwillige Zertifizierung von Krankenhäusern z. B. nach KTQ®*
- *die Bestimmung von Mindestmengen für bestimmte Eingriffe und Krankheits-*
  bilder, die ein Krankenhaus erfüllen muss, um diese abrechnen zu können
  (z. B. Stammzelltransplantation, Nierentransplantation, Knieendoprothese).

Die Strukturierten Qualitätsberichte nach § 137 SGB V sollen die Leistungen, die Qualität
und das Qualitätsmanagement eines Krankenhauses transparent machen. Sie mussten 2005
erstmals für das Jahr 2004 veröffentlicht werden und sind künftig alle 2 Jahre zu erstellen.
Sie werden unverändert von den Krankenkassen im Internet veröffentlicht. Die Struktur wird
sich meist an etablierten Systemen wie KTQ® (Kooperation für Transparenz und Qualität im
Krankenhaus) orientieren. Auch die Anästhesiologie wird hier ihren Beitrag zu Transparenz,
Qualitätssicherung und Qualitätsmanagement liefern müssen [Krieter et al. 2004]. Ein ent-

scheidender Ort für diese Qualitätssicherung kann eine zentrale Anlaufstelle der Anästhesie sein – die Anästhesieambulanz.

16.1. Qualitätsmanagement in der Anästhesie

Die Berufsverbände DGAI und BDA beschäftigen sich im gemeinsamen „Forum Qualitätsmanagement und Ökonomie" mit Qualitätsmanagement. Unter anderem wurde der „Kerndatensatz Anästhesie" entwickelt, der eine externe Qualitätssicherung und ein Benchmarking in der Anästhesie ermöglicht. Dieser wird jedoch nur in Hamburg verpflichtend und in Baden-Württemberg optional ausgewertet. Leider ist die Anästhesiologie damit weit von einem externen Qualitätsmanagement entfernt [Krieter et al. 2004]. Andere Fachbereiche haben dieses bereits seit langem verpflichtend für viele Eingriffe und Krankheiten zu bewältigen. Konzepte zur Datenübermittlung sind schon lange entwickelt – vom einfachen Ausfüllen eines Fragebogens über die EDV-gestützte Erfassung und Übermittlung der Daten bis hin zum „Qualitätssicherungsfilter", der im Klinikinformationssystem bei Vorliegen „qualitätssicherungspflichtiger" Diagnosen und Prozeduren automatisch Daten aus der elektronischen Patientenakte in ein elektronisches Formular übernimmt und so die Fachabteilungen wesentlich entlastet (z. B ORBIS®, Firma GWI). Unter dem aktuellen Kostendruck, durch Zeitmangel und fehlende Fachkompetenz werden Abteilungen keine eigenen Qualitätssicherungsmaßnahmen einführen können, möglicherweise wird so externe Qualitätssicherung in der Anästhesiologie noch eine Renaissance erleben.

Die Einführung eines Qualitätsmanagements an Krankenhäusern ist z. B mit dem Konzept der Zertifizierung nach KTQ® möglich, welches zurzeit große Beachtung erfährt. Wir möchten daher im Folgenden näher auf KTQ® eingehen.

16.1.1. Zertifizierung nach KTQ®

Ein lange bekanntes Verfahren des Qualitätsmanagements und der Zertifizierung ist z. B. DIN EN ISO 9000:2000, als Modell eines Qualitätsmanagements wird auch EFQM (European Foundation for Quality Management) eingesetzt. Im Bereich der Krankenhäuser wird dem KTQ®-Verfahren wahrscheinlich größte Bedeutung zukommen. Träger von KTQ® sind gesetzliche Krankenversicherungen, Bundesärztekammer, Deutsche Krankenhausgesellschaft und der Deutsche Pflegerat. Das finanziell vom Bundesgesundheitsministerium geförderte und wissenschaftlich vom Institut für wissenschaftliche Informationsverarbeitung Tübingen unterstützte Projekt firmiert inzwischen als GmbH. Die eigentliche Zertifizierung wird von akkreditierten Zertifizierungsstellen vorgenommen. Seit 2002 läuft das System in der Routinephase, es waren bis Ende 2005 370 Krankenhäuser zertifiziert. Zertifizierung bedeutet in diesem Zusammenhang die Erfüllung eines gewissen Qualitätsstandards zu einem definierten Zeitpunkt, gewissermaßen eine „TÜV-Plakette". Zum Erhalt des Standards sind regelmäßige Nachzertifizierungen erforderlich. Bei KTQ® kann im Unterschied zu anderen Zertifizierungsverfahren wie DIN EN ISO immer nur das gesamte Krankenhaus und nicht einzelne Abteilungen zertifiziert werden.

Ein Kriterienkatalog ist dabei das „Herzstück" der Zertifizierung nach KTQ®. Zu jedem Kriterium wird nach einem definierten Bewertungsschema eine Punktzahl ermittelt. Zunächst findet eine Selbstbewertung durch das Krankenhaus anhand des KTQ®-Katalogs statt. Danach erfolgt eine Fremdbewertung durch externe Visitoren, in der 55% der Maximalpunktzahl des Katalogs erreicht werden müssen. Die Selbstbewertung ist bis auf die intern verbrauchte Arbeitszeit kostenfrei, kann beliebig oft wiederholt werden und ermöglicht Krankenhäusern zunächst einmal, Mindestqualitätsstandards zu erfüllen. Die Zertifizierung kostet je nach Größe des Hauses 30.000 bis über 50.000 € und erfordert zusätzlich die Abgabe des gesetzlichen Qualitätsberichts und die Erfüllung der gesetzlichen externen Qualitätssicherung (QS).

Die Anästhesiologie als Schnittstellenfach ist an zahlreichen Kriterien beteiligt, ohne dass Abteilungen jedoch im KTQ®-System für sich alleine bewertet werden. Die Teilnahme der Anästhesiologie ist zwingend für die KTQ®-Zertifizierung erforderlich, häufig wird der Anästhesiologie vor dem Hintergrund Ihrer Einbindung in die Schnittstellen der Klinik auch eine leitende Funktion im KTQ®-Prozess zukommen [Krieter et al. 2004]. Im folgenden Exkurs sind Fragen aus dem KTQ®-Katalog aufgeführt, die unseres Erachtens für die Anästhesieambulanz in Betracht kommen.

Exkurs: Fragen aus dem KTQ®-Katalog, die auch die Anästhesieambulanz betreffen [nach Krieter et al. 2004]

- Halten Sie eine Anästhesieambulanz vor?
- Wenn ja:
  - Nur für ambulante Patienten?
  - Nur für stationäre Patienten?
  - Für beide Patientengruppen?
- Welche vorstationären Leistungen bieten Sie an (z. B. Anästhesiesprechstunde)?
- Gibt es ein vernetztes System zur Leistungsdokumentation?
- Werden die Qualitätssicherungsdaten EDV-gestützt erfasst?

- Werden neue Informationstechnologien genutzt
  (z. B. elektronische Patientenakte, Intranet mit Archivanbindung)?
- Gibt es EDV-Vernetzungen zu anderen Abteilungen/Funktionsbe-
  reichen?
- Leistungsmenge der Fachabteilung – Anzahl der Narkosen
- Differenzierung nach ASA-Klassifikation
- Existiert ein strukturiertes Konzept zur Einführung
  neuer Mitarbeiter?
- Gibt es ein Konzept für eine Patientenorientierte Aufklärung
  und Betreuung?
- Wie viele Stunden/Tage wird der Patient vor dem elektiven Eingriff
  dem Anästhesisten vorgestellt?
- Gibt es Standards für präoperative Untersuchungen im Bereich der
  Anästhesie?
- Werden regelmäßig die Anamnesedaten sowie die Daten der
  körperlichen Untersuchung erhoben und dokumentiert?
- Wird die Anamneseuntersuchung/-befundmitteilung so
  durchgeführt, dass die Intimsphäre gewahrt ist?
- Sind alle Vorbefunde/Anamnesen zeitnah zugänglich?
- Wird regelmäßig auf Vorbefunde/Anamnesen Bezug genommen?
- Kennen Sie die Wartezeiten für das präoperative Anästhesiegespräch
  (Aufklärung/Prämedikation)?
- Erfolgt bei jedem Patienten eine postnarkotische Visite oder
  Befragung und wird diese dokumentiert?
- Inwieweit erfolgt eine Überprüfung, wie oft es z. B. zu
  Doppeluntersuchungen kommt?
- Wie gewährleisten Sie die Sicherstellung einer adäquaten Schmerz-
  therapie, z. B. mittels einer Leitlinie, einer Anästhesieambulanz,
  eines interdisziplinären Schmerzdienstes?
- Nehmen Sie am externen Qualitätssicherungsprogramm mit allen
  dazu gehörenden Fällen teil?
- Werden alle Patienten pränarkotisch in einer Abteilungsbesprechung
  vorgestellt?
- Gibt es in der Abteilung einen Qualitätssicherungsverantwortlichen?
- Wird die Qualität der Dokumentation in den Anästhesieprotokollen
  überprüft und wer ist dafür verantwortlich?
- Wie ist sichergestellt, dass jede Anästhesieleistung dokumentiert
  wird?
- Wie ist sichergestellt, dass das Anästhesieprotokoll der Patientenakte zugeführt wird?
- Wie ist sichergestellt, dass bereits archivierte Akten zu jeder Tages-
  und Nachtzeit zugänglich sind?

Die Bedeutung der Anästhesieambulanz für das Qualitätsmanagement ergibt sich aus den genannten Fragen von selbst. Der KTQ®-Katalog wird ständig weiterentwickelt und kann in der aktuellen Version unter www.ktq.de heruntergeladen werden. Weitere Schnittpunkte mit Anästhesie, Intensivmedizin, Notfallmedizin und Schmerztherapie wie die Durchführung eines Critical Incident Reporting Systems oder der OP-Planung sprengen den Rahmen dieses Beitrags und sind der entsprechenden Literatur zu entnehmen [z. B Krieter et al. 2004].

Ergänzend sei gesagt, dass vor allem die Selbstbewertung Verbesserungspotentiale aufdeckt. Die Zertifizierung wird mit 55% der Mindestpunktzahl erteilt. Mit einer Zertifizierung darf das Qualitätsmanagement nicht zum Stillstand kommen. Regelmäßige Rezertifizierungen überprüfen den kontinuierlichen Verbesserungsprozess.

16.2. Möglichkeiten für Qualitätsmanagement in der Anästhesieambulanz

An welcher Stelle in der Anästhesieambulanz Ansätze für die Qualitätssicherung und das Qualitätsmanagement liegen, ergibt sich aus den bisherigen Ausführungen:

- Einrichtung einer Anästhesieambulanz (für ambulante und stationäre Patienten)
- rechtzeitige Vorstellung der Patienten
- Benennung eines Qualitätsmanagement-Beauftragten
- Einführung von Standard Operating Procedures (SOPs) und Patientenpfaden
- differenzierte Dokumentation auf einem Narkoseprotokoll
- EDV-Vernetzung der Anästhesieambulanz mit dem restlichen Krankenhaus
- Verfügbarkeit von Befunden zu jeder Tageszeit
- Verfügbarkeit von Vorakten zu jeder Tageszeit
- Wartezeiten der Patienten sollte bekannt sein und überwacht werden
- Sicherstellung von Führung, Kompetenz und ausreichender Anzahl von Mitarbeitern in der Anästhesieambulanz
- generell ASA-Klassifikation der Patienten in der Anästhesieambulanz
- Vorbereitung der postoperativen Visite.

Die Anästhesieambulanz ist prädestiniert für die Einführung von Standards, wodurch eine Qualitätsverbesserung resultieren kann. Weiteres ist dem Beitrag „Patientenpfade und Standard Operating Procedures in der Anästhesieambulanz" zu entnehmen. In der Folge sollten auch Abweichungen von SOPs und Patientenpfaden aufgedeckt werden (z. B Wieso bekommt der Patient zur Hemikolektomie keine Peridualanästhesie?). KTQ® erkennt dabei auch den Wert der Anästhesieambulanz für die postoperative Schmerztherapie: Die Anwendung von Regional- und Kombinationsanästhesieverfahren wird durch Standards, Standard Operating Procedures und Patientenpfade bereits im Vorgespräch in der Anästhesieambulanz gefördert.

Eine adäquate Ausstattung mit EDV und Vernetzung mit der gesamten Klinik muss trotz der damit verbundenen Kosten vorausgesetzt werden [Laux et al. 2002a]. Mittels einer elektronischen Patientenakte kann auch die tageszeitunabhängige Einsicht in Befunde und Vorakten ermöglicht werden. Alte Narkoseprotokolle allerdings können nur elektronisch abgerufen werden, wenn sie in Form eines Anästhesie-Informations-Mangement-Systems (AIMS) in das Klinikinformationssystem eingespeist werden. Nicht zuletzt ist die EDV zu Diagnosekodierungen und deren Qualitätsmanagement erforderlich [Laux et al. 2002b].

Auf Wartezeiten und personelle Besetzung wird an anderer Stelle dieses Buches ausführlich eingegangen.

ASA-Klassifikationen sollten unbedingt überwacht werden [Laux et al. 2002a]. Diese sind nicht nur für die KTQ®-Zertifizierung erforderlich, sondern auch für die externe Qualitätssicherung von bestimmten Eingriffen anzugeben. Wir mussten in unserem Qualitätssicherungsprogramm feststellen, dass ASA-Klassifikationen nicht nur fehlerhaft waren, sondern vielerorts gar nicht vom Anästhesisten angegeben wurden. Die Angabe auf dem Narkoseprotokoll ist für die externe Qualitätssicherung von Bedeutung.

Die postoperative Visite führt in vielen Kliniken aufgrund des damit verbundenen logistischen Aufwandes – diplomatisch ausgedrückt – ein Schattendasein. Ein in das Narkoseprotokoll eingebundener, standardisierter Fragebogen, wie er von der DGAI entwickelt wurde, kann hier Abhilfe schaffen und ist ein wichtiges Instrument der Qualitätssicherung im Sinne einer Verbesserung der Patientenzufriedenheit. [Pützhofen et al. 2005]. Es ist sogar möglich, die Fragebögen einer externen Qualitätssicherung zuzuführen. Allerdings muss der Patient und die Bettenstation auf den Fragebogen hingewiesen werden, da der Rücklauf unserer Erfahrung nach sonst verschwindend gering ist und doch mit einer postoperativen Visite verbunden werden muss.

>>>> *In der Anästhesieambulanz sollte im Sinne der Qualitätssicherung besonderer Wert auf folgende Punkte gelegt werden:*

- *Standards bzw. Standard Operating Procedures*
- *ausreichende und kompetente ärztliche Besetzung*
- *Erfassung von Patientenwartezeiten*
- *ASA-Klassifikationen*
- *differenzierte Dokumentation und deren Überwachung auf einem Narkoseprotokoll*
- *adäquate EDV und Vernetzung der Anästhesieambulanz mit dem restlichen Krankenhaus*
- *Vorbereitung der postoperativen Visite/Nachbefragung: z. B. als Fragebogen im Narkoseprotokoll eingebunden oder bereits beim Aufklärungsgespräch dem Patienten ausgehändigt*

Fazit

Letztendlich müssen die Krankenhäuser unter den aktuellen gesundheitspolitischen Entwicklungen hohe Qualität bei geringen Kosten und kürzerer Verweildauer liefern. Der Stand des Qualitätsmanagements an deutschen Krankenhäusern hält dabei einem internationalen Vergleich derzeit nicht stand [Krieter et al. 2004]. Die Anästhesieambulanz bietet sich als Schnittstelle für Qualitätssicherungsmaßnahmen an. Dies betrifft insbesondere die Zertifizierung nach KTQ®, die Einführung von Standards und die Forderung nach Kompetenz. Externe Qualitätssicherung von Anästhesieleistungen hat sich in Deutschland noch nicht durchgesetzt. Die Ernennung eines Qualitätssicherungsbeauftragten der Anästhesieabteilung ist erforderlich und sollte mit der Ernennung eines DRG-Beauftragten und engmaschiger Zusammenarbeit der ernannten Person (en) mit der Anästhesieambulanz verbunden sein.

Literatur

Krieter H, Martin J, Pützhofen G, Schleppers A. Fachkommentar KTQ 2004 Anästhesiologie. Berufsverband deutscher Anästhesisten, Nürnberg 2004

Laux T, Luiz Th, Madler C. Qualitätsmanagement in der Anästhesieambulanz. Abstractband Deutscher Anästhesiekongress 2002a. Diomed Verlags GmbH, Ebelsbach 2002: 213

Laux T, Luiz Th, Madler C. Qualitätsmanagement von Diagnosekodierungen in der Anästhesieambulanz. Abstractband Deutscher Anästhesiekongress 2002b. Diomed Verlags GmbH, Ebelsbach 2002: 213

Pützhofen G, Eberhart L, Hüppe M, Möllmann A, Quinzio B, Bothner U, Schiff J. Fortgang des Projekts „Evaluierter Fragebogen Anästhesie (EFA)". Abstract-CD DAC 2005, Deutsche Gesellschaft für Anästhesiologie und Intensivmedizin (DGAI), München 2005

Internetadressen

KTQ®-Katalog: www.ktq.de

J. Neidel

17   Patientenzufriedenheit – die Anästhesieambulanz als Marketinginstrument für das Krankenhaus

Durch die Veränderung des ökonomischen Umfeldes mit einerseits deutlichem Kostendruck, andererseits zunehmenden Anforderungen an die qualitativen Behandlungsergebnisse in kürzeren Zeitabschnitten unterliegen Krankenhäuser zurzeit massiven internen und externen Veränderungen. Aber auch Patienten stellen heute andere Ansprüche an Krankenhausaufenthalte als noch vor Jahren. Einzelne Gesichtspunkte in diesem Zusammenhang sind:

- *zunehmende fachliche Spezialisierung und Expertenwissen*
- *ein komplexes regulatives Umfeld in ökonomischen, medizinisch-fachlichen, medikolegalen und administrativen Fragen*
- *extrem hohe Erwartungshaltung der „Kunden" (Einweiser, Patienten, Kostenträger)*
- *ein aggressiver Wettbewerb insbesondere im stationären Bereich aufgrund von Überkapazitäten und damit verbundenem Konzentrationsdruck.*

17.1. Wege zur Patientenzufriedenheit und Marketingaspekte

Mit der Einführung der DRGs kommt es zu einer unumgänglichen Verkürzung der Verweildauer. Dies muss ohne Qualitätseinbußen und ohne Erhöhung der Komplikationsrate erreicht werden. Bessere Absprachen mit Einweisern und nahtlose Verlegungen sind nur zwei Möglichkeiten, Einfluss zu nehmen. Langfristig wird aber nur eine Umstrukturierung der

Abläufe mit einer resultierenden erhöhten Leistungsdichte allseits zufriedenstellende Lösungen bieten.

Ein Weg dabei ist die Einführung von Indikations- oder Patientenpfaden, da sie den Bogen von der Beherrschung der Verweildauerproblematik und den patientenorientierten Ablaufwegen spannen. Ein Hauptbestandteil bei der Einführung ist die *Erhöhung der Patientenzufriedenheit*. In diesem Part sollen sie auch im Zusammenhang von *Marketingaspekten* betrachtet werden.

Sind diese Wege gut etabliert, kann der Patient optimal von einer Behandlung profitieren, die:

- den aktuellen Standards und Leitlinien der Fachgesellschaften entspricht
- Pflegestandards einhält
- koordiniert abläuft
- Doppeluntersuchungen vermeidet
- mit kurzen Wartezeiten verbunden ist, weil zeitliche Vereinbarungen eingehalten werden
- für den jeweiligen Patienten vertretbare Kosten verursacht, weil alle Beteiligten mit dem Ziel einer optimalen Behandlung zusammenarbeiten
- Spielraum für individuelle Lösungen lässt.

Bei *Patientenbefragungen* immer wieder als *Kritik* geäußerte Punkte sind:

- schlechte und ungenügende Information über Abläufe und Aufklärung über Behandlungsmaßnahmen
- lange Wartezeiten auch bei stationärer Diagnostik
- unkoordinierte Abläufe (unrealistische Terminplanung)
- nicht begründete Doppeluntersuchungen.

Durch *dokumentierte Pfade* können die Patienten über geplante Maßnahmen, Untersuchungen, Eingriffe und Abläufe deutlich besser informiert werden. Für sie ist der gesamte stationäre Aufenthalt damit wesentlich besser planbar (Besuch, Umfeld, Dauer). So können zum Beispiel einfach gestaltete „Patientenversionen der Pfade" dem Patienten bei Indikationsstellung an die Hand gegeben werden. Dieses Vorgehen, das überwiegend für Routineeingriffe gilt, kann einfach und problemlos viele Informationslücken schließen. Ein Krankenhaus, welches Routineabläufe gut strukturiert sowie offen und transparent kommuniziert, kann auch schwierige und unerwartete Situationen beherrschen. Das Gesamtbild nach außen lautet: „Da weiß man was man tut, da gibt es Strukturen für geordnete Abläufe."

17.2. Der „integrierte Pfad"

Ein „integrierter Pfad" schließt in den klinikinternen Teil auch noch den prästationären und den poststationären Teil der Behandlung mit ein. Damit ist dieses Instrument sehr gut geeignet, um für Zuweiser und Kooperationspartner Möglichkeiten der Integration und Zusammenarbeit in der Routinetätigkeit zu schaffen. So können einweisende Ärzte (Haus- und Fachärzte) – im Pfad dokumentiert – in die Versorgung einbezogen werden. Durch die Nutzung und Einbindung ihrer Voruntersuchungen und ihrer diagnostischen Leistungen wird das gegenseitige Vertrauen gefördert. Damit wird das Gefühl und die Gewissheit vermittelt, dass sie in den Gesamtbehandlungsprozess eingebunden und nicht nur „Einweiser" und „Nachbehandler" sind. Das kann die Basis fester Partnerschaften sein, die für beide Seiten nutzbringend ist.

Die *Arbeit der Anästhesieambulanz* in einem solchen Patientenpfad liegt in dem großen Feld der kardiopulmonalen und neurologischen Vorerkrankungen. Da diese den Hauptanteil der präoperativen Untersuchungsanforderungen ausmachen und diese fachspezifische Behandlung in einem jeweiligen regionalen Behandlernetzwerk für Patienten oft gut etabliert ist, ergibt sich hier ein Ansatz für die Zusammenarbeit. Zunehmend sind Patienten auch in Disease-Management-Programme (z. B. Diabetes mellitus) integriert.

Eine sinnvolle und kooperative Schnittstellengestaltung kann (ambulant/stationär) zur Pflege von Einweiserkontakten und als Marketinginstrument genutzt werden.

Für den Patienten ergeben sich mehrere Vorteile:

- belastende und teure Doppeluntersuchungen können vermieden werden
- Untersuchungen sind bei bekannten, wohnortnahen Ärzten durchführbar
- es wird signalisiert, dass der Behandlungsprozess in einem Miteinander läuft und nicht von Kompetenzgerangel geprägt ist.

Damit kann durch „integrierte Pfade", an deren Erarbeitung die Anästhesie in einzelnen Modulen beteiligt sein sollte, eine bessere Verzahnung des ambulanten und stationären Sektors erreicht werden. Zur Erhöhung der Patientenzufriedenheit dient es auch, wenn in diese Pfade Reha-Einrichtungen, Pflegedienste und Selbsthilfegruppen eingebunden werden.

Im Zuge der immer wichtiger werdenden Brenchmarketing-Aktivitäten sind transparente Behandlungskonzepte und öffentliche Qualitätsdaten ein wichtiger Bestandteil.

Zertifizierungsmaßnahmen durch EFQM oder KTQ setzen Pfade und Konzepte insbesondere in dem Part „Patientenorientierung" als Baustein voraus.

Die Anästhesieambulanz kann somit gemeinsam mit den chirurgischen Kollegen Ansprechpartner der ambulant tätigen Ärzte sein, insbesondere für Fragen und Organisation der präoperativen Diagnostik. In einem Miteinander, vor allem mit dem Hausarzt, muss auch immer wieder nach individuellen Möglichkeiten der präoperativen Optimierung gesucht werden. Dieses wird von niedergelassenen Kollegen nicht als Kompetenzmangel empfunden, sondern zeigt gegenseitigen Respekt und Achtung vor der Arbeit des Anderen. Allerdings müssen beide Seiten die strukturellen Möglichkeiten und Grenzen der einzelnen Partner kennen.

Aspekte aus der Alltagsarbeit

- Für diese *Koordination* müssen dem Patienten und dem Hausarzt konkrete *Ansprechpartner* und Telefonnummern benannt werden. Am besten erfolgt dies über Visitenkarten oder einen gemeinsamen Briefkopf im Anschreiben. Dort sollten auch die Zeiten der Erreichbarkeit vermerkt werden, wobei eine Stunde am Tag nicht genügt. Diese Zeiten müssen an die Arbeitszeiten der Einweiser angepasst werden.
- Ein *einheitliches Auftreten von operativen Kliniken und Anästhesie* durch gemeinsam gestaltete „Anschreiben an den Hausarzt/Einweiser" zeugt auch nach außen vom Miteinander im stationären Verlauf. Der Patient sollte nicht mit 3–4 verschiedenen Formularen von unterschiedlichen Instanzen – alle an den Hausarzt gerichtet – nach der Indikationsstellung das Haus verlassen, sondern es sollte auf dem Briefkopf ersichtlich ein *gemeinsamer Brief* sein. Dort können entsprechend der geplanten Behandlung alle Wünsche, Empfehlungen, Fakten gut strukturiert und übersichtlich dargestellt werden. Das spart Zeit und Ressourcen auf allen Seiten und zeugt vom gegenseitigen Blick für die Arbeit des Anderen, auch innerhalb des Hauses. Da der Patient diesen gemeinsamen Brief in der Hand hat und erlebt, wie für ihn eine Lösung im Miteinander gefunden wird (auch wenn nur Kästchen angekreuzt werden) kann das deutlich zu seiner Zufriedenheit und Motivation beitragen. Auch können im Miteinander Patient/Hausarzt eventuelle Unannehmlichkeiten einer kürzeren stationären Liegezeit so besser akzeptiert werden.
- Für den Patienten sollten einheitliche Therapierichtlinien erkennbar sein – widersprüchliche Aussagen zwischen den Fachgebieten müssen vermieden werden. Bei interdisziplinär differenten Meinungen sollte gemeinsam ein Weg gesucht werden. Ein gegenüber dem Patienten deutlich gemachter „Teamgeist" und Abwägen der Behandlungsoptionen im Miteinander verschiedener Berufsgruppen erzeugt Vertrauen, ebenso die Einbeziehung der ambulanten Vordiagnostik als wichtiger Baustein.

Diese Punkte in die alltägliche Praxis umgesetzt, sprechen nach innen und außen für:

- Organisationskompetenz
- Fachkompetenz
- Kommunikationskompetenz
- menschliche Kompetenz
- Teamqualität/Kooperationsqualität
- wirtschaftliche Kompetenz
- Bedienungs- und Service-Komfort.

All diese Faktoren entsprechen einem Bild, das die Krankenhäuser und ihre Mitarbeiter neben der medizinischen Kompetenz und dem Spektrum in eine gute Position im Brenchmarketing mit anderen Kliniken bringt.

Faktoren für die Patientenzufriedenheit, die allein von einer Prämedikationsambulanz und deren Mitarbeitern bestimmen werden, sind:

- *zunächst der „erste Eindruck" der Ambulanz – Ausstattung, Sauberkeit und Ordnung*
- *gastfreundliche Ausstattung des Wartezimmers: Tee, aktuelle (!) Zeitungen, Lüftung, Bilder, Informationsmaterial*
- *diskrete Aufnahmebedingungen für die Anamnese, die auch den Datenschutz ermöglicht*
- *die namentliche Ansprache des Patienten, aber auch das Namenschild des Personals*
- *der Überblick über realistische Zeitvorgaben, ggf. die Überbrückung von Wartezeiten*
- *diplomatisches Auftreten des Ambulanzpersonals und der Umgang mit Patienten auch in differenzierten Situationen, das maßvolle Umgehen mit Sonderwünschen (von der Arzthelferin über die Ärzte bis zum Zivildienstleistenden)*
- *die trotz relativ schwieriger Planbarkeit des Ablaufes (Spitzenbelastungen – je nach Ambulanzbelegungen der chirurgischen Kollegen) freundliche und umsichtige Bewältigung*
- *kompetentes freundliches Auftreten bei telefonischen Anfragen.*

Die Qualität einer Anästhesieambulanz wird nicht nur von Patienten und externen Zuweisern, sondern auch von den klinikinternen Mitarbeiten beurteilt. Der Alltag ist deshalb immer ein interdisziplinäres und berufsgruppenübergreifendes Miteinander.

Literatur

Schüpfer G, Schleppers A, Konrad Ch. Spitalmanagement als wirtschaftliches Modell. Anästhesiologie & Intensivmedizin 2003; 44: 1-4

Paeger A, Zimmer O, Budde A. Implementierung von Indikationspfaden in deutschen Krankenhäusern. In: Hellmann W (Hrsgb.): Klinische Pfade. Aus der Reihe "Krankenhaus und Management PROFESSIONELL". ecomed-Verlag, Landsberg 2002: 130-160

Weiser H. Strukturen der Krankenhäuser werden sich deutlich verändern. Arzt und Krankenhaus 11/2004, 329-333

Patienten geben Ärzten und Pflegern der Leipziger Uniklinik gute Noten. Ärztezeitung Nr. 13, Januar 2002

Riegl G. Mit Marketing zu optimal gestalteten Augenblicken der Wahrheit am Klinik-Empfang. Führen & Wirtschaften 4/1991

Praxis

T. Laux

H. Kawach

18 Durchführung der Prämedikationsuntersuchung

Die Bedeutung von Anamnese und körperlicher Untersuchung wurde bereits 1982 von der Deutschen Gesellschaft für Anästhesiologie (DGAI) als aussagekräftigste und wesentlichste präoperative Screeningmethode bezeichnet [Opderbecke u. Weissauer 1982]. Im Kapitel zur präoperativen Risikostratifizierung wird ausführlich auf deren Bedeutung und die Anamneseerhebung eingegangen. Im Folgenden soll die Durchführung der anästhesiologischen körperlichen Voruntersuchung erläutert werden. Dabei werden bewusst aus didaktischen Gründen Teile aus dem Beitrag zur präoperativen Risikostratifizierung wiederholt.

18.1. Körperliche Voruntersuchung

Die anästhesiologische körperliche Voruntersuchung folgt allgemein gültigen Prinzipien, umfasst jedoch meist nicht einen Ganzkörperstatus, wie er traditionell als Aufnahmeuntersuchung im Krankenhaus erhoben wird. Dabei werden rationell solche Untersuchungen eingesetzt, die einerseits die körperliche Belastbarkeit betreffen, andererseits spezielle anästhesiologische Risiken (z. B. Intubationsschwierigkeiten) erkennen lassen. Zusätzliche körperliche Untersuchungen werden bei speziellen Fragestellungen erforderlich, die sich aus der vorher erhobenen Anamnese ergeben. Der Untersuchungsgang erfordert mindestens:

- Erhebung von Messwerten
- Inspektion und Palpation
- Beurteilung der Intubationsbedingungen
- Auskultation der Thoraxorgane.

Als Messwerte sollten in der Anästhesieambulanz Größe, Gewicht, Blutdruck, Herzfrequenz und Sauerstoffsättigung im Blut erhoben werden. Größe und Gewicht können dabei auch dem Anamnesebogen entnommen werden. Die anderen Werte werden je nach Routineablauf in der Anästhesieambulanz von der Arzthelferin, der Sekretärin oder auch dem Anästhesisten erhoben (vergleiche das Kapitel „Der Routineablauf"). Es sei auch hier darauf hingewiesen, dass die Messung von z. B. Blutdruck durch den Arzt, der selber „Hand" an den Patienten legt, durchaus als Patientenzuwendung und patientenorientiertes Handeln interpretiert werden kann. Außerdem kann die wiederholte Messung von Blutdruckwerten durch verschiedene Personen pathologische Werte besser erfassen.

Bei der Inspektion ist auf Allgemeinsymptome wie Anämie, Ikterus, Zyanose und Hautturgor zu achten. Außerdem sind Allgemein- und Ernährungszustand, Körperbau (Skoliose, Morbus Bechterew), Ödeme z. B. der Beine, Narben und potenzielle Punktionsstellen (v. a. am Ort geplanter Regionalanästhesien) zu beurteilen [Madler et al. 1996]. Die Inspektion erfasst auch die Mundhöhle (vorstehende, beschädigte oder wackelnde Zähne), die Reklination der Halswirbelsäule und damit die Beurteilung der Intubationsbedingungen mit den gängigen Einteilungen nach MALLAMPATI und PATIL (ausführliche Darstellung im Beitrag „präoperative Risikostratifizierung").

Die Palpation des Pulses bietet Hinweise auf Herzrhythmusstörungen, Stenosen peripherer Gefäße und die Höhe des Blutdrucks. Wenn nur der Herzrhythmus bestimmt werden soll, so ist die Pulspalpation dem Elektrokardiogramm mindestens gleichwertig. Die Durchführung eines ALLEN-Testes dagegen, mit dem der ulnare Kollateralkreislauf der A. radialis vor geplanter Punktion eingeschätzt werden soll, wird nicht mehr generell gefordert, da ischämische Komplikationen nach Radialispunktion auch bei normalem Allen-Test vorkommen [Wilkings 1985, Madler et al. 1996].

Die Auskultation der Lunge beurteilt z. B. das Vorliegen von Bronchitiden und Pneumonien, Stridor und Obstruktionen. Die Auskultation des Herzens beurteilt Rhythmus, Herztöne sowie systolische und diastolische Nebengeräusche, bei deren Vorliegen auch auf Fortleitung in die Karotiden geachtet werden sollte. Näheres zur Auskultation der Thoraxorgane sprengt den Rahmen dieses Buches und sollte der entsprechenden Spezialliteratur entnommen werden.

Weitere Untersuchungen, die im Einzelfall vorzunehmen sind, sind *neurologische Untersuchungen*. Dabei kann eine orientierende neurologische Untersuchung, sofern sich aus der Anamnese ein Hinweis darauf ergibt, die meisten anästhesierelevanten neurologischen Erkrankungen entdecken [Madler et al. 1996]. Vor geplanten Regionalanästhesieverfahren sollte gezielt nach neurologischen Einschränkungen gefragt und der Patient entsprechend untersucht werden. Neurologische Störungen wie bestehende Lähmungen können auch aus forensischen Gründen Kontraindikationen für Regionalanästhesien bedeuten. Im Einzelfall ist eine präoperative neurologische Untersuchung zur Feststellung des Status quo erforderlich. Damit gelingt der Nachweis, dass postoperative neurologische Einschränkungen nicht durch ein Regionalanästhesieverfahren bedingt sind. Der Nachweis, dass neurologische Schäden bereits vorbestehend waren, ist ohne vorherige neurologische Statuserhebung wesentlich schwieriger zu führen und verschiebt die Beweislast zuungunsten des Anästhesisten.

Nicht zu vergessen ist, dass die erhobenen Befunde auch dokumentiert werden (in der Regel auf einem Narkoseprotokoll). Diese Dokumentation ist nach anästhesiologischen Zwischenfällen der einzige Nachweis darüber, dass die Voruntersuchung stattgefunden hat. Es sei hier auf die Fallbeispiele in diesem Buch verwiesen, die entsprechende Problemkonstellationen schildern.

18.2. Voruntersuchung bei Notfalleingriffen

Die vorgehenden Erläuterungen beziehen sich auf Elektiveingriffe. Im Notfall richtet sich der Umfang von Anamnese und Voruntersuchungen nach der Dringlichkeit des Eingriffs. Dies heißt keineswegs, dass bei Notfalleingriffen keinerlei Voruntersuchungen erforderlich sind. Vielmehr ist gerade bei Notfallpatienten die anästhesiologische Komplikationsrate hoch, und eine zeitlich angemessene Vorbereitung und Voruntersuchung des Patienten ist erforderlich. Obligat in diesem Zusammenhang ist die Beurteilung der Intubationsbedingungen und die Erhebung von Kreislaufparametern wie Blutdruck, auch die Auskultation der Thoraxorgane kann wichtige Details liefern. Erkrankt ein Patient nach einem Notfalleingriff an einer Klappenendokarditis, die durch einfache Antibiotikagabe zur Endokarditisprophylaxe hätte verhindert werden können, wenn man nur das Herz auskultiert hätte, so steckt im Falle einer juristischen Auseinandersetzung auch der Anästhesist in Erklärungsnöten – ganz zu schweigen von der vermeidbaren Schädigung des Patienten. Gerade bei Notfällen ist aus forensischer Sicht und wegen der Häufigkeit von Komplikationen eine umfangreiche Dokumentation erforderlich. Ist ein Patient nicht amnestizierbar oder liegt eine unmittelbare vitale Bedrohung vor, die keinerlei Voruntersuchungen möglich macht, so sollte das auch dokumentiert werden. Sollte sogar die Zeit zur Dokumentation fehlen, so muss dies im Narkoseprotokoll niedergelegt werden. Dies kann auch nachträglich im Sinne eines Gedächtnisprotokolls erfolgen.

Fazit

Die körperliche Voruntersuchung des Patienten ist eine der wichtigsten Maßnahmen zur Erkennung anästhesiologischer Risiken. Sie muss keine allgemeine Ganzkörperuntersuchung sein, jedoch allgemeine Risiken insbesondere des Herz-Kreislauf-Systems und der Lunge und spezielle anästhesiologische Untersuchungen (z. B. zu Intubationsbedingungen) umfassen.

Die anästhesiologische körperliche Untersuchung erfordert:

- *Erhebung von Messwerten*
  (Größe, Gewicht, Blutdruck, Herzfrequenz, Sauerstoffsättigung)
- *Inspektion und Palpation*
- *Beurteilung der Intubationsbedingungen*
  (Mallampati, Patil, Reklinationsfähigkeit)
- *Auskultation der Thoraxorgane*

Die Ergebnisse der Untersuchung sollen dokumentiert werden, auch wenn kein pathologischer Befund erhoben werden konnte. Im Notfall richtet sich der Umfang der körperlichen Voruntersuchung nach der Dringlichkeit des Eingriffs, was nicht heißt, dass darauf verzichtet werden kann. Vielmehr müssen die Dringlichkeit des Eingriffs und die daraus resultierenden Konsequenzen bezüglich des Umfangs der Voruntersuchung dokumentiert werden.

Literatur

Madler C, Danner K, Kawach H. Präoperative anästhesiologische Visite. Anaesthesiol Intensimed Notfallmed Schmerzther 1996; 31: 633–653
Opderbecke HW, Weissauer W (Hrsg). Entschließung zur anästhesiologischen Voruntersuchung der Deutschen Gesellschaft für Anästhesiologie und Intensivmedizin. Anaesthesiol intensivmed 1982; 23: 446
Wilkings RG. Radial artery cannulation and ischaemic damage: a review. Anesthesia 1985; 40: 896

T. Laux
H. Kawach

19   Der Routinebetrieb

Wichtig für den geordneten Betrieb einer Ambulanz ist ein Routineablauf. So kann sicher-gestellt werden, dass bei allen Patienten dieselben Basiswerte erhoben und gleichbleiben-de Qualität gewahrt wird. Außerdem wird den Patienten bei einem geordneten, ruhigen und effizienten Ablauf auch im Hochbetrieb Kompetenz und Erfahrung vermittelt. Dieser Beitrag soll Beispiele für mögliche Routineabläufe geben. Dabei sind selbstverständlich Ambulanzen verschiedenartig aufgestellt, bieten unterschiedliche Leistungen, verfügen über andersartige Einbestellschemata und räumliche Ausstattungen. Wir können daher nur Hinweise und Beispiele über mögliche Routineabläufe und Voraussetzungen hierfür bieten, in der Praxis muss jede Ambulanz ihre eigenen Regeln finden.

19.1. Voraussetzungen für einen Routineablauf

Entscheidend für eine routinierte Arbeitsweise ist zunächst die Erfahrung aller Mitarbeiter. Die Gesamterfahrung der Ambulanz wächst mit dem Wissen der dort Beschäftigten. Schlagartiger Wechsel der Beschäftigten einer Ambulanz lässt deren Routine wieder auf den Stand der Unerfahrenheit zurückfallen. Wichtig ist daher eine konstante Besetzung von Ambulanzen – sowohl der ärztlichen wie auch der nichtärztlichen Mitarbeiter. Bei Perso-nalwechsel sollte nie eine gesamte Gruppe ausgetauscht werden (z. B. alle Ärzte). Die Führungsperson der Ambulanz sollte nicht nur als Facharzt über ausreichende Erfahrung im Patientenumgang und sicher in der Anwendung anästhesiologischer Grundsätze und der Risikostratifizierung sein, sondern auch über Kompetenzen als Führungspersönlichkeit verfügen und den Umgang mit Mitarbeitern gewohnt sein. Eigenbrötlerisches „vor sich hinarbeiten" schafft weder Routine, noch wird Kompetenz vermittelt. Unserer Erfahrung nach führt ein häufiger Wechsel der Führungsperson zu ständigen Änderungen der Abläufe, was zu Unsicherheiten bei Personal und Patienten führt.

Die konstante Führung der Ambulanz

Sie ist wichtig, um:

- *einen festen Ansprechpartner und bei kritischen Fragen einen „Entscheider" zu haben*
- *eine feste Linie der Patientenversorgung einzuhalten, wenn Mitarbeiter der Ambulanz wechseln.*

Es empfiehlt sich daher auch, bei geplanten Wechseln von Mitarbeitern Rotationen einzuführen, um die Konstanz der Routineabläufe zu bewahren. Diese Rotationszeiten dürfen entsprechend nicht zu kurz sein (mindestens einige Wochen, besser Monate).

Daneben sind natürlich ausreichende räumliche Bedingungen erforderlich. Zu enge Verhältnisse oder kleine Wartezonen lassen ständig das Gefühl von Chaos und Überlastung der Ambulanz bei Patienten und Mitarbeitern entstehen. Die Räumlichkeiten sollten daher auch aufgeräumt erscheinen. Es muss eine klare Linie bezüglich zu erhebender Werte und Untersuchungen bestehen, ohne dass ständige Nachfragen erforderlich sind (z. B.: Ab welchem Alter wird bei Kindern Blutdruck gemessen?). Die Arbeitsverteilung muss klar geregelt sein (Wer misst Blutdruck? Wer bestellt die Patienten?) Hier muss auch noch einmal auf die Bedeutung anästhesiologischer Standards hingewiesen werden, egal, ob sie in Form von Standard Operating Procedures, Patientenpfaden oder Arbeitsanweisungen vorliegen. Standards begünstigen Routineabläufe. Dennoch sollten die Abläufe und Standards auch regelmäßig hinterfragt werden. Regelmäßige Treffen der Mitarbeiter zur Besprechung solcher Fragen sind wünschenswert, insbesondere, wenn der Ablauf aus irgendwelchen Gründen geändert wird (z. B. Einführung neuer EDV oder audiovisueller Narkoseaufklärung). Allen Mitarbeitern sollten entsprechende Änderungen klar und Rückfragen gestattet sein. Dies betrifft auch die Reihenfolge der Patienten (Bevorzugung von Privatpatienten bzw. sofortiges Aufrufen von Notfällen oder Kindern?).

>>> *Routineabläufe werden begünstigt durch:*

- *Konstanz der Mitarbeiter, insbesondere der Führung*
- *klare Absprachen bezüglich der Arbeitsverteilung*
- *Regeln bezüglich durchzuführender Messungen und der Reihenfolge der Patienten*
- *Standards*
- *angemessene räumliche Ausstattung*
- *regelmäßige organisatorische Treffen der Mitarbeiter*

Damit die anderen Abteilungen der Klinik die Routine der Anästhesieambulanz kennen lernen, empfiehlt es sich, auch mit diesen feste Absprachen zu treffen. Mitunter ist es günstig, Mitarbeiter anderer Abteilungen in die Anästhesieambulanz einzuladen, damit diese die Abläufe dort kennen lernen und klar wird, wieso sie so durchgeführt werden. Dies betrifft insbesondere den *Abruf der Patienten* von Station durch die Anästhesieambulanz und die *Anmeldung der Patienten* durch Stationen bzw. Fachabteilungen, z. B.:

- Welche Angaben sind zur Anmeldung erforderlich?
- Zu welchen Zeiten ist die Anmeldung möglich?
- Muss die Anmeldung schriftlich erfolgen?

19.2. Beispiele für Routineabläufe

Fünf Schemata veranschaulichen mögliche Routineabläufe (Tab. 1). Sie erheben keinerlei Anspruch auf Vollständigkeit. Die Abfolge der Schritte sowie die erforderlichen Maßnahmen bleiben immer lokalen Gegebenheiten vorbehalten. In den Beiträgen dieses Buches wird wiederholt auf neue Konzepte hingewiesen wie audiovisuell unterstützter Narkoseaufklärung und ärztlicher Patientenzuwendung sowie Aufwertung der Prämedikationsuntersuchung durch einen selbst „Hand anlegenden" Arzt, d. h. selbst z. B. Blutdruck messen. Die Blutdruckmessung kann auch wiederholt werden, um hohe Werte besser erfassen zu können, z. B. Messung bei der Patientenaufnahme von der Arzthelferin der Anästhesieambulanz und anschließend vom Arzt beim Prämedikationsgespräch.

Wir möchten Abläufe aus unseren eigenen Erfahrungen darstellen, die abhängig davon sind, ob audiovisuell unterstützt aufgeklärt wird und wer die Messungen von Blutdruck usw. vornimmt (Tab. 1):

- Messung in der Zentralambulanz/Patientenaufnahme, keine audiovisuell unterstützte Aufklärung
- Messung durch die Arzthelferin bzw. die Sekretärin, keine audiovisuell unterstützte Aufklärung
- Messung durch den Arzt, keine audiovisuell unterstützte Aufklärung
- Messung durch die Arzthelferin bzw. die Sekretärin, audiovisuell unterstützte Aufklärung
- Messung durch den Arzt, audiovisuell unterstützte Aufklärung.

Selbstverständlich sind multiple Modifikationen möglich. Insbesondere die Anmeldung des Patienten in der Anästhesieambulanz kann auf verschiedensten Wegen erfolgen, ebenso der Weg des Patienten durch das Krankenhaus (zuerst auf Station, zuerst zu weiteren Untersuchungen etc.).

Tab. 1   Beispiele für Routineabläufe.

Messung in der Zentralambulanz/Patientenaufnahme	Aufnahme des Patienten in der Zentralambulanz
	Messung von RR, Puls und Sauerstoffsättigung von der Arzthelferin
	Aushändigung des Anästhesie-Anamnesebogens
	chirurgische Untersuchung/Aufklärung/Patientenaufnahme
	Anmeldung und Abgabe der gesamten bisher angelegten Krankenakte durch den Patienten im Sekretariat der Anästhesieambulanz
	sofern nicht vorher geschehen, im Wartebereich Ausfüllen des Anamnesebogens
	zwischenzeitlich Vorbereiten des Narkoseprotokolls durch Sekretärin
	Prämedikationsgespräch in einem der Ambulanzräume: Aufklärung über das vorgesehene Narkoseverfahren und Alternativen, Einholen der Einwilligung, Auskultation Herz und Lunge, evtl. körperliche Untersuchung
	Patient erhält komplette Akte mit Prämedikationsprotokoll zurück, zusätzlich ggf. weitere Formulare für EKG, Rö-Thorax, Konsiliaruntersuchungen
	Rückweg auf Station/Zentralambulanz, evtl. dabei Erledigung EKG, Rö-Thorax, Konsil
Messung durch Arzthelferin bzw. Sekretärin, keine audiovisuell unterstützte Aufklärung	Anmeldung und Abgabe der gesamten bisher angelegten Krankenakte durch den Patienten im Sekretariat der Anästhesieambulanz
	Aushändigung Anamnese-/Aufklärungsbogen mit Klemmbrett und Stift, Hinweise zum Ausfüllen
	im Wartebereich Ausfüllen des Anamnesebogens (sofern nicht vorher geschehen) und Abgabe im Sekretariat
	zwischenzeitlich Vorbereiten des Narkoseprotokolls durch Sekretärin

	Messung von RR, Puls und Sauerstoffsättigung von der Arzthelferin
	Aufenthalt des Patienten im Wartebereich
	Prämedikationsgespräch in einem der Ambulanzräume: Aufklärung über das vorgesehene Narkoseverfahren und Alternativen, Einholen der Einwilligung, Auskultation Herz und Lunge, evtl. körperliche Untersuchung
	Patient erhält komplette Akte mit Prämedikationsprotokoll zurück, zusätzlich ggf. weitere Formulare für EKG, Rö-Thorax, Konsiliaruntersuchungen.
	Rückweg auf Station, evtl. dabei Erledigung EKG, Rö-Thorax, Konsil
Messung durch Arzt, keine audiovisuell unterstützte Aufklärung	Anmeldung und Abgabe der gesamten bisher angelegten Krankenakte durch den Patienten im Sekretariat der Anästhesieambulanz
	Aushändigung Anamnese-/Aufklärungsbogen mit Klemmbrett und Stift, Hinweise zum Ausfüllen
	im Wartebereich Ausfüllen des Anamnesebogens (sofern nicht vorher geschehen) und Abgabe im Sekretariat
	zwischenzeitlich Vorbereiten des Narkoseprotokolls durch Sekretärin
	Aufenthalt des Patienten im Wartebereich
	Prämedikationsgespräch in einem der Ambulanzräume, Aufklärung über das vorgesehene Narkoseverfahren und Alternativen, Einholen der Einwilligung, Auskultation Herz und Lunge, evtl. körperliche Untersuchung, Messung von RR, Puls und Sauerstoffsättigung vom Arzt, Auskultation Herz und Lunge, evtl. körperliche Untersuchung
	Patient erhält komplette Akte mit Prämedikationsprotokoll zurück, zusätzlich ggf. weitere Formulare für EKG, Rö-Thorax, Konsiliaruntersuchungen
	Rückweg auf Station, evtl. dabei Erledigung EKG, Rö-Thorax, Konsil
Messung durch Arzthelferin bzw. Sekretärin, audiovisuell unterstützte Aufklärung	Anmeldung und Abgabe der gesamten bisher angelegten Krankenakte durch den Patienten im Sekretariat der Anästhesieambulanz
	Aushändigung Anamnese-/Aufklärungsbogen mit Klemmbrett und Stift, Hinweise zum Ausfüllen
	im Wartebereich Ausfüllen des Anamnesebogens (sofern nicht vorher geschehen) und Abgabe im Sekretariat
	zwischenzeitlich Vorbereiten des Narkoseprotokolls durch Sekretärin
	Messung von RR, Puls und Sauerstoffsättigung von der Arzthelferin
	danach wird der Patient zum Projektionsraum geleitet, ggf. Aushändigung eines mobilen DVD-Players mit dem Film, der von der Sekretärin anhand der Liste zu den Eingriffen zugehöriger Narkoseverfahren ausgewählt wird, nach Betrachten des Films Aufenthalt des Patienten im Wartebereich
	Vermerk auf dem Aufklärungsbogen über die audiovisuell unterstützte Narkoseaufklärung mit Art/Version des Films durch Sekretärin/Arzthelferin

	zwischenzeitlich Beschäftigung des Arztes mit der Patientenakte
	Prämedikationsgespräch in einem der Ambulanzräume, Beantwortung von Fragen zum Film und Aufklärung über spezielle Risiken, Auskultation Herz und Lunge, evtl. körperliche Untersuchung
	Patient erhält komplette Akte mit Prämedikationsprotokoll zurück, zusätzlich ggf. weitere Formulare für EKG, Rö-Thorax, Konsiliaruntersuchungen
	Rückweg auf Station oder Zentralambulanz, evtl. dabei Erledigung EKG, Rö-Thorax, Konsil
Messung durch Arzt, audiovisuell unterstützte Aufklärung	Anmeldung und Abgabe der gesamten bisher angelegten Krankenakte durch den Patienten im Sekretariat der Anästhesieambulanz
	Aushändigung Anamnese-/Aufklärungsbogen mit Klemmbrett und Stift, Hinweise zum Ausfüllen
	im Wartebereich Ausfüllen des Anamnesebogens (sofern nicht vorher geschehen) und Abgabe im Sekretariat
	zwischenzeitlich Vorbereiten des Narkoseprotokolls durch Sekretärin
	danach wird der Patient zum Projektionsraum geleitet, ggf. Aushändigung eines mobilen DVD-Players mit dem Film, der von der Sekretärin anhand der Liste zu den Eingriffen zugehöriger Narkoseverfahren ausgewählt wird, nach Betrachten des Films Aufenthalt des Patienten im Wartebereich
	Vermerk auf dem Aufklärungsbogen über die audiovisuell unterstützte Narkoseaufklärung mit Art/Version des Films durch Sekretärin/Arzthelferin
	zwischenzeitlich Beschäftigung des Arztes mit der Patientenakte
	Prämedikationsgespräch in einem der Ambulanzräume, Beantwortung von Fragen zum Film und Aufklärung über spezielle Risiken, Auskultation Herz und Lunge, evtl. körperliche Untersuchung
	Patient erhält komplette Akte mit Prämedikationsprotokoll zurück, zusätzlich ggf. weitere Formulare für EKG, Rö-Thorax, Konsiliaruntersuchungen
	Rückweg auf Station oder Zentralambulanz, evtl. dabei Erledigung EKG, Rö-Thorax, Konsil

Tab. 1   Beispiele für Routineabläufe.

Fazit

Eine gewisse Routine vermittelt Patienten und Mitarbeitern Kompetenz und Erfahrung. Der Routineablauf einer Anästhesieambulanz muss lokalen Gegebenheiten vorbehalten sein. Es sollten klare Absprachen bezüglich der Arbeitsverteilung, der Reihenfolge der Patienten sowie erforderlicher Messwerte und Untersuchungen getroffen werden – sowohl mit den Mitarbeitern der Anästhesieambulanz, als auch mit den anderen Fachabteilungen bzw. Ambulanzen. Anästhesiologische Standards, eine feste personelle Besetzung sowohl ärztlicher als auch nichtärztlicher Mitarbeiter und Führung durch einen ärztlichen Leiter begünstigen die Entwicklung von Routineabläufen.

T. Laux
H. Kawach

20   **Aus- und Weiterbildung
in der Anästhesieambulanz**

Mit der Abschaffung des „Arztes im Praktikum" hat sich die Situation von Berufsanfängern in der Medizin grundlegend verbessert. Nunmehr beginnt der Einstieg in die Anästhesiologie als Assistenzarzt. Vielen ist aber nicht bewusst, dass ein Berufsanfänger mit dem Titel „Assistenzarzt" in der Anästhesiologie länger als einige Wochen benötigt, um über hinreichende Erfahrung in der Narkoseführung und Voruntersuchung von Patienten zu verfügen. Vielmehr ist der fehlende Terminus „Arzt im Praktikum" oft ein Grund, unerfahrenen Assistenzärzten frühzeitig verantwortungsvolle Tätigkeiten zu übertragen. Evident ist dies dann, wenn ein Berufsanfänger eigenverantwortlich in einem Saal Narkose führt. Weniger offensichtlich ist, dass auch die Voruntersuchung Erfahrung erfordert und es nicht ausreicht, bei einer durch einen Berufsanfänger durchgeführten Prämedikationsuntersuchung einen unterschriebenen Anamnesebogen und ein Narkoseprotokoll vorzuweisen. Vielmehr ist die anästhesiologische Voruntersuchung der entscheidende Kontakt zwischen Anästhesisten und Patient, was die Verhinderung perioperativer Komplikationen angeht [Lutz et al. 1982]. Überdies wird für die Versorgung im Krankenhaus Facharztstandard gefordert. Hieraus ergeben sich folgende Forderungen:

■ Berufsanfänger dürfen nicht eigenverantwortlich im Routinebetrieb einer Anästhesieambulanz eingesetzt werden. Das betrifft besonders die Untersuchung von Patienten auf Bettenstation, welche die Anästhesieambulanz nicht erreichen können.

- Für die Voruntersuchungen und die Aufklärungsgespräche in der Anästhesieambulanz ist der Facharztstandard anzusetzen.

! Berufsanfänger und noch nicht lange in der Anästhesiologie tätige Kollegen müssen in der Anästhesieambulanz einer klaren Supervision unterliegen. Die anästhesiologische Voruntersuchung der Patienten kann genauso wenig wie die Narkose Unerfahrenen ohne Aufsicht übertragen werden.

Es ergibt sich daher die Frage, wie die ärztliche Aus- und Weiterbildung in der Anästhesieambulanz erfolgen sollte. Prinzipiell sollte der unerfahrene Anästhesist zu Beginn seiner Tätigkeit Voruntersuchungen zunächst zusammen mit einem erfahrenen Facharzt durchführen – zunächst als Zuschauer, dann zunehmend selbständig bis hin zur eigenverantwortlichen Tätigkeit mit anschließender Supervision, wobei z. B. Anamnesebogen und Narkoseprotokoll überprüft werden. Die Dauer dieses Prozesses hängt von verschiedenen Faktoren ab: Die Aufnahmebereitschaft des Berufsanfängers spielt hier genauso eine Rolle wie die Schwere der Eingriffe und die Vorerkrankungen der Patienten, die der unerfahrene Anästhesist in seinen ersten Untersuchungen sieht. In einem Klinikum der Maximalversorgung mit großem Eingriffsspektrum dauert es naturgemäß sehr lange, bis dem Anfänger alle typischen Eingriffe und die zugehörigen Probleme bekannt sind.

Ein weiterer Stolperstein ist die zunehmende Bedeutung von Anamnese und körperlicher Untersuchung zur Risikostratifizierung vor der Narkose. Diese sind apparativer Diagnostik und Laborwerten zur Einschätzung von Narkoserisiken oft überlegen. Die entsprechende Erfahrung bei der Voruntersuchung kann sich jedoch nur durch zunehmende Praxis entwickeln.

In der heutigen personell beschränkten Situation von Anästhesieabteilungen führt die Notwendigkeit von Zeit zur Erringung von klinischer Erfahrung jedoch häufig in ein Dilemma: Anästhesisten müssen in der Regel sehr bald eigenständig arbeiten. Als Ausweg aus diesem Dilemma sind Schutzmechanismen zu fordern und Regeln in der Ausbildung von Anästhesisten zu beachten, welche die Aneignung von Erfahrungswerten fördern. Dazu gehören u. a. folgende Punkte:

- ausreichende personelle Besetzung einer Anästhesieabteilung
- Tutoren als feste Ansprechpartner für Berufsanfänger
- schriftlich fixierte anästhesiologische Standards bzw. Standard Operating Procedures, an denen sich der unerfahrene Anästhesist orientieren kann
- Ausbildungscurricula, welche der Berufsanfänger durchlaufen muss
- strikte Supervision
- regelmäßige Einzelgespräche der Assistenten mit der Abteilungsleitung bezüglich des Ausbildungsstandes und der Zufriedenheit mit der Ausbildung
- Übertragung von zunehmender Verantwortung in Absprache von Abteilungsleitung, Tutoren und dem betroffenen Berufsanfänger.

Diese genannten Punkte mögen als selbstverständlich erscheinen, in der Praxis läuft es aber in den meisten Kliniken anders. Tatsächlich kommt es auch bei frühzeitiger Übernahme von Verantwortung und selbstständiger Arbeitsweise nur selten zu bedrohlichen Komplikationen. Naturgemäß sind Komplikationen in unserem Fach jedoch häufig vital bedrohlich, wenn es sich um Atemwegsmanagement und fehlerhafte präoperative Einschätzung der Patienten handelt. Beim Eintritt der Schädigung eines Patienten ist dann juristische Verantwortung sowohl von Seiten der Abteilungsleitung, als auch von Seiten des Berufsanfängers durch ein Übernahmeverschulden (Übernahme von Tätigkeiten, bei denen dem Berufsanfänger hätte klar sein müssen, dass sie seinen Wissensstand überschreiten) erforderlich. Abteilungsführung und die Leitung der Anästhesieambulanz sollten daher die Ausbildung Ihrer Assistenten nicht zum Selbstläufer werden lassen, sondern zu Ihren Hauptaufgaben erklären. Hierzu gehören:

- Intervention bei der Klinikleitung bei zu geringer Personaldecke
- Entwicklung abteilungseigener Standards
- Benennung von Tutoren
- Durchführung regelmäßiger, strukturierter Fortbildungen
- Curricula zu gestaffelten Ausbildungsabschnitten, z. B. durch die Einführung fester Rotationszeiten.

So ist auch eine Rotation in der Anästhesieambulanz möglich – jedoch dürfen Berufsanfänger dort nicht als eigenständige Mitarbeiter angesehen werden, sondern sollten in einem strukturierten Konzept mit Tutor und Supervision eingearbeitet werden. Die ärztliche Besetzung der Anästhesieambulanz sollte nicht täglich wechseln, da sonst feste Ansprechpartner für Jungassistenten fehlen. Für den Ausbildungsstand der festen Mitarbeiter einer Anästhesieambulanz ist Facharztstandard anzusetzen.

Ausbildung in der Anästhesiologie ist eine vernachlässigte Funktion vieler Kliniken. Feste Ausbildungskonzepte sind zur Behebung dieses Problems erforderlich. Für die Anästhesieambulanz sind in diesem Zusammenhang folgende Festlegungen wichtig:

- *Einsatz von Berufsanfängern in der Anästhesieambulanz nur unter Supervision.*
- *Feste Rotationszeiten in der Anästhesieambulanz.*
- *Supervision von Berufsanfängern auch bei auf Station zu untersuchenden Patienten.*
- *Feste Tutoren für Jungassistenten.*
- *Anästhesiologische Standards, welche die Voruntersuchung der Patienten und mögliche Narkoseverfahren betreffen.*
- *Regelmäßige, strukturierte Fortbildungen über die anästhesiologische Voruntersuchung und Prämedikation.*

Literatur

Lutz H, Osswald PM, Bender HJ. Risiken der Anästhesie. Anaesthesist 1982; 31: 1–5

T. Laux
H. Kawach

21 Typische Probleme in der Anästhesieambulanz und Praxistipps

In der Anästhesieambulanz treten meist immer wieder dieselben Probleme auf. Diese speziellen Probleme soll dieser Beitrag aufzeigen und Lösungsmöglichkeiten darstellen. Meist liegt die Lösung in der besseren Kooperation mit den Fachabteilungen und Stationen.

21.1. Zeitliche Patientenkumulation

Patienten treffen in der Anästhesieambulanz durch vorgeschaltete Aufnahmemodalitäten, Blutentnahme, Aufklärung durch operative Kliniken und ausstehende Untersuchungen selten kontinuierlich ein. Zudem sorgen diese Aufnahmerituale dafür, dass sich der Arbeitsbeginn in der Anästhesieambulanz oft erheblich verzögert, weil die Patienten erst spät eintreffen. Dann sind oft aber alle Patienten auf einmal da, was zur Überlastung des Personals der Anästhesieambulanz und erheblichen Wartezeiten führt. Selbst bei ausreichender Anzahl von Anästhesisten kann es sein, dass alle Ambulanzzimmer besetzt sind und deshalb keine Patienten untersucht werden können. Dazu kommt die Zunahme der prästationären und ambulanten Patienten, die oft völlig ungeplant in der Anästhesieambulanz erscheinen. Die Unzufriedenheit der Patienten wird durch Summation der Wartezeit verstärkt, da die Anästhesie oft letzte Anlaufstelle der Patienten ist.

Eine weitere Schwachstelle sind Patienten, die aus einer Sprechstunde heraus einen OP-Termin erhalten und dann natürlich die Prämedikation zeitnah erledigt haben wollen, vor allem dann, wenn eine körperliche Behinderung wie z. B. schwere Koxarthrose oder Gonarthrose die Mobilität erheblich einschränkt.

Lösungsansätze sind im Beitrag über Zeitmanagement und Wartezeiten nachzulesen. Hier helfen nur feste Absprachen mit anderen Fachabteilungen und Ambulanzen. Insbesondere sollten nicht alle operativen Abteilungen die Patienten zur selben Zeit schicken, sondern versetzt in dafür vorgesehenen Zeitfenstern. Weiterhin sollten in der Anästhesieambulanz eine ausreichende Anzahl von Räumen und Ärzten vorhanden sein.

Sinnvoll sind folgende Maßnahmen:

- Aufklärende Gespräche mit dem Stationspersonal bezüglich der Problematik.
- Einbeziehen der speziellen Arbeitsabläufe der einzelnen Stationen/ Abteilungen.
- Strukturieren der Einbestellungen (z. B. Terminvergabe).
- Feste Zeitvorgaben zwischen Einbestellen und Eintreffen der Patienten in der Anästhesieambulanz (z. B. 15 Minuten).
- Prästationäre Patienten mit einem OP-Termin > 1 Tag später erhalten Termine zur Prämedikation. Dazu können Zeiten mit statistisch geringem Patientenaufkommen dienen.
- Patienten zur anästhesiologischen Konsiliaruntersuchung erhalten ebenfalls einen Termin mit dem Hinweis, alle verfügbaren Vorbefunde mitzubringen.
- Prästationären Patienten mit eingeschränkter Mobilität sollte man eine Alternative anbieten: entweder die Prämedikation am gleichen Tag mit realistischen Angaben zur Wartezeit oder eine Terminvergabe für einen Zeitpunkt geringen Patientenaufkommens.
- Rechtzeitige Information über realistische Wartezeit schon bei Aufnahme.
- Vorschalten von evtl. notwendigen Untersuchungen (EKG, Röntgen etc.).
- Anbieten von Kaffee-, Mittagspausen.
- Auslegen von Lesematerial (Zeitungen, Infobroschüren).
- Fernseher mit laufendem Nachrichtenkanal.

Patientenpfade

Sie *sind ideal dazu geeignet, Patienten verschiedener Fachabteilungen und mit unterschiedlichen Eingriffen zu definierten Zeitpunkten in der Anästhesieambulanz vorzustellen und so Wartezeiten zu minimieren.*

21.2. Unvollständige OP-Programme

Vorläufige OP-Programme des Folgetages bieten keinen Überblick mehr über die zu leistenden anästhesiologischen Voruntersuchungen. Zu viele Patienten wurden prästationär lange vor dem Eingriff untersucht. Weiterhin sind OP-Programme durch die Möglichkeit, dass dringliche oder Notfalleingriffe hinzukommen, immer vorläufig.

Neben den erwähnten Zeitfenstern, in denen die Patienten der einzelnen Fachabteilungen vorgestellt werden sollen, bietet es sich an, die Terminbücher für prästationäre Eingriffe der Anästhesieambulanz offenzulegen. Dies ist insbesondere bei elektronischem Terminbuch im KIS (Klinikinformationssystem) gut möglich. So kann eine bessere Planung der Kapazitäten der Anästhesieambulanz erfolgen. Weiterhin ist es sinnvoll, am Ende des Arbeitstages der Anästhesieambulanz einen endgültigen OP-Plan zukommen zu lassen, um einen Abgleich mit den anästhesiologisch untersuchten Patienten machen zu können.

Wenn der Anästhesieambulanz per Fax oder im Klinikinformationssystem endgültige OP-Programme offengelegt werden, können anästhesiologische Untersuchungen durch den Bereitschaftsdienst minimiert werden. Voraussetzung ist, dass die Pläne rechtzeitig eintreffen. Die ärztliche Arbeitszeit in der Anästhesieambulanz sollte daher nicht um 16:00 Uhr beendet sein.

Besonders ungünstig ist es, wenn zum Zeitpunkt der Vorstellung in der Anästhesieambulanz der operative Eingriff nicht genau bekannt ist. So wird z. B. für eine offene radikale Prostatektomie die Aufklärung über andere Narkoseverfahren erforderlich sein als für eine laparoskopische Operation. Hier ist zeitaufwendiges Nachfragen erforderlich. Den operativen Fachabteilungen sollte klargemacht werden, wie wichtig die Art des Eingriffs für die Wahl des Narkoseverfahrens ist.

21.3. Stationär zu prämedizierende Patienten

Wenn in der Anästhesieambulanz optimale Bedingungen zur anästhesiologischen Voruntersuchung geschaffen werden, so muss der Anteil auf Bettenstation zu untersuchender Patienten gering gehalten werden. Als Gründe der Untersuchung auf Station werden Bettlägerigkeit, Orientierungsschwierigkeiten, Gehstörungen usw. angegeben. Unserer Erfahrung nach können in einem Klinikum der Maximalversorgung 80–90 % der elektiv zu operierenden Patienten in der Anästhesieambulanz gesehen werden. Der Transport nicht gehfähiger Patienten im Bett, im Rollstuhl oder auf einer Liege zur Anästhesieambulanz hat sich kaum bewährt, da die Transportzeiten durch die Klinik oft unkalkulierbar sind. Leider ist die Meldung „stationärer" Patienten oft ohne ausreichendes Korrelat. Immer wieder müssen Patienten prämediziert werden, die auch die Anästhesieambulanz aufsuchen könnten. Der Verdruss der Ärzte ist groß, wenn festgestellt werden muss, dass der Patient mit Angehörigen unterwegs ist, mit dem Fahrdienst zu Untersuchungen gebracht wurde oder evtl. beim Rauchen ist. Die Prämedikation auf Station ist mit längeren Wegezeiten verbunden, es können im Patientenmehrbettzimmer keine persönlichen Gespräche stattfinden, Besucher müssen das Zimmer verlassen, häufig sind die Anamnesebögen nicht ausgefüllt, die Krankenakte mit der Stationsvisite unterwegs.

Vorschläge zur Lösung

- Ausführliche Aufklärung des Stationspersonals.
- Bei Evaluierung der stationär zu prämedizierenden Patienten Gründe erfragen.
- Bei Fehlmeldungen sofortige *Reklamation* durch den Leiter der Ambulanz.
- Abrufen der Patienten, wenn Angehörige anwesend sind.
- Anwesenheit des Patienten auf Station vor Prämedikation telefonisch erfragen.
- Telefonisch auf Ausfüllen des Anamnesebogens hinweisen.
- Wer zum Rauchen geht oder mit Angehörigen ins Café, kann auch in die Anästhesieambulanz kommen.

! Patienten mit Darmeingriffen können nach Beginn der Darmspülung oft die Anästhesieambulanz nicht mehr erreichen. Es sollte die feste Absprache geben, dass die Patienten vor Beginn der Maßnahmen vorgestellt werden.

21.4. Prämedikation nach diagnostischen Eingriffen mit Sedierung

Manchmal sind vor einem Eingriff Untersuchungen mit Sedierung erforderlich (z. B. Koloskopie, transösophageale Echokardiographie). Werden die Patienten nach Sedierung am selben Tag in der Anästhesie vorgestellt, ist keine rechtsgültige Aufklärung mehr möglich: Selbst bei aufklärungsfähig erscheinenden Patienten kann Midazolam eine retrograde Amnesie herbeiführen. Der Patient kann sich später darauf berufen, sich nicht an die Inhalte der Aufklärung zu erinnern. Eine OP am Folgetag ist damit unmöglich, zumal es sich oft um größere operative Eingriffe mit Kombinationsanästhesien handelt. Eine Vorstellung der Patienten vor der Diagnostik ist nötig und möglich. Die Mitarbeit des Stationspersonals ist hierfür erforderlich.

Vorschläge zur Lösung

- Ausführliche Diskussion und Aufklärung sowohl der Stationsärzte, als auch des Pflegepersonals.
- Prämedikation am Vortag nach kurzer telefonischer Anmeldung oder kurz vor dem geplanten diagnostischen Eingriff.
- Schriftliche Information bezüglich der Konsequenzen (Verschieben der OP).

> **!** Man sollte sich nicht auf die Aufklärung eines vorher sedierten Patienten einlassen – das forensische Risiko trägt ausschließlich der Anästhesist. Dafür sollte es auch in der eigenen Abteilung klare Absprachen und keine Ausnahmen geben.

21.5. Notfälle in der Anästhesieambulanz

In der Anästhesieambulanz werden kranke Menschen vorgestellt. Entsprechend sind vereinzelt notfallmäßige Interventionen erforderlich. Folgende Notfälle haben sich u. a. in unserer Anästhesieambulanz in den letzten Jahren zugetragen:

- mehrfach zerebrale Krampfanfälle
- Hypoglykämien
- mehrfach Kollaps/Synkopen, vasovagale Reaktionen insbesondere bei Jugendlichen

- mehrfach Angina pectoris, darunter einige Patienten mit akutem Myokardinfarkt
- Hypertensive Notfälle
- Atemnot infolge eines Sekretverhalts bei einem Patienten mit Tracheostoma.

Die Einrichtung eines Notfallwagens mit Sauerstoffquelle und Absaugmöglichkeit ist daher in der Anästhesieambulanz obligat. Dem Ambulanzpersonal sollte bekannt sein, wo sich der Wagen befindet und was darin vorrätig ist. Sinnvoll ist auch die Benutzung standardisierter Notfallwagen für Anästhesieambulanz, OP und Stationen. Die Ausstattung der Prämedikationszimmer mit einer Untersuchungsliege ist in diesem Zusammenhang nicht nur für bessere körperliche Untersuchungsbedingungen sinnvoll.

21.6. Dolmetscher und Betreuer in der Anästhesieambulanz

Die Koordination der Aufklärung mit Dolmetscher bei Patienten mit schlechten Deutschkenntnissen ist häufig sehr zeitaufwendig. Anamnesebögen sind zwar in den meisten Sprachen erhältlich, die Aufklärung kann alleine damit aber nicht erfolgen. Da auch für die OP-Aufklärung ein Dolmetscher erforderlich ist, sollte dieser gleich mit in der Anästhesieambulanz vorstellig werden – ansonsten sollte die Suche nach einem geeigneten Dolmetscher den Stationen übertragen werden. Der Dolmetscher muss in der Anästhesieaufklärung benannt werden und diese mit unterschreiben.

Gleiches gilt, wenn ein Patient offensichtlich nicht einwilligungsfähig ist und für die Operation der Ehegatte/die Ehegattin oder Verwandte unterschrieben haben. Ohne Betreuungsverhältnis sind solche Aufklärungen nicht rechtsgültig, darüber muss auch innerhalb der Anästhesieabteilung Einigkeit bestehen. Sollte es einen Betreuer geben, so sind Absprachen notwendig, dass dieser nicht erst vom Anästhesisten zeitaufwendig gesucht oder einbestellt werden muss. Dies sollte den bettenführenden Abteilungen obliegen.

Dolmetscher und Übersetzung

Es empfiehlt sich, eine krankenhausinterne Liste von Mitarbeitern der Klinik anzulegen, die Fremdsprachenkenntnisse haben und zum Dolmetschen bereit sind.

21.7. Sonstige Probleme

Unzureichende Kapazitäten der Computer oder des Netzwerks mit häufigen Abstürzen sind zeitaufwendig und störend. Ein fester Ansprechpartner der Klinik bzw. EDV-Abteilung sollte hierfür zuständig sein, z. B. in Form einer Hotline.

Häufig Probleme beim Lesen und Ausfüllen der Anamnesebögen durch fehlende Brillen. Das Stationspersonal sollte auf solche Selbstverständlichkeiten hingewiesen werden, ggf. auch schriftlich.

Zur Verbesserung der Zusammenarbeit mit Stationen und Ambulanzen kann es sinnvoll sein, regelmäßig deren Mitarbeiter einzuladen und den Arbeitsablauf in der Anästhesieambulanz zu demonstrieren. So werden typische Probleme wie das Fehlen von Brillen oder Betreuern auch den anderen Abteilungen verständlich. Auch regelmäßige Treffen der verschiedenen Ambulanzleitungen können dazu beitragen, solche alltäglichen Probleme auszuräumen. Diese Treffen können z. B. im Rahmen von Arbeitsgruppen zur Besprechung von Patientenpfaden stattfinden.

T. Laux
H. Kawach

22 Fallbeispiele

Erfahrung wird vor allem durch Praxis gewonnen. Nur wer nicht nur über eine langjährige Tätigkeit als Anästhesist verfügt, sondern auch zahlreiche Voruntersuchungen mit mehr oder minder pathologischen Befunden durchgeführt hat und eine größere Anzahl anästhesiologischer Komplikationen behandeln musste, hat das Gespür, unter den zahlreichen Patienten in einer Anästhesieambulanz diejenigen „herauszufischen", bei denen wirklich perioperativ Schwierigkeiten zu erwarten sind. Die in diesem Buch genannten Standards, Anleitungen zur Medikamentenweiterführung, zur Patientenuntersuchung und zur Relevanz pathologischer Befunde sowie erforderlicher Zusatzuntersuchungen können einen Beitrag zum praktischen Wissen leisten. Ersetzen können sie anästhesiologische Erfahrung allerdings nicht. Wir möchten daher in diesem Kapitel Fallbeispiele darstellen, bei denen die präoperative anästhesiologische Untersuchung bzw. das Patientengespräch von Bedeutung für perioperative Komplikationen war und so praxisbezogene anästhesiologische Erfahrungswerte vermitteln. Teilweise sind Gerichtsverfahren genannt. Wir verzichten auf Wunsch der beklagten Anästhesisten auf die Veröffentlichung der Aktenzeichen, da alle erwähnten Anästhesisten noch berufstätig sind und Revisionen der Verfahren teilweise noch laufen. Die Kasuistiken sind so geändert, dass kein Rückschluss auf die Beteiligten gezogen werden kann.

22.1. Fallbeispiel 1

Eine 24-jährige Patientin stellt sich gegen 16:00 Uhr in der Anästhesieambulanz zur elektiven Tonsillektomie bei chronischer Tonsillitis am Folgetag vor. Der Anamnesebogen zeigt keinerlei anästhesiologisch relevante Besonderheiten, alle Fragen sind mit „Nein" angekreuzt, Vorerkrankungen oder Voroperationen bestehen nicht. Bei der Auskultation fällt ein leises Holosystolikum mit punktum maximum über Erb auf. Nach genauer Nachfrage gibt die Patientin an, als Kind ein „Loch im Herz" gehabt zu haben, weshalb sie unter regelmäßiger sonographischer Kontrolle in der Kinderklinik des Hauses war. Probleme habe sie nie gehabt, daher sei sie seit 8 Jahren nicht zur Kontrolle gewesen, zumal sie nach Erreichen der Volljährigkeit nicht mehr in der Kinderklinik untersucht werden konnte und keinen Kardiologen gefunden habe.

Es gelingt nicht, die alte Akte der Kinderklinik zu beschaffen, da diese in einem Archiv ausgelagert ist, zu dem nach 16:00 Uhr kein Zutritt mehr möglich ist. Zwar ist im Krankenhaus eine elektronische Patientenakte verfügbar, diese kann jedoch nur die Daten der letzten 5 Jahre liefern. Nach telefonischer Rücksprache mit dem diensthabenden Kardiologen, der noch im Haus ist, geht die Patientin unmittelbar ohne Komplettierung der Akte zum transthorakalen Herzecho, der Befund wird telefonisch übermittelt: Es fand sich ein großer Atriumseptumdefekt mit Links-Rechts-Shunt, Volumenbelastung des dilatierten rechten Ventrikels und beginnender pulmonaler Hypertonie. Der Befund ist grundsätzlich operationswürdig. Nach ausführlicher Diskussion der beteiligten Ärzte wird entschieden, die Tonsillektomie am nächsten Tag durchzuführen, da sie ohnehin zur Infektsanierung vor Herzoperation nötig ist. Die Patientin wird über ein erweitertes, invasives Monitoring aufgeklärt, unter dem die Operation am Folgetag komplikationslos verläuft. Danach stellt sich die Patientin beim Kardiochirurgen vor.

Kommentar

Wichtig erscheinen uns in diesem Fallbeispiel 3 Dinge:

1. *Die Bedeutung der körperlichen Untersuchung*
2. *Die Wichtigkeit einer ausführlichen Anamnese, auch wenn im Anamnesebogen alles mit „Nein" angekreuzt wird.*
3. *Die Bedeutung klinischer Strukturen, die es ermöglichen, auch außerhalb der Kernarbeitszeit schnell und unkompliziert einen kardiologischen Befund zu erhalten, der ein Verschieben der Operation verhindert.*

22.2. Fallbeispiel 2

Eine 70-jährige Patientin wird in der Anästhesieambulanz elektiv zur Anlage eines VP-Shunts bei Normaldruck-Hydrocephalus angemeldet. Da sie
nicht zur Ambulanz laufen kann, wird sie von einem Anästhesisten (1 Jahr
Berufserfahrung), der gerade seine Tätigkeit im OP beendet hat, auf der
Bettenstation untersucht und aufgeklärt. Sie wird mit ASA II eingestuft,
Grund für die Immobilität sei eine Skoliose, die das Gehen nur mühsam
mit Stock erlaube. Am Folgetag wird die Narkose durch einen weiteren Assistenten (ebenfalls kein Facharzt) eingeleitet. Bereits vorher fällt eine
Raumluft-Sättigung von 80% auf, allerdings bei subjektivem Wohlbefinden
der Patientin. Der zuständige anästhesiologische Oberarzt ist gerade außerhalb des OPs. Wegen einer schwierigen Intubation zieht der Assistent einen
Facharzt aus dem Nebensaal hinzu. Nach der Intubation fällt bei genauerer
Untersuchung auf, dass bei der Patientin bei massiver Skoliose eine ausgeprägte, unbehandelte COPD vorliegt. Postoperativ wird die Patientin daher
beatmet auf die Intensivstation verbracht. Dort scheitern sämtliche Wea-
ning-Bestrebungen, die Patientin muss kurz nach Ihrer Operation trache-
otomiert werden und kann erst nach wochenlanger Therapie die Intensivstation verlassen.

Kommentar

*Diese Kasuistik zeigt mehrere Probleme auf. Unumstritten war die Voruntersuchung man-
gelhaft. Auch dem Anästhesist, der die Narkoseeinleitung durchführte, war nicht klar, dass
die Patientin zwangsläufig respiratorische Komplikationen bieten musste. Es zeigt sich hier,
dass beim Eintritt einer schweren Komplikation oft mehrere Sicherheitsmechanismen außer
Kraft gesetzt sind. In diesem Fall sind es: die mangelhafte Voruntersuchung in Kombination
mit dem unerfahrenen Anästhesisten bei der Narkoseeinleitung und die Abwesenheit des
Oberarztes. Deshalb muss auf wichtige Sicherheitsaspekte in der Anästhesieambulanz hingewiesen werden:*

1. *Zur Voruntersuchung sollten möglichst erfahrene Anästhesisten eingesetzt
   werden, keinesfalls dürfen Berufsanfänger eigenverantwortlich ohne Supervision
   arbeiten.*
2. *In der Anästhesieambulanz wäre eine einfachere Supervision des unerfahrenen
   Assistenten möglich gewesen.*
3. *Der Anteil der Patienten, die in der Anästhesieambulanz gesehen wird, muss
   möglichst hoch sein. In diesem Fallbeispiel wäre die niedrige Sauerstoffsättigung
   sofort aufgefallen, diese Messung ist auf Bettenstation nur selten möglich.*
4. *Die Inspektion und Auskultation geben auch ohne Messung der Sauerstoffsättigung meist ausreichende Hinweise auf anästhesierelevante Erkrankungen.*

22.3. Fallbeispiel 3

Ein 40-Jähriger Patient soll sich elektiv einer Laminektomie unterziehen. Bei der Untersuchung in der Anästhesieambulanz durch einen erfahrenen Assistenzarzt fallen keine Besonderheiten auf. Am nächsten Tag kommt es bei Narkoseeinleitung durch einen Facharzt zu einer Can't-intubate-can't-ventilate-Situation, die nur durch eine Notkoniotomie beherrscht werden kann. Die Operation wird nicht durchgeführt, der Patient wird beatmet auf die Intensivstation verlegt. Dort erwacht er ohne neurologische Folgeschäden, die Koniotomie wird durch einen Hals-Nasen-Ohren-Arzt versorgt und verheilt bis auf eine kleine Narbe folgenlos. Der Patient erhält einen Anästhesiepass, 2 Wochen später wird der Eingriff mit einer fiberoptischen Wachintubation problemlos durchgeführt.

Einige Zeit später wird die Akte vom Staatsanwalt beschlagnahmt, da der Patient wegen Körperverletzung über seinen Anwalt Anzeige erstattet hat. In den Ermittlungen wird festgestellt, dass auf dem Narkoseprotokoll weder ASA- noch Mallampati-Klassifikation dokumentiert worden sind, obwohl entsprechende Formfelder auf dem Protokoll vorhanden sind und die Deutsche Gesellschaft für Anästhesiologie (DGAI) die Verwendung dieser Klassifikationen ausdrücklich empfiehlt. Dabei hatte der untersuchende Anästhesist zwar in den Mund geschaut, die Dokumentation nach Mallampati jedoch vergessen. Der Patient hatte postoperativ eine Mallampati-Klassifikation von II, was in der Praxis nicht zur Änderung des Narkoseverfahrens geführt hätte. Im zivilrechtlichen Verfahren zur Erlangung von Schmerzensgeld wird kein Schmerzensgeld verhängt, da zwar Dokumentationsmängel vorhanden waren, jedoch eine Schädigung des Patienten effektiv nicht festgestellt werden konnte – die kleine Narbe am Hals wurde als geringfügig betrachtet.

Kommentar

Mehrere Details erscheinen uns in dieser Kasuistik entscheidend:

1. *Zur Voruntersuchung eines Elektivpatienten gehören die Untersuchung nach Mallampati und die Einteilung nach ASA. Hiervon kann nur im Ausnahmefall bei vitalen Notfällen abgewichen werden.*
2. *Ebenso wichtig wie die Voruntersuchung ist ihre sorgfältige Dokumentation auf dem Narkoseprotokoll. Das Narkoseprotokoll wird bei juristischen Auseinandersetzungen als das entscheidende anästhesiologische Dokument angesehen.*
3. *Kommt ein Anästhesist dieser Dokumentationspflicht nicht nach, kann es bei juristischen Auseinandersetzungen zur Beweislastumkehr kommen. Dann muss der Anästhesist beweisen, dass er die Voruntersuchung tatsächlich lege artis durchgeführt hat und die eingetretene Komplikation schicksalhaft war.*

22.4. Fallbeispiel 4

Ein 30-Jähriger Patient erleidet bei einer elektiven Operation einen Zahnschaden. Der durchführende Anästhesist war kein Berufsanfänger, verfügte aber nicht über die Facharztbezeichnung. Voruntersuchung und Aufklärung waren ordnungsgemäß durchgeführt. Im Freitext auf dem Anamnesebogen hatte der voruntersuchende Anästhesist zusätzlich „Zahnschaden möglich" handschriftlich dokumentiert. Im zivilrechtlichen Verfahren zur Erlangung von Schmerzensgeld werden Anästhesist und Träger des Krankenhauses freigesprochen.

In der Urteilsbegründung heißt es: *„Die beteiligten Ärzte sind Ihrer Dokumentationspflicht ordnungsgemäß nachgekommen. Schwierigkeiten bei der Intubation waren nicht zu erwarten. Der Patient konnte nicht nachweisen, dass ein Facharzt den Zahnschaden nicht verursacht hätte. Zudem war es dem Patienten bekannt, dass ein Zahnschaden eintreten konnte, da diese Komplikation nicht nur im Anamnesebogen erwähnt ist, sondern auch explizit vom voruntersuchenden Arzt erwähnt wurde, was mit der Unterschrift unter den entsprechenden handschriftlichen Passus als erwiesen gelten muss."*

Kommentar

Diese Kasuistik ist ein Beleg für die Stufenaufklärung *nach* WEISSAUER*:*

- *die ersten Stufen – Aufklärungsbogen und Gespräch – wurden ergänzt durch die*
- *3. Stufe – die handschriftliche Erwähnung des möglichen Zahnschadens.*

Weitere Stufen sind die Abtrennung des Informationsteils des Fragebogens zu Händen des Patienten bzw. das Aushändigen eines Doppels an den Patienten und die Dokumentation dieser Tatsache auf dem Anamneseteil. Als neueste Stufe in diesem Konzept ist audiovisuell unterstützte Narkoseaufklärung und ihre Dokumentation auf dem Anamnesebogen möglich (Abb. 1).

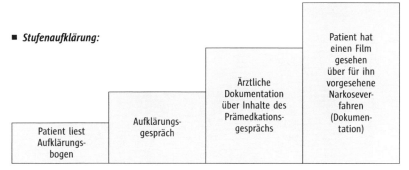

- **Stufenaufklärung:**

  | Patient liest Aufklärungsbogen | Aufklärungsgespräch | Ärztliche Dokumentation über Inhalte des Prämedkationsgesprächs | Patient hat einen Film gesehen über für ihn vorgesehene Narkoseverfahren (Dokumentation) |

- Durchführung: Patient bekommt in einem Raum mit anderen Patienten Filme zum Narkoseverfahren gezeigt oder erhält einen mobilen DVD-Player im Wartebereich
- Dokumentation im Aufklärungsbogen über audiovisuelle Unterstützung

Abb. 1   Stufenaufklärung.

22.5. Fallbeispiel 5

Eine 30-jährige Patientin aspiriert bei einer elektiven Sectio in Intubationsnarkose. Der durchführende Anästhesist war Facharzt. Nach 2 Wochen Aufenthalt auf Intensivstation unter Beatmung und weiteren 2 Wochen Krankenhausaufenthalt kann die Patientin ohne Folgeschäden entlassen werden. Eine Regionalanästhesie hatte die Patientin abgelehnt, was jedoch vom Anästhesisten nicht dokumentiert wurde. Der Patient klagt zivilrechtlich auf Haftung der Klinik für Behandlungskosten und Schmerzensgeld. Obwohl der Patient ordnungsgemäß über die Möglichkeit dieser Komplikation aufgeklärt worden war, kommt es zum Verfahren bisher offenen Ausgangs.

Kommentar

Viele Patienten lehnen trotz eingehender Aufklärung und Risikoabwägung alternative Regionalverfahren ab. Dies betrifft neben der geburtshilflichen Anästhesie vor allem auch notfallmäßige traumatologische Eingriffe. Es kann nicht genug auf eine sorgfältige Dokumentation hingewiesen werden.

In diesem Fall hätte eine einfache Dokumentation des Satzes „die Patientin lehnt trotz des Hinweises auf ein erhöhtes Aspirationsrisiko ein Regionalverfahren ab" jegliche Haftungsansprüche voraussichtlich zunichte gemacht. Ort der Dokumentation sollte der unterschriebene Anamnesebogen sein, die zusätzliche Dokumentation auf dem Narkoseprotokoll empfiehlt sich.

22.6. Fallbeispiel 6

Ein 40-jähriger Patient stellt sich zur Narkose für eine Leistenhernien-OP vor. Der Patient ist sportlich aktiv und ohne ernsthafte Nebenerkrankungen. Bei der Auskultation findet sich ein deutliches Systolikum, was zur Durchführung eines transthorakalen Echokardiogramms (TTE) am gleichen Tag führt. Dort findet sich eine bisher nicht bekannte mittelgradige Aortenstenose. Konsequenzen für das perioperative Management ergaben sich nicht, eine Spinalanästhesie hat der Patient ohnehin abgelehnt, auf ein invasives Monitoring wurde verzichtet, eine Endokarditisprophylaxe war nicht erforderlich. Die Operation wird nicht verschoben. Der Patient allerdings war über das Ergebnis sehr ungehalten, da er auf den bis dahin ausgeübten Leistungssport verzichten musste.

Kommentar

Viele kardiologische Konzile werden nach Auskultation mit der Fragestellung nach einem Klappenvitium ausgestellt. Einen Klappenfehler auszuschließen, bedeutet unnötige Ausgaben für eine Endokarditisprophylaxe einzusparen und das perioperative Management entsprechend zu planen. Bei einem anderen Eingriff hätte das Vitium von vitaler Bedeutung sein können. Das Vorhandensein klinischer Strukturen zur schnellen kardiologischen Diagnostik ist für die Voruntersuchungen in der Anästhesieambulanz entscheidend, um Verschiebungen des OP-Termins zu vermeiden.

M. Kluth

23   Beispiele für Clinical Pathways (CPs) und Standard Operating Procedures (SOPs)

Klinische Behandlungspfade (Clinical Pathways) werden von den operativen Abteilungen etabliert, die den Patienten von der Aufnahme bis zur Entlassung betreuen. Die Anästhesie bringt sich an Schnittstellen in die perioperative Behandlung ein. Abläufe in der Anästhesieambulanz können in Form von Standard Operating Procedures (SOPs) standardisiert werden. Exemplarisch werden zwei SOPs vorgestellt, die der Evaluation und Behandlung von anästhesiologisch bedeutsamen Nebendiagnosen dienen.

23.1. Clinical Pathways (CP)

Clinical Pathways werden von den operativen Abteilungen eingerichtet, die den Patienten von der Aufnahme bis zur Entlassung betreuen. Sie tragen damit die Prozessverantwortung. Für Schnittstellen, für die sich die Anästhesie verantwortlich zeichnet, ist die Etablierung von SOPs und Arbeitsanweisungen (AA) von Bedeutung. Die Anästhesieambulanz stellt den ersten anästhesiologischen Kontakt in einem Clinical Pathway dar. Abbildung 1 zeigt exemplarisch einen CP von der Aufnahme bis zur Entlassung mit anästhesierelevanten Verantwortlichkeiten.

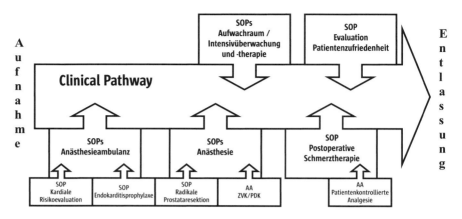

Abb. 1   Clinical Pathway.

23.2. SOPs

Ureigenste Aufgabe des Arztes in der Anästhesieambulanz ist die Evaluation relevanter Nebendiagnosen, die Einfluss auf den perioperativen Behandlungsverlauf nehmen könnten. Anhand dreier Beispiele soll im Folgenden exemplarisch dargestellt werden, wie SOPs inhaltlich und struktu-
rell gegliedert werden können. Weitere Beispiele gibt das Internetforum
des BDA und der DGAI [Martin et al. 2005]. Neben vorhandenen Empfehlungen medizinischer Fachgesellschaften und evidenzbasierter Medizin ist
bei der Erstellung von SOPs die Berücksichtigung lokaler Gegebenheiten
von besonderer Bedeutung.

23.2.1. Patienten mit Suppression der Nebennierenrindenfunktion

Bei Patienten mit Glukokortikoiddauermedikation kann die Nebennierenrindenfunktion sekundär supprimiert sein, was zu einer inadäquaten Korti-
solsekretion auf einen chirurgischen Stimulus führt. Da eine endokrinologische Diagnostik bezüglich der Hypothalamus-Hypophysen-Nebennieren-
rinden-Achse wenig aussagekräftig und zeitaufwendig ist, ist es allgemein
akzeptiert, diese Patienten perioperativ mit Hydrokortison/-äquivalent zu
substituieren.

Sekundäre Nebennierenrindeninsuffizienz

Ein erhöhtes Risiko liegt vor, bei:

- *Patienten mit Cushing-Syndrom und/oder einer Glukokortikoiddauer-therapie von ≥ 20 mg Prednisolon/Tag oder Äquivalentsdosis für > 1 Woche innerhalb der letzten 6 Monate*
- *einer Glukokortikoidtherapie unter 20 mg Prednisolon/Tag aber oberhalb der Substitutionsdosis (25 mg Hydrokortison/Tag) für einen Zeitraum von > 3–4 Wochen innerhalb der letzten 6 Monate.*

Für diese Patientengruppen ist ein perioperativer „Kortisolschutz" zu empfehlen. Die intraoperative Glukokortikoiddosis ist dabei abhängig vom operativen Stress (Tab. 1).

Operativer Stress	Definition/Beispiele	Glukokortikoiddosis
Gering	- Operationsdauer von weniger als einer Stunde - diagnostische Eingriffe - Hernienchirurgie)	Hydrokortison 25 mg oder Äquivalent
Moderat	- konventionelle Cholezystektomie - Kolonsegmentresektion - Gelenkersatz - abdominelle Hysterektomie	Hydrokortison 50–75 mg oder Äquivalent für 1–2 Tage
Stark	- große viszeralchirurgische Eingriffe - Operationen mit Herz-Lungen-Maschine	Hydrokortison 100–150 mg oder Äquivalent für 2–3 Tage

Tab. 1   Glukokortikoiddosis in Abhängigkeit vom operativen Stress.

Der Patient erhält präoperativ sein orales Glukokortikoid. Intraoperativ wird die initiale Dosis durch ein Äquivalent bis zum Erreichen der empfohlenen Dosis ergänzt. Postoperativ wird der „Kortisolschutz" für 24–72 h aufrechterhalten und eine baldige Einnahme des oralen Glukokortikoids angestrebt. Ist letzteres nicht möglich, muss weiterhin eine parenterale Substitution erfolgen. Prinzipiell ist bei Patienten mit sekundärer Nebennierenrindeninsuffizienz (Glukokortikoiddauermedikation) die Gabe eines Glukokortikoidäquivalents möglich, was die Kenntnis der Äquivalenzdosen voraussetzt (Tab. 2). Prednisolon oder Dexamethason sind diesbezüglich sinnvolle Alternativen.

Bei Patienten mit primärer Nebenniereninsuffizienz (Morbus Addison, Adrenalektomie) sollte ausschließlich Hydrokortison verabreicht werden.

Glukokortikoid	GP	MW	ÄD (mg)	HWZ (h)
Hydrokortison	1	1	20	8–12
Cloprednol	8	0	2,5	12–24
Methylprednisolon	5	0	4	18–36
Prednison	4	0,6	5	
Prednisolon	4	0,6	5	18–36
Prednyliden	4	0	6	18–36
Triamcinolon	6	0	4	28–48
Dexamethason	30	0	0,75	36–72
Betamethason	30	0	0,75	36–72

GP: glukokortikoide Potenz, MW: mineralokortikoide Wirkung, ÄD: Äquivalenzdosis, HWZ: biologische Halbwertszeit

Tab. 2   Glukokortikoide.

Neben oralen Glukokortikoiden können auch inhalative Glukokortikoide zu einer Suppression der Nebennierenrindenfunktion führen. Dies ist für die gängigen inhalativen Glukokortikoide (Tab. 3) bei Dosen > 1,5 mg/Tag (Fluticason > 0,75 mg/Tag) zu erwarten! Der perioperative „Kortisolschutz" richtet sich nach den genannten Empfehlungen. Die Äquivalenzdosis Prednisolon: Fluticason beträgt 10 : 1 mg.

Inhalatives Glukokortikoid	Menge/Sprühstoß
Beclometason	50–400 µg
Budesonid	50–400 µg
Flunisolid	250 µg
Fluticason	50–250 µg

Tab. 3   Inhalative Glukortikoide.

Für Kinder mit gestörter Nebennierenrindenfunktion gibt es kaum Untersuchungen. Die Tagesproduktion an Kortisol beträgt 6,3–16,5 mg/m². Die perioperative Substitution von Hydrokortison/-äquivalent erfolgt als vielfaches der Tagesproduktion in Abhängigkeit vom operativen Stress (s. Tab. 1).

Eine weitere Behandlungsgruppe stellen Patienten dar, die intraoperativ klinische Zeichen eines Kortisolmangels (Hypotension, -volämie, -natriämie, -glykämie, Hyperkaliämie sowie volumen- und katecholaminrefraktärer Schock) bei chronischer oder akuter Nebennierenrindeninsuffizienz (schwere Allgemeinerkrankung, z. B. Sepsis) zeigen. Hier empfiehlt sich die Bolusapplikation von 100 mg Hydrokortison gefolgt von 100–200 mg Hydrokortison über 24 Stunden.

23.2.2. Endokarditisprophylaxe

Ein im Rahmen der klinischen Untersuchung auskultiertes pathologisches Herzgeräusch, über das der Patient keine Angaben machen kann, führt meistens zu einer weiteren internistischen Diagnostik. In Abhängigkeit vom operativen Eingriff kann hier eine Endokarditisprophylaxe notwendig sein. Häufig wird der mit der Narkose beauftragte Anästhesist im OP erstmals mit diesem Problem konfrontiert. Er muss dann das richtige Antibiotikum auswählen und gegebenenfalls das Medikament organisieren, was zu zeitlichen Verzögerungen im OP-Management führt. Obwohl in den meisten Fällen (degenerative Klappenerkrankungen) eine einmalige orale Applikation 1 Stunde präoperativ ausreichen würde, bleibt dann nur die intravenöse Applikation.

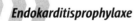

Endokarditisprophylaxe

Sie erfolgt in 4 Schritten:

- *Patientenevaluation*
- *Ermittlung des Endokarditisrisikos*
- *Ermittlung des Eingriffsrisikos*
- *Festlegung der Prophylaxe*

Patientenevaluation

Wie umfangreich ein Patient mit vitientypischem Auskultationsbefund präoperativ diagnostiziert werden muss, hängt von den Vorbefunden, der körperlichen Belastbarkeit (NYHA-, CCS-Klassifizierung) und der Dringlichkeit der Operation ab. Erscheint eine weitere Diagnostik nicht notwendig oder ist zeitlich nicht möglich, sollte ein erworbener Klappenfehler angenommen und eine entsprechende Prophylaxe eingeleitet werden.

Ermittlung des Endokarditis- und Eingriffsrisikos

Für die Ermittlung des Endokarditis- und Eingriffsrisikos gibt es Empfehlungen der American Heart Association (AHA) [Dajani et al. 1997] und der Paul-Ehrlich-Gesellschaft (PEG) [Adam et al. 1999]. Patienten mit Endokarditisrisiko sollten nur eine Prophylaxe erhalten, wenn sie sich einem bakteriämen Eingriff unterziehen (Eingriffsrisiko).

Festlegung der Endokarditisprophylaxe

Der prämedizierende Anästhesist evaluiert das Endokarditisrisiko in Bezug zum operativen Eingriff und legt eine Endokarditisprophylaxe fest. Der Pa-

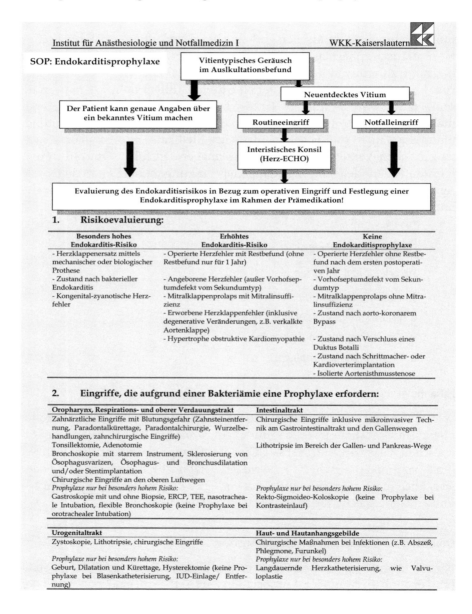

Institut für Anästhesiologie und Notfallmedizin I   WKK-Kaiserslautern

SOP: Endokarditisprophylaxe

Vitientypisches Geräusch im Auslkultationsbefund

Neuentdecktes Vitium

Der Patient kann genaue Angaben über ein bekanntes Vitium machen

Routineeingriff   Notfalleingriff

Interistisches Konsil (Herz-ECHO)

Evaluierung des Endokarditisrisikos in Bezug zum operativen Eingriff und Festlegung einer Endokarditisprophylaxe im Rahmen der Prämedikation!

1. Risikoevaluierung:

Besonders hohes Endokarditis-Risiko	Erhöhtes Endokarditis-Risiko	Keine Endokarditisprophylaxe
- Herzklappenersatz mittels mechanischer oder biologischer Prothese - Zustand nach bakterieller Endokarditis - Kongenital-zyanotische Herzfehler	- Operierte Herzfehler mit Restbefund (ohne Restbefund nur für 1 Jahr) - Angeborene Herzfehler (außer Vorhofseptumdefekt vom Sekundumtyp) - Mitralklappenprolaps mit Mitralinsuffizienz - Erworbene Herzklappenfehler (inklusive degenerative Veränderungen, z.B. verkalkte Aortenklappe) - Hypertrophe obstruktive Kardiomyopathie	- Operierte Herzfehler ohne Restbefund nach dem ersten postoperativen Jahr - Vorhofseptumdefekt vom Sekundumtyp - Mitralklappenprolaps ohne Mitralinsuffizienz - Zustand nach aorto-koronarem Bypass - Zustand nach Verschluss eines Duktus Botalli - Zustand nach Schrittmacher- oder Kardioverterimplantation - Isolierte Aortenisthmusstenose

2. Eingriffe, die aufgrund einer Bakteriämie eine Prophylaxe erfordern:

Oropharynx, Respirations- und oberer Verdauungstrakt	Intestinaltrakt
Zahnärztliche Eingriffe mit Blutungsgefahr (Zahnsteinentfernung, Paradontalkürettage, Paradontalchirurgie, Wurzelbehandlungen, zahnchirurgische Eingriffe) Tonsillektomie, Adenotomie Bronchoskopie mit starrem Instrument, Sklerosierung von Ösophagusvarizen, Ösophagus- und Bronchusdilatation und/oder Stentimplantation Chirurgische Eingriffe an den oberen Luftwegen *Prophylaxe nur bei besonders hohem Risiko:* Gastroskopie mit und ohne Biopsie, ERCP, TEE, nasotracheale Intubation, flexible Bronchoskopie (keine Prophylaxe bei orotrachealer Intubation)	Chirurgische Eingriffe inklusive mikroinvasiver Technik am Gastrointestinaltrakt und den Gallenwegen Lithotripsie im Bereich der Gallen- und Pankreas-Wege *Prophylaxe nur bei besonders hohem Risiko:* Rekto-Sigmoideo-Koloskopie (keine Prophylaxe bei Kontrasteinlauf)

Urogenitaltrakt	Haut- und Hautanhangsgebilde
Zystoskopie, Lithotripsie, chirurgische Eingriffe *Prophylaxe nur bei besonders hohem Risiko:* Geburt, Dilatation und Kürettage, Hysterektomie (keine Prophylaxe bei Blasenkatheterisierung, IUD-Einlage/ Entfernung)	Chirurgische Maßnahmen bei Infektionen (z.B. Abszeß, Phlegmone, Furunkel) *Prophylaxe nur bei besonders hohem Risiko:* Langdauernde Herzkatheterisierung, wie Valvuloplastie

tient erhält sein Antibiotikum auf Abruf in den OP (ca. 1 Stunde vor OP-Beginn).

Die Abbildung 2 zeigt die SOP „Endokarditisprophylaxe". Das beschriebene Vorgehen sorgt für einen reibungslosen perioperativen Ablauf. Durch die in den meisten Fällen ausreichende orale Applikation des Antibiotikums können finanzielle Ressourcen eingespart werden.

Institut für Anästhesiologie und Notfallmedizin I WKK-Kaiserslautern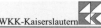

3.1 Prophylaxeschema bei Erwachsenen <u>mit Endokarditis-Risiko</u>
Oropharynx, Respirations-, Gastrointestinal-, Urogenitaltrakt *(Viridansstreptokokken, Enterokokken)*

Situation	Substanz	Regime
Standard	Amoxicillin	2 g (< 70 kg) bis 3 g **p.o.**, 1 h vor Eingriff
Keine enterale Aufnahme	Ampicillin	2 g (< 70 kg) bis 3 g **i.v.**, 1 h vor Eingriff
Bei Penicillin-Unverträglichkeit	Clindamycin (nur bei Eingriffen am Oropharynx)	600 mg **p.o.** oder i.v., 1 h vor Eingriff
	Vancomycin	1 g i.v. als Infusion über mindestens 1 h, spätester Beginn 1 h vor Eingriff
Reserve	Teicoplanin	800 mg i.v., 1 h vor Eingriff

Infizierte Herde der Haut und langdauernder Herzkatheter *(Staphylokokken)*

Situation	Substanz	Regime
Standard	Clindamycin	600 mg **p.o.** oder i.v., 1 h vor Eingriff
	Vancomycin	1 g i.v. als Infusion über mindestens 1 h, spätester Beginn 1 h vor Eingriff
Reserve	Teicoplanin	800 mg i.v., 1 h vor Eingriff

3.2 Prophylaxeschema bei Erwachsenen <u>mit besonders hohem Endokarditis-Risiko</u>
Oropharynx, Respirations-, Gastrointestinal-, Urogenitaltrakt *(Viridansstreptokokken, Enterokokken)*

Situation	Substanz	Regime
Standard	Ampicillin	2 g (< 70 kg) bis 3 g i.v., 1 h vor Eingriff, gefolgt von 1 g i.v. 6 h nach Eingriff in Kombination mit jeweils 1,5 mg/kg Gentamicin i.v.
Bei Penicillin-Unverträglichkeit	Clindamycin (nur bei Eingriffen am Oropharynx)	600 mg **p.o.** oder i.v., 1 h vor Eingriff, gefolgt von 300 mg 6 h nach Eingriff
Bei Penicillin-Unverträglichkeit bzw. vermuteten Stapylokokken	Vancomycin	1 g i.v. als Infusion über 1 h, mindestens 1 h vor Eingriff und 12 h nach Eingriff in Kombination mit jeweils 1,5 mg/kg Gentamicin i.v.
Reserve	Teicoplanin	800 mg i.v., 1 h vor Eingriff mit einmaliger Kombination mit 1,5 mg/kg Gentamicin i.v.

Infizierte Herde der Haut und langdauernder Herzkatheter *(Staphylokokken)*

Situation	Substanz	Regime
Standard	Clindamycin	600 mg **p.o.** oder i.v., 1 h vor Eingriff gefolgt von 300 mg, 6 h nach Eingriff
	Vancomycin	1 g i.v. als Infusion über mindestens 1 h, spätester Beginn 1 h vor Eingriff und 12 h nach Eingriff mit jeweils 1,5 mg/kg Gentamicin i.v.
Reserve	Teicoplanin	800 mg i.v., 1 h vor Eingriff mit einmaliger Kombination mit 1,5 mg/kg Gentamicin i.v.

3.3 Dosierungen für Kinder

Antibiotikum	Einzeldosis	Wiederholungsdosis	Höchste Einzeldosis
Amoxicillin	50 mg/kg	15 mg/kg	3 g
Clindamycin	15 mg/kg	7,5 mg/kg	600 mg
Vancomycin	20 mg/kg	10 mg/kg	1 g
Teicoplanin	10 mg/kg		800 mg
Gentamicin	2 mg/kg		160 mg

> Die Endokarditisprophylaxe wird durch den prämedizierenden Anästhesisten festgelegt! Die Applikation des Antibiotikums erfolgt auf Abruf des Patienten in den OP!

Wiederholungsgabe von Amoxicillin und Vancomycin bei besonders hohem Endokarditisrisiko !

Literatur: Dajani AS et al. Prevention of bacterial endocarditis. Recommendations by the American Heart Association. Circulation 1997; 96: 358-66 * Adam D et al. Revidierte Empfehlungen zur Prophylaxe der bakteriellen Endokarditis. Chemotherapie Journal 1999; 8: 150-52 (Nachdruck aus Münch Med Wochenschr 1999; 14: 177-79)   *Erstellt von: Dr. Kluth & Dr. Haußmann 02/2004* ©

Abb. 2   SOP „Endokarditisprophylaxe" ©.

J. Bernhart, H. Kawach

23.2.3 SOP: Prämedikation, perioperative Medikamentengabe

Die folgende SOP wurde in der SOP-Vorlage der DGAI und dem BDA erstellt. Die Vorlage unterliegt dem Copyright des Springer Medizin Verlags und ist aus dem Internet unter www.DGAI.de und www.bda.de herunterladbar. Die Verwendung und der Abdruck der Vorlage erfolgt mit freundlicher Genehmigung des Springer Medizin Verlags, Heidelberg.

Tab. 1. SOP					
Erstellt am:	29.10.2005	geändert am:	10.3.2006	Freigeg. am:	13.03.2006
Erstellt von:	J. Bernhart H. Kawach	geändert von:	T. Laux	Freigeg. von:	B. Pichler
Doku. Nr.:		Art:		gültig bis:	12.03.2008
Titel:	Prämedikation, perioperative Medikamentengabe				

Tab. 2. Korrespondenzautor	
Vollständiger Name:	Dr. Jutta Bernhart
Institut:	Institut für Anästhesiologie und Notfallmedizin Westpfalz-Klinikum GmbH
Straße oder Postfach:	Hellmut-Hartert-Str. 1
PLZ Ort:	67655 Kaiserslautern
Telefon:	(0631) 203 1030
Telefax:	(0631) 203 1922
E-mail:	juttabernhart@gmx.net
Internetadresse:	www.westpfalz-klinikum.de

Tab. 3. Check-Liste
■ Alter/AZ des Patienten
■ vorgesehene Operation
■ Position im OP-Programm
■ ambulante/stationäre Patienten
■ spezielle Vorerkrankungen

Cave:

- Myasthenia gravis
- Muskeldystropie
- Schlafapnoe-Syndrom
- Ateminsuffizienz (O2-Therapie)
- chronische Opiattherapie
- sehr alte Patienten
- Kinder

Prämedikation

Vorabend

	Präparat	Dosierung	HWZ	Indikation
Sonstige Operationen	Noctamid® (Lormetazepam)	1–2 mg	10–14 h	………………
	Tavor® (Lorazepam)	1–2–2,5 mg	13–14 h	sehr ängstliche Pat.
	Adumbran® (Oxazepam)	(5–) 10 mg	5–15 h	………………
	Dalmadorm® (Flurazepam)	30 mg	Metabolit: bis 87 h	………………
Herzoperationen	Rohynol® (Flunitrazepam)	1 mg	18 h	Pat. zur Herz-OP
	Alternative: Tranxilium® (Dikalium-chlorazepat)	10–20 mg	25–82 h	
	Adumbran®	10 mg	5–15 h	
Pat. > 70–75 Jahre	abends kein Tavor®, kein Noctamid®, kein Rohypnol®			
Ambulante Patienten	Keine Prämedikation am Vorabend!			
Kinder	Keine Prämedikation am Vorabend!			

Cave Medikation

Midazolam: Nicht zur Prämedikation am Vorabend verwenden.
Ausnahme: Patienten mit Benzodiazepin-Dauertherapie oder -Abusus; ggfs. übliche Medikation weiterführen evtl. ergänzen und höher dosieren!

Morgens

Wer	OP-Zeitpunkt	Prämedikation	Dosierung	Zeitpunkt
Erwachsene	OP am frühen Vormittag „normaler" AZ	Dormicum®	7,5 mg p.o.	auf Abruf! (ca. 45 min. präoperativ)
	im reduzierten AZ	Dormicum®	3,75 mg p.o.	auf Abruf! (ca. 45 min. präoperativ)
	bei OP am späten Vor-/Nachmittag	Tranxilium® Tranxilium®	10–20 mg und 10–20 mg	7 Uhr und 10 Uhr
Pat. zur Herz-OP		Rohypnol®	1 mg p.o.	7 Uhr, ggf. 10 Uhr wdh.
		bei alten Patienten oder reduziertem Allgemeinzustand Tavor®	0,5–1 mg	
Ambulante Patienten		Dormicum®-Saft	5 mg p.o.	auf Abruf!
Kinder		Dormicum®-Saft	0,3–0,5 mg/kg p.o. (max. 9 mg insg.)	auf Abruf! (ca. 10 min. präop.)

Kontraindikationen für Benzodiazepine

- **Myasthenia gravis, Alkohol-/Drogenabusus:** ausweichen auf niedrig potente Neuroleptika (z.B. Atosil® Tbl. 25 mg p.o.)
- **paradoxe Reaktionen (Erregungszustände)**
- kein Dormicum® zur Nacht (zu kurze HWZ)

Medikamente am OP-Morgen weiter geben

Medikament	Anmerkungen
Antihypertensiva	
■ ß-Blocker	
■ Ca-Antagonisten	Verapamil, Diltiazem, Nifedipin
■ α-Agonisten	z. B. Clonidin
■ Nitrate	
Molsidomin	
Antiarrhythmika	z. B. Lidocain, Amiodaron
Antikonvulsiva	z. B. Carbamazepin, Phenytoin
Parkinsonmittel	bei Parkinson kein Physostigmin, keine Neuroleptika!
„Augentropfen"	bei Glaukom, morgens noch „tropfen"
Antazida	z. B. Pantozol , siehe auch Aspirationsprophylaxe
Statine	

Ab-/Umsetzen von Medikamenten

Medikament	Zeitpunkt	Besonderheiten
ACE-Hemmer	12 bis > 24 h vorher absetzen	bei Eingriffen mit hohem Blutverlust *12 h Captopril, 24 h Enalapril und Ramipril* vor allem bei PDA/Spinalanästhesie ausreichende präoperative Volumengabe!
Angiotensin-II-Rez.–Blocker (Sartane)	12 bis > 24 h vorher absetzen	
Digitalis	bis Vortag, lange HWZ	cave: Niereninsuffizienz, Ca $^{2+}\uparrow$, K$^+\downarrow$, Insulin
Orale Antidiabetika		
■ (Biguanide : Metformin	2 Tage präoperativ absetzen und erst 2 Tage postoperativ wieder ansetzen!	cave: Laktatazidose! 48 -h-Grenze ist Gegenstand aktueller Diskussion
■ Sulfonylharnstoffe: (Glibenclamid, Tolbutamid)	bis Vortag	stimulieren die Insulinsekretion, bis 24 h nach Absetzen sind Hypoglykämien möglich
■ Arcabose		verzögert die Aufnahme von KH im Darm → kein Effekt
Insulin	Nüchtern-BZ am OP-Morgen, (Alt-)Insulin anpassen, perioperativ engmaschige BZ-Kontrollen!	
α-**Adrenorezeptoren-Blocker**	bis Vortag	z. B. bei Phäochromozytom eingesetzt
Theophyllin	bis 12 h präoperativ	
Schilddrüsenhormone	bis zum Vortag	bzw. SD-Hormon-Kontrolle

Medikament	Zeitpunkt	Besonderheiten
Thyreostatika	bei weiterem klinischen Verdacht auf Hyperthyreose T_3/ T_4 und TSH-Kontrolle	
Diuretika	bis Vortag	K$^+$-Kontrolle, Potenzierung von Muskelrelaxantien
Thrombozytenaggregations-Hemmer	bes. bei RM-naher Anästhesie und Eingriffen mit Blutungsgefahr	
■ ASS	> 3 Tage präoperativ absetzen	
■ NSAID	1–2 Tage vorher absetzen	
■ Ticlopidin (Tiklyd®)	> 10 Tage vorher absetzen	
■ Clopidogrel (Plavix®, Iscover®)	> 7 Tage vorher absetzen	
■ Cumarine (Marcumar®)	3–5 Tage vorher auf Heparin-Perfusor umstellen! (Absprache mit Operateur), Quick-Kontrolle!	
Phytopräparate Ginko, Knoblauch	2 Tage vorher absetzen	
Corticoid-Therapie über Cushing-Schwelle	100–300 mg Hydrocortison perioperativ	siehe SOP „Perioperative Kortisonsubstitution"
Lithium	Li +-Spiegel sollte < 1,2 mmol sein, Intoxikationsgefahr bei Na+↓, Na+, K+- Kontrolle	
MAO-Hemmer **1. Generation** (nicht selektiv, irreversibel: Tranylcypramin, Isocarboxazid, Phenelezin) **2. Generation** (selektiv, reversibel: Clogylin, Deprenyl) **3. Generation** (selektiv, reversibel: Moclobemid, RO-19-6327)	vor elektiver OP möglichst 2 Wochen vorher auf selektive, reversible Präparate der 3. Generation umsetzen. Wenn nicht möglich, Weitergabe unter Beachtung der Wirkung auf Herz-Kreislauf! KI von Pethidin, Tramadol, Dextrometorphan → exzitatorische Reaktionen (Atemdepression, Koma) KI von indirekten Sympathomimetika Ephedrin → hypertensive Krisen Vermeidung von Hypoxie, Hyperkapnie, Hypotonie!	
Trizyklische Antidepressiva	bis zum Vortag	cave: Lokalanästhetika mit Adrenalinzusatz → Hypertonie, Tachykardie Potenzieren Wirkung von Hypnotika, Opioiden
Neuroleptika	bis zum Vortag	cave: das maligne neuroleptische Syndrom (Hyperthermie, Akinesie, Muskelrigidität, vegetat. Dysfunktion, Bewusstseinsstörungen, K+↑) ähnlich der MH, kann bereits nach 1x Gabe eintreten, v.a. auf Haloperidol
SSRI **Fluoxetin, Paroxetin, Fluvoxamin, Sertralin**	bis zum Vortag	Absetzen kann zu Angst, Unruhe, Dysphorie führen. Hemmung des Abbaus anderer Cytochrom-P-450-System-abhängiger Medikamente, Abbau von Midazolam ↑ cave: Serotonin-Syndrom: z. B. nach Pethidin, Tramadol, Pentazocin, MAO-Hemmer: Hyperthermie, veg. Instabilität, Bewusstseinsstörungen bis Koma
Chemotherapeutika	viele Chemotherapeutika (z. B. Anthrazykline, Cyclophosphamid) sind potentiell kardiotoxische Substanzen, Narkoseführung entspricht der bei anderen Formen der dilatativen CM. Bleomycin → Bildung von Superoxiden mit membranschädigendem Effekt bei zu hoher FiO2. → FiO2 < 0, 3 !)	

Literatur

Adam D et al. Revidierte Empfehlungen zur Prophylaxe der bakteriellen Endokarditis. Chemotherapie Journal 1999; 8: 150-52

Axelrod L. Perioperative management of patients treated with glucocorticoids. Endocrinol Metab Clin N Am 2003; 32: 367-83

Dajani AS et al. Prevention of bacterial endocarditis. Recommendations by the American Heart Association. Circulation 1997; 96: 358-66

Heck M, Fresenius M. Repetitorium Anästhesiologie. 4. Aufl., Springer, Berlin – Heidelberg – New York 2004

Martin J, Kuhlen R, Kastrup M, Schleppers A, Spies C. Die Standard-operating-procedures-Tauschbörse Anästhesiologie, Intensivmedizin, Schmerzmedizin und Notfallmedizin. Anaesthesist 2005; 54: 495-496

Salem M et al. Perioperative Glucocorticoid coverage. Ann Surg 1994; 219: 416-25

Service

Präoperatives Nüchternheitsgebot bei elektiven Eingriffen

Stellungnahme der Deutschen Gesellschaft für Anästhesiologie und Intensivmedizin (DGAI) und des Berufsverbandes Deutscher Anästhesisten (BDA)*

- Bis 6 Stunden vor der Narkoseeinleitung kann Nahrung, etwa in Form einer kleinen Mahlzeit, z.B. eine Scheibe Weißbrot mit Marmelade, ein Glas Milch, aufgenommen werden.

- Klare Flüssigkeiten, die kein Fett, keine Partikel und keinen Alkohol enthalten (z. B. Wasser, fruchtfleischlose Säfte, kohlensäurehaltige Getränke wie Mineralwasser, Limonade, oder Tee oder Kaffee, jeweils ohne Milch) können in kleinen Mengen (ein bis zwei Gläser/Tassen) bis zu 2 Stunden vor Narkoseeinleitung getrunken werden.

- Oral applizierbare (Dauer-)Medikamente und/oder Prämedikations-pharmaka können am Operationstag mit einem Schluck Wasser bis kurz vor dem Eingriff eingenommen werden.

- Neugeborene und Säuglinge können bis 4 Stunden vor Beginn der Narkoseeinleitung gestillt werden oder Flaschennahrung erhalten.

---

* Beschluss des Engeren Präsidiums der DGAI vom 24.09.2004 und Beschluss von Präsidium und Ausschuss des BDA vom 16.10.2004 [Veröffentlicht in: Anästh Intensivmed 2004; 45: 720-728]

Rückenmarksnahe Regionalanästhesie und Thromboembolieprophylaxe

Tabelle 1: Empfohlene Zeitintervalle vor und nach rückenmarksnaher Punktion bzw. Katheterentfernung.

	Vor Punktion / Katheterentfernung	nach Punktion / Katheterentfernung	Laborkontrolle
Unfraktionierte Heparine (low dose)	4 h	1 h	Thrombozyten bei Therapie > 5 Tagen
Unfraktionierte Heparine (high dose)	4 h	1 h	aPPT, (ACT), Thrombozyten
Niedermolekulare Heparine (low dose)	10 - 12 h	2 - 4 h	Thrombozyten bei Therapie > 5 Tagen
Niedermolekulare Heparine (high dose)	24 h	2 - 4 h	Thrombozyten bei Therapie > 5 Tagen
Fondaparinux**	20 - 22 h	2 - 4 h	
Kumarine	INR < 1,4	nach Katheterentfernung	
Hirudine (Lepirudin, Desirudin)	8 - 10 h	2 - 4 h	
Melagatran	8 - 10 h	2 - 4 h	
Acetylsalicylsäure	> 2 Tage	nach Katheterentfernung	
Clopidogrel	> 7 Tage	nach Katheterentfernung	
Ticlopidin	> 10 Tage	nach Katheterentfernung	

** bei normaler Nierenfunktion, bei eingeschränkter Nierenfunktion (Creatininclearance < 50 ml/min) 36 - 42 h.

[veröffentlicht in: Anästh Intensivmed 2003; 44: 218-230]

Narkose und/oder Regionalanästhesie

Info **An1E**

Klinik/Praxis:

Erwachsene und Jugendliche

für: _____ am: _____
(vorgesehener Eingriff)   (Datum)

Bitte <u>vor</u> dem Aufklärungsgespräch lesen und den Fragebogen ausfüllen!

Sehr geehrte Patientin, sehr geehrter Patient, liebe Eltern!

Der geplante Eingriff soll in Schmerzausschaltung (Anästhesie) erfolgen. Der für die Anästhesie verantwortliche Arzt wählt das geeignete Verfahren aus und bespricht mit Ihnen auch seine Vor- und Nachteile gegenüber anderen in Betracht kommenden Anästhesieverfahren. Dieser Informationsbogen soll Sie auf das **Aufklärungsgespräch** vorbereiten.

Die Narkose (Allgemeinanästhesie)

schaltet Bewusstsein und Schmerzempfinden aus. Der Patient befindet sich in einem schlafähnlichen Zustand. Meist wird ein Narkosemittel in eine Vene eingespritzt (intravenöse Narkose). Bei länger dauernden Eingriffen wird die Einspritzung wiederholt bzw. das Narkosemittel kontinuierlich verabreicht, oder es werden gasförmige Narkosemittel und Sauerstoff gegeben

- über eine **Atemmaske**, die auf Mund und Nase aufliegt (Maskennarkose)
  oder
- über einen **Tubus** (Beatmungsschlauch), der vor dem Kehlkopf sitzt (Larynxmaske) oder
  in die Luftröhre eingeführt wird (Intubationsnarkose), nachdem der Patient eingeschlafen ist.

Intubation und **Larynxmaske** erleichtern die Beatmung. Die Intubation vermindert zudem das Risiko, dass Speichel oder Mageninhalt in die Lunge fließt; zum Einführen des Tubus sind muskelerschlaffende Medikamente notwendig, die darüber hinaus auch die Operationsbedingungen verbessern.

Die Regionalanästhesie

schaltet in **bestimmten Körperabschnitten** den Schmerz aus, nicht aber das Bewusstsein. Unter Umständen erhält der Patient zusätzlich ein Schlafmittel (Dämmerschlaf).
Die Mittel zur örtlichen Betäubung (Lokalanästhetika) und/oder Schmerzmittel (z.B. Opioide) werden einmal oder mehrmals eingespritzt; sie können auch über einen dünnen Schlauch (Katheter) fortlaufend verabreicht werden. Reichen Wirkung und/oder Dauer nicht aus oder breitet sich die Regionalanästhesie zu weit aus, wird der **Übergang zur Narkose** notwendig.

Eine **Kombination von Narkose und Regionalanästhesie** kann den Bedarf an Narkosemitteln verringern, die Aufwachphase verkürzen und eine weitgehend schmerzfreie Zeit nach der Operation gewährleisten.

Im Folgenden werden die wichtigsten Regionalanästhesien aufgeführt. Kommen auch **andere Verfahren** in Betracht (z.B. Plexusanästhesie am Bein, intravenöse Regionalanästhesie, Lokalanästhesie), klären wir Sie darüber gesondert auf.

<u>Die Spinalanästhesie und Periduralanästhesie</u>
eignen sich insbesondere für Operationen an den Beinen, in der Leiste, am Damm und im Unterleib.
Eingespritzt wird das Betäubungs- und/oder Schmerzmittel (siehe Abb. 1):

Empfohlen von der Deutschen Gesundheitshilfe e.V.

DIOmed-Aufklärungssystem. 01/06 Empfohlen vom Berufsverband Deutscher Anästhesisten e.V. im Einvernehmen mit der Deutschen Gesellschaft für Anästhesiologie und Intensivmedizin. Herausgeber: **Prof. W. Weißauer, Prof. K. Ulsenheimer** (Medizinrecht). Autor: **Prof. W. Weißauer.** Illustration: Atelier Gluska.
Copyright 2006 by DIOmed Verlags GmbH · An der Lohwiese 38 · D-97500 Ebelsbach · Telefon +49 (0) 95 22 / 94 35-0 · Telefax +49 (0) 95 22 / 94 35 35
www.diomed.de.   Vervielfältigungen jeglicher Art, auch Fotokopieren, verboten.   Bestell-Nr. 01/002

- bei der **Spinalanästhesie** in den mit Nervenwasser (Liquor) gefüllten Raum der Lendenwirbelsäule;

- bei der **Periduralanästhesie (PDA)** in den Raum vor der harten Rückenmarkshaut im Bereich
  - der Lendenwirbelsäule (lumbale PDA)
  - der Brustwirbelsäule (thorakale PDA) oder
  - des Kreuzbeines (kaudale PDA).

Die Einspritzung ist im Allgemeinen nicht sehr schmerzhaft, da die Einstichstelle betäubt wird.
Bei der Spinalanästhesie wirkt das Betäubungsmittel nach wenigen Minuten, bei der Periduralanästhesie (PDA) frühestens nach 15 Minuten. Unterleib und Beine werden warm und gefühllos; die Beine kann der Patient eine bis mehrere Stunden nicht oder nur eingeschränkt bewegen. Die Wirkung der Schmerzmittel (z.B. Opioide) setzt rasch ein und dauert durchschnittlich 12 Stunden an; die Beine bleiben beweglich.
Werden **PDA und Spinalanästhesie kombiniert**, tritt die Wirkung schneller ein und hält länger an.

Die Armplexusanästhesie
eignet sich für Eingriffe an der Hand, am Arm und an der Schulter. Das Betäubungsmittel wird – je nach Operationsgebiet – an folgenden Stellen in das Armnervengeflecht **(Armplexus)** eingespritzt:
- in der Achselhöhle (Abb. 2, **a**)
- nahe der Nervenstämme unterhalb des Schlüsselbeins (Abb. 2, **vi**)
- oberhalb des Schlüsselbeins (Abb. 2, **s**) oder
- im Bereich der vorderen Halsmuskulatur (Abb. 2, **i**) oder des Nackens.

Das Aufsuchen des Armplexus mit der Injektionsnadel kann kurzzeitig ein „Elektrisieren" hervorrufen. Wird ein Nervenstimulator verwendet, zeigen Muskelzuckungen die richtige Lage der Nadel an.

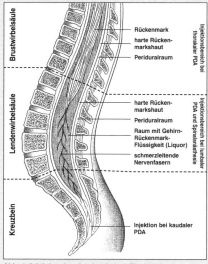

Abb. 1: Injektionsbereich bei Spinal-/Periduralanästhesie

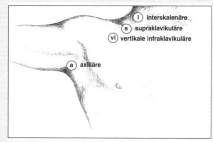

Abb. 2: Injektionsstellen bei der Armplexusanästhesie

Etwa 15 Minuten nach Injektion wird der Arm ganz oder teilweise warm und gefühllos; für eine bis mehrere Stunden kann er nicht oder nur eingeschränkt bewegt werden.

Mögliche Nebenwirkungen und Risiken der Betäubungsverfahren

Der Anästhesist überwacht die Körperfunktionen vor, während und nach der Anästhesie, um Komplikationen vorzubeugen, die sich aus dem Eingriff und dem Betäubungsverfahren ergeben können.

Blutergüsse, stärkere Blutungen und Infektionen im Bereich der Einstichstelle (z.B. Spritzenabszess, Absterben von Gewebe, Venenreizungen/-entzündungen), die einer Behandlung/Operation bedürfen, sowie vorübergehende oder bleibende **Nervenschäden** (z. B. Missempfindungen, Berührungsempfindlichkeit) sind selten. Infektionen, die zu einer **allgemeinen Blutvergiftung (Sepsis)** führen, und bleibende **Lähmungen** nach Nervenverletzung, nach Blutergüssen oder nach schwerwiegenden Entzündungen sind extrem selten.

Lähmungen an Armen und Beinen durch Druck oder Zerrung während der Anästhesie lassen sich nicht absolut sicher ausschließen; sie bilden sich meist innerhalb weniger Monate zurück.

Unerwünschte Nebenwirkungen von Betäubungs- und Schmerzmitteln oder anderen Medikamenten (z.B. Juckreiz, Übelkeit) können vor allem bei Überempfindlichkeit (Allergien) und bei Vorerkrankungen auftreten, nach denen wir in der Anamnese fragen. Seltener kommt es zu **Atembeschwerden** oder **Kreislaufreaktionen** (z.B. Blutdruckabfall, Verlangsamung des Herzschlags), die sich meist schnell beheben lassen. **Schwerwiegende Unverträglichkeitsreaktionen und andere lebensbedrohliche Komplikationen**, z.B. Herz-Kreislauf- bzw. Atemstillstand, Organschäden, Verschluss von Blutgefäßen (Embolie) durch verschleppte Blutgerinnsel (Thromben), sind bei <u>allen</u> Betäubungsverfahren äußerst selten, selbst bei Patienten in hohem Lebensalter, in schlechtem Allgemeinzustand und mit Begleiterkrankungen.
Bei Zehntausenden Anästhesien ereignet sich nur <u>ein</u> folgenschwerer Anästhesiezwischenfall.

Spezielle Risiken der Narkose:
Übelkeit und Erbrechen sind seltener geworden. Lebensbedrohliche Zwischenfälle durch Einatmen von Erbrochenem, die eine intensivmedizinische Überwachung/Behandlung erfordern, sind sehr selten. Selten kommt es zu einem **krampfartigen Verschluss der Luftwege**, der sich in der Regel jedoch beherrschen lässt.
Äußerst selten steigt die Körpertemperatur infolge einer massiven, lebensbedrohlichen **Stoffwechselentgleisung** extrem an **(maligne Hyperthermie)**. Eine sofortige medikamentöse und intensivmedizinische Behandlung ist dann erforderlich.
Die Intubation/Anwendung der Larynxmaske kann vorübergehend **Schluckbeschwerden** und **Heiserkeit** verursachen. Sehr selten sind **Verletzungen** im Bereich von Rachen, Kehlkopf und Luftröhre sowie Stimmbandschädigungen mit **bleibenden Stimmstörungen** (Heiserkeit) und **Atemnot**. Es kann zu **Zahnschäden** und zum **Zahnverlust** kommen, insbesondere bei lockeren Zähnen.

Spezielle Risiken der Spinal- und Periduralanästhesie:
Starke Kopfschmerzen nach der Spinalanästhesie, seltener nach der Periduralanästhesie (PDA), können eine spezielle Behandlung (z.B. Einspritzung von Eigenblut in den Periduralraum, „blood patch") erfordern. In der Regel klingen die Kopfschmerzen nach einigen Tagen wieder ab. In Ausnahmefällen sollen sie aber auch Monate bis Jahre andauern können.
Länger andauernde **Schmerzen im Bereich des Kreuzbeins** nach einer kaudalen PDA sind selten. Eine vorübergehende **Harnverhaltung** ist häufig; sie kann das Einlegen eines Blasenkatheters zur Blasenentleerung erforderlich machen. Eine direkte **Verletzung des Rückenmarks** ist bei der Spinalanästhesie sowie bei der lumbalen und kaudalen PDA nahezu ausgeschlossen, da das Rückenmark in der Regel oberhalb der Injektionsstelle endet (vgl. Abb.1); bei der thorakalen PDA sind solche Verletzungen sehr selten. **Bleibende Lähmungen** (im äußersten Fall Querschnittslähmung) als Folge von Blutergüssen, Entzündungen oder Nervenverletzungen sind extrem selten. Das Gleiche gilt für bleibende **Verschlechterungen des Hör- oder Sehvermögens, Potenzstörungen und eine Hirnhautentzündung (Meningitis).**

Spezielle Risiken der Armplexusanästhesie:
Gelangt das Betäubungsmittel bei der Einspritzung unmittelbar in ein Blutgefäß, so kann es sich über weitere Körperregionen ausbreiten, einen **Krampfanfall** auslösen, das Bewusstsein ausschalten und schwerwiegende, in sehr seltenen Fällen auch lebensgefährliche **Herz- und Kreislaufreaktionen** verursachen. Sehr selten sind Einwirkungen des Betäubungsmittels auf das Halsrückenmark mit **schwerwiegenden Kreislaufreaktionen**, die eine Beatmung und intensivmedizinische Behandlung notwendig machen.
Blutergüsse bilden sich in aller Regel von selbst zurück. Ein länger anhaltendes **„Kribbeln"** des Armes (bei Streckbewegungen) oder eine **Gefühlsstörung im Arm oder Nacken** vergeht meist innerhalb von drei Monaten.
Bleibende Nervenschädigungen (z.B. chronische Schmerzen) nach Nervenverletzungen, Blutergüssen oder Entzündungen sind selten und **bleibende Lähmungen** (z.B. des Stimmbandnervs oder des Zwerchfellnervs mit Behinderung der Atmung) sehr selten.
Vorübergehend kann ein **Wärmegefühl** im Gesicht und **Heiserkeit** auftreten, das **Augenlid kann hängen** und die **Atmung** etwas **erschwert** sein.
Dringt Luft in den Brustfellraum ein (Pneumothorax), kann sich dies durch **erschwerte Atmung** sowie **Schmerzen** in der Brust bemerkbar machen. Es kann dann erforderlich werden, die Luft abzusaugen.
Extrem selten erfordert die **Verletzung** nahe der Einstichstelle verlaufender **Blutgefäße** eine Operation und/oder Bluttransfusion.

Bitte auf Seite 4 weiterlesen.

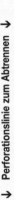

Perforationslinie zum Abtrennen

DIOmed-Aufklärungssystem. `01/06`   An1E

Neben- und Folgeeingriffe

Auch vorbereitende, begleitende oder nachfolgende Maßnahmen, z.B. Injektionen, Infusionen, das Legen einer Verweilkanüle oder eines zentralen Venenkatheters, sind nicht frei von Risiken.

Trotz aller Sorgfalt, mit der die Fremdblutkonserven, Plasmaderivate und andere Blutprodukte hergestellt werden, lässt sich bei ihrer Übertragung/Anwendung eine **Infektion**, z.B. sehr selten mit Hepatitis-Viren (Leberentzündung) und extrem selten mit HIV (AIDS) sowie evtl. auch mit den Erregern von BSE bzw. der neuen Variante der Creutzfeldt-Jakob-Erkrankung, nicht sicher ausschließen. Eine **Eigenblutübertragung** vermeidet solche Risiken. Die Eigenblutspende eignet sich aber nur für bestimmte Operationen und einen Teil der Patienten.

Bitte fragen Sie, wenn Sie mehr dazu wissen möchten.

Bitte unbedingt beachten!   Sofern ärztlich nicht anders angeordnet!

Vor dem Eingriff:

– **Bis zu 6 Stunden vor der Anästhesie** dürfen Sie noch eine kleine Mahlzeit (z.B. eine Scheibe Weißbrot mit Marmelade, ein Glas Milch) zu sich nehmen. Danach **nichts mehr essen, nicht mehr rauchen und nichts mehr trinken**!
– Erlaubt sind jedoch **bis zu 2 Stunden vor der Anästhesie** 1-2 Gläser/Tassen **klare Flüssigkeit** ohne Fett **und ohne feste Bestandteile** (z.B. Mineralwasser, Limonade, Tee), aber **keine Milch** und **kein Alkohol!** Sagen Sie es uns, wenn Sie entgegen diesen Anweisungen doch etwas gegessen/getrunken haben!
– Bis kurz vor dem Eingriff können benötigte Medikamente und Medikamente für die Narkosevorbereitung mit einem Schluck Wasser eingenommen werden.
– Fragen Sie den Anästhesisten, welche **Medikamente** eingenommen bzw. abgesetzt werden müssen.
– Kontaktlinsen, herausnehmbaren Zahnersatz, Ringe, Schmuck (auch *Piercing*-Schmuck!), künstliche Haarteile ablegen und sicher aufbewahren. Keine Gesichtscreme und Kosmetika (Make-up, Nagellack, etc.) verwenden!

Oft wird am Vorabend und/oder kurz vor dem Eingriff ein Beruhigungsmittel (Tablette, Zäpfchen, Spritze) gegeben **(Prämedikation)**.

Nach dem Eingriff:

Zur lückenlosen Überwachung und Aufrechterhaltung lebenswichtiger Körperfunktionen kann eine Aufnahme auf die **Intensivstation** notwendig werden. Zum Schutz vor Verletzungen kann eine Einschränkung der Bewegungsfreiheit (z.B. durch Bettgitter) nach der Prämedikation bzw. nach dem Eingriff bis zum Abklingen der Nachwirkungen der Anästhesie erforderlich werden.

Bitte verständigen Sie sofort den Arzt und informieren Sie ihn, dass eine Anästhesie durchgeführt wurde, wenn folgende Beschwerden auftreten:
– schwere Übelkeit, Erbrechen, Fieber, Schüttelfrost, erschwerte Atmung, Schmerzen in der Brust, Anzeichen von Lähmungen;
– Halsschmerzen, Heiserkeit, Sprechstörungen nach einer Narkose mittels Larynxmaske oder Intubation;
– Kopfschmerzen, Nackensteife, Rückenschmerzen, Missempfindungen (auch an der Einstichstelle) nach einer Spinal-/Periduralanästhesie.

Wird der Eingriff **ambulant** durchgeführt, so muss der Patient von einer erwachsenen Begleitperson abgeholt und die häusliche Betreuung sichergestellt werden. Wegen der Nachwirkungen der Anästhesie, soweit ärztlich nicht anders angeordnet, innerhalb von **24 Stunden** nicht aktiv am Straßenverkehr teilnehmen, nicht an laufenden Maschinen arbeiten, keinen Alkohol trinken, keine Beruhigungsmittel einnehmen und keine wichtigen Entscheidungen treffen.

Der nachfolgende **Fragebogen** bezieht sich auf den **Patienten**. Bitte füllen Sie ihn **vor dem Aufklärungsgespräch** gewissenhaft aus. Wir helfen Ihnen bei Bedarf gerne dabei.

Falls Sie als **Sorgeberechtigte(r)** für Ihr Kind bzw. als amtlich bestellter **Betreuer oder als Bevollmächtigter** entscheiden und nicht zum Aufklärungsgespräch kommen können, bitten wir Sie, mit Ihrer Unterschrift zugleich zu bestätigen, dass Sie mit dem Anästhesieverfahren einverstanden sind, das die Ärztin/der Arzt – ggf. nach dem Gespräch mit Ihrem Kind/Betreuten – wählt.

Unterschrift der Ärztin/des Arztes:

Patientenname und -adresse:

Narkose/Regionalanästhesie Doku **An1E**

<table>
<tr><td rowspan="2" style="writing-mode:vertical-lr">Wird vom Arzt ausgefüllt</td><td>Vorgesehener Eingriff: _____</td></tr>
<tr><td>Anästhesie: _____</td></tr>
</table>

Wird vom Arzt ausgefüllt

Vorgesehener Eingriff: _____

Anästhesie: _____

Termin: _____ ASA: _____

Fragebogen (Anamnese)
bitte <u>vor</u> dem Aufklärungsgespräch ausfüllen!

 Alter: _____ Jahre Geschlecht: ☐ weiblich ☐ männlich

Größe: _____ cm Gewicht: _____ kg

ausgeübter Beruf: _____

Bitte Zutreffendes ankreuzen, unterstreichen bzw. ergänzen. **N** = Nein **J** = Ja

1. **Ärztliche Behandlung** in letzter Zeit? Weswegen? `N` `J`
_____

Besteht zzt. eine **Erkältung**? `N` `J`

Traten in den letzten vier Wochen **Durchfall** und/oder **Erbrechen** auf? `N` `J`

Liegt eine **andere Infektion** vor? `N` `J`

2. Einnahme **gerinnungshemmender Medikamente** in den letzten Wochen? Z.B. Aspirin®, ASS®, Marcumar®, Ticlopidin, Clopidogrel `N` `J`

oder _____

Einnahme **anderer Medikamente**? Z.B. Blutdruck-/Herz-medikamente, Schmerzmittel, „Antibabypille", Psychopharmaka, Antidiabetika `N` `J`

oder _____

3. **Frühere Operationen?** (Bitte Eingriff und Jahr bezeichnen.) `N` `J`
_____
_____

4. Beschwerden (z.B. Lagerungsschäden) nach einer früheren **Narkose/Regionalanästhesie/örtlichen Betäubung**? `N` `J`

Welche? _____

Traten bei Blutsverwandten Besonderheiten im Zusammenhang mit einer Anästhesie auf? `N` `J`

5. Wurden schon einmal **Blut oder Blutbestandteile** übertragen (Transfusion)? `N` `J`

Wenn ja, wann? _____

Gab es Komplikationen? `N` `J`

6. Für Patientinnen: Könnte möglicherweise eine **Schwangerschaft** bestehen? `N` `J`

 Stillen Sie? `N` `J`

---

7. Bestehen oder bestanden folgende **Erkrankungen** oder **Anzeichen dieser Erkrankungen**?

Herz/Kreislauf: Rhythmusstörungen, Herzfehler, Angina pectoris, Herzinfarkt, Herzmuskelentzündung; hoher oder niedriger Blutdruck, Atemnot beim Treppensteigen `N` `J`

oder _____

Gefäße: Krampfadern, Thrombosen, Durchblutungsstörungen, Schlaganfall `N` `J`

oder _____

Atemwege/Lunge: chronische Bronchitis, Asthma, Lungenentzündung, Tb, Lungenblähung, Schlafapnoe, Stimmband-/Zwerchfelllähmung `N` `J`

oder _____

Leber: Gelbsucht, Leberverhärtung, Fettleber, Gallensteine `N` `J`

oder _____

Nieren: erhöhte Kreatininwerte, Dialysepflicht, Nierenent-zündung, Nierensteine `N` `J`

oder _____

Speiseröhre, Magen, Darm: Geschwür, Engstelle, Verdauungsstörungen, Sodbrennen, Refluxkrankheit `N` `J`

oder _____

Stoffwechsel: Zuckerkrankheit, Gicht `N` `J`

oder _____

Schilddrüse: Unter- oder Überfunktion, Kropf `N` `J`

oder _____

Skelettsystem: Gelenkerkrankungen, Rücken-/Band-scheibenbeschwerden, Schulter-Arm-Syndrom `N` `J`

oder _____

Nerven/Gemüt: Krampfanfälle (Epilepsie), Lähmungen; Depressionen, häufige Kopfschmerzen `N` `J`

oder _____

Augen: Grüner Star, Grauer Star, Kontaktlinsen `N` `J`

oder _____

Blut: Gerinnungsstörungen, auch bei Blutsverwandten, häufiges Nasenbluten, blaue Flecken auch ohne Verletzung bzw. nach leichter Berührung, Nachbluten nach Operationen `N` `J`

oder _____

Muskeln: Muskelschwäche, Muskelerkrankungen, auch bei Blutsverwandten `N` `J`

oder _____

Allergie (z.B. Heuschnupfen) od. **Überempfindlichkeit** gegen Nahrungsmittel, Fruchtzucker, Medikamente, Iod, Pflaster, Latex (z.B. Luftballon, Radiergummi, Gummihandschuhe) `N` `J`

oder _____

8. **Andere Erkrankungen/Behinderungen?** `N` `J`

Chronische Schmerzen? `N` `J`

9. **Lockere Zähne, Karies?** `N` `J`

Zahnersatz (Prothese, Stiftzahn, Krone, Brücke)? `N` `J`

Zahnstatus (wird vom Arzt ausgefüllt)

8	7	6	5	4	3	2	1	1	2	3	4	5	6	7	8
			V	IV	III	II	I	I	II	III	IV	V			

Re _____ Li

			V	IV	III	II	I	I	II	III	IV	V			
8	7	6	5	4	3	2	1	1	2	3	4	5	6	7	8

e = ersetzte Zähne c = kariöse Defekte
k = Krone f = fehlende Zähne
b = Brücke z = zerstörte Zähne

DIOmed-Aufklärungssystem. `01/06` Empfohlen vom Berufsverband Deutscher Anästhesisten e.V. im Einvernehmen mit der Deutschen Gesellschaft für Anästhesiologie und Intensivmedizin. Herausgeber: Prof. W. Weißauer, Prof. K. Ulsenheimer (Medizinrecht). Autor: Prof. W. Weißauer. Illustration: Atelier Gluska.
Copyright 2006 by DIOmed Verlags GmbH · An der Lohwiese 38 · D-97500 Ebelsbach · Telefon +49 (0) 95 22 / 94 35-0 · Telefax +49 (0) 95 22 / 94 35 35
www.diomed.de. Vervielfältigungen jeglicher Art, auch Fotokopieren, verboten. Bestell-Nr. 01/002

DIOmed

6

10. Schwerhörigkeit? N J

Hörgerät? N J

11. Raucher/in? N J

Wenn ja, was und wie viel täglich?

_____

12. Trinken Sie Alkohol? N J

Wenn ja, wie häufig? _____

Was und wie viel? _____

13. Häufige Einnahme von Schlaf- oder N J
Beruhigungsmitteln?

Welche? _____

14. Nehmen Sie oder nahmen Sie früher Drogen ein? N J

Welche? _____

15. Besonderheiten:

War Ihnen nach früheren Operationen übel N J
oder mussten Sie erbrechen?

Neigen Sie zu Übelkeit oder Erbrechen, N J
z.B. auf Flug- oder Schiffsreisen?

Zusatzfragen für ambulante Eingriffe

1. Wo sind Sie in den ersten 24 Stunden nach dem Eingriff
ständig erreichbar?

_____
Ort, Straße, Hausnummer

_____
Telefonnummer

2. Wer betreut Sie in dieser Zeit ständig?

_____
Name und Lebensalter

3. Innerhalb welcher Zeit sind Sie von unserer Praxis/Klinik bzw.
der Praxis des Hausarztes aus erreichbar? _____ Minuten

4. Wie lange brauchen Sie, um das nächstgelegene
Krankenhaus zu erreichen? _____ Minuten

5. Steht Ihnen ein Auto mit Fahrer zur Verfügung N J
oder ist ein Taxi schnell erreichbar?

6. Hausarzt/überweisender Arzt:
_____
Name

_____
Ort   Straße

_____
Telefonnummer

Dokumentation des Aufklärungsgesprächs

Zutreffendes bitte ankreuzen,
unterstreichen bzw. ergänzen.

☐ Den **Aufklärungsbogen** habe ich gelesen und verstanden. Ich konnte im Aufklärungsgespräch alle mich interessierenden
Fragen stellen. Sie wurden vollständig und verständlich beantwortet.
Die Fragen zur **Krankenvorgeschichte (Anamnese)** habe ich nach bestem Wissen beantwortet.

☐ Den **abgetrennten Info-Teil** bzw. ☐ ein **Zweitstück** des Bogens habe ich zum Mitnehmen und Aufbewahren erhalten.
Die **Verhaltenshinweise** werde ich beachten.

Vermerke der Ärztin/des Arztes (Name) _____ **zum Aufklärungsgespräch:**

Erörtert wurden z.B.: das Anästhesieverfahren, Vor- und Nachteile gegenüber anderen Verfahren, mögliche Komplikationen,
Risiken spezieller Verfahren, risikoerhöhende Besonderheiten, Neben- und Folgeeingriffe (z.B. Legen eines Katheters, Bluttransfusion, Eigenblutspende) sowie (bitte hier auch etwaige Änderungen des Info-Teils vermerken):

_____

_____

_____

_____

Einwilligung Ich habe mir meine Entscheidung gründlich überlegt; ich benötige keine weitere Überlegungsfrist.
Ich willige für den Eingriff

(bitte bezeichnen) _____ **ein in die:**

☐ **Maskennarkose** ☐ **Intubationsnarkose** ☐ **Larynxmaske**
☐ **lumbale** ☐ **thorakale** ☐ **kaudale Periduralanästhesie (PDA)** ☐ **Spinalanästhesie**
☐ **Armplexusanästhesie** ☐ **Spezielles Verfahren:** _____

Mit notwendigen Änderungen oder Erweiterungen des Anästhesieverfahrens sowie mit erforderlichen Neben- und Folgeeingriffen bin ich einverstanden.

Falls Sie bestimmte einzelne Maßnahmen oder Verfahren ablehnen, bitte bezeichnen: _____

_____
Datum, Uhrzeit   Patientin / Patient bzw. Betreuer / Bevollmächtigter / Sorgeberechtigte*   Ärztin / Arzt

---

Weiterer Eingriff Ich bin einverstanden, dass folgender weiterer Eingriff

_____ in _____ erfolgt.
(bitte Eingriff bezeichnen)   (bitte Anästhesieverfahren bezeichnen)

_____
Datum, Uhrzeit   Patientin / Patient bzw. Betreuer / Bevollmächtigter / Sorgeberechtigte*   Ärztin / Arzt

* Unterschreibt ein Elternteil allein, erklärt er mit seiner Unterschrift zugleich, dass ihm das Sorgerecht allein zusteht, oder dass er im Einverständnis mit dem
anderen Elternteil handelt.

DIOmed-Aufklärungssystem. 01/06   An1E

Klinik/Praxis: _____

Narkose und/oder   Info **An1K**
Regionalanästhesie
Kinder

für: _____   am: _____
   (vorgesehener Eingriff)   (Datum)

Bitte <u>vor</u> dem Aufklärungsgespräch lesen und den Fragebogen ausfüllen!

Liebe Eltern!

Die bei Ihrem Kind geplante Untersuchung/Behandlung wird unter Mitwirkung eines Anästhesisten/einer Anästhesistin durchgeführt. Er/Sie sorgt mit dem Betäubungsverfahren (Anästhesieverfahren) dafür, dass Ihr Kind keine Schmerzen empfindet und überwacht während und nach dem Eingriff ständig die lebenswichtigen Körperfunktionen (z.B. Herztätigkeit, Blutdruck, Atmung).

Um ein Höchstmaß an Sicherheit zu gewährleisten, untersucht der Anästhesist Ihr Kind vor dem Eingriff, stellt umfassende Fragen anhand des Fragebogens und wählt das Anästhesieverfahren sowie die Medikamente aus, die sich für Ihr Kind am besten eignen. Beabsichtigt der Anästhesist, bei Ihrem Kind auch Medikamente einzusetzen, die bei Erwachsenen schon seit Jahren verwendet werden, für die vom Hersteller jedoch noch keine Zulassung fürs Kindesalter beantragt wurde, so wird er mit Ihnen darüber sprechen.

Dieser Informationsbogen soll Sie auf das **Aufklärungsgespräch** vorbereiten, in dem Sie nach allem fragen können, was Sie wissen möchten.

Die Narkose

Bei vielen Eingriffen kommt nur die **Narkose** (Allgemeinanästhesie) in Betracht. Sie eignet sich für Eingriffe in allen Körperregionen und kann auch bei speziellen Untersuchungen (z.B. Röntgen, Kernspintomographie) notwendig sein.

Die Narkose schaltet das Schmerzempfinden und das Bewusstsein aus. Das Kind befindet sich in einem tiefschlafähnlichen Zustand.

Bei größeren Kindern wird das Narkosemittel meist über eine Kanüle in eine Vene eingespritzt (intravenöse Narkose).

Bei kleineren Kindern wird die Narkose häufig über eine Atemmaske eingeleitet, die vor das Gesicht gehalten wird. Die Verweilkanüle für die intravenöse Narkose wird bei diesem Verfahren in der Regel erst in die Vene gelegt, wenn das Kind schon schläft.

Bei länger dauernden Eingriffen wird die Einspritzung wiederholt bzw. das Narkosemittel fortlaufend verabreicht, oder das Kind erhält zusätzlich gasförmige Narkosemittel und Sauerstoff

– über eine **Gesichtsmaske**, die dicht auf Mund und Nase aufliegt **(Maskennarkose)** oder

– über einen **Tubus** (Beatmungsschlauch), der vor dem Kehlkopf sitzt **(Larynxmaske)** oder in die Luftröhre eingeführt wird **(Intubationsnarkose),** nachdem das Kind eingeschlafen ist.

Intubation und **Larynxmaske** erleichtern die Beatmung. Die Intubation vermindert zudem das Risiko, dass Speichel oder Mageninhalt in die Lunge fließt; zum Einführen des Tubus in die Luftröhre sind muskelerschlaffende Medikamente notwendig, die darüber hinaus auch die Operationsbedingungen verbessern.

Die Regionalanästhesie

schaltet **in bestimmten Körperabschnitten** den Schmerz aus, nicht aber das Bewusstsein. Unter Umständen kann Ihrem Kind zusätzlich ein Schlafmittel gegeben werden (Dämmerschlaf).

Die Mittel zur örtlichen Betäubung (Lokalanästhetika) und/oder Schmerzmittel (z.B. Opioide) werden einmal oder mehrmals eingespritzt; sie können auch über einen dünnen Schlauch (Katheter) fortlaufend verabreicht werden.

Reichen Wirkung und/oder Dauer nicht aus oder breitet sich die Regionalanästhesie zu weit aus, wird der **Übergang zur Narkose** notwendig.

Empfohlen von der
Deutschen Gesundheitshilfe e.V.

DIOmed-Aufklärungssystem. `11/05` Empfohlen vom Berufsverband Deutscher Anästhesisten e.V. im Einvernehmen mit der Deutschen Gesellschaft für Anästhesiologie und Intensivmedizin. Herausgeber: **Prof. W. Weißauer, Prof. K. Ulsenheimer** (Medizinrecht). Autoren: **Prof. F.-J. Kretz, Prof. W. Weißauer.** Illustration: Atelier Gluska. **Copyright** 2005 by DIOmed Verlags GmbH · An der Lohwiese 38 · D-97500 Ebelsbach · Telefon +49 (0) 95 22 / 94 35-0 · Telefax +49 (0) 95 22 / 94 35 35 www.diomed.de   Vervielfältigungen jeglicher Art, auch Fotokopieren, verboten.   Bestell-Nr. 01/008

Eine **Kombination von Narkose und Regionalanästhesie** kann den Bedarf an Narkosemitteln verringern, die Aufwachphase verkürzen und eine weitgehend schmerzfreie Zeit nach der Operation gewährleisten.

Im Folgenden werden die wichtigsten Regionalanästhesien aufgeführt. Kommen auch **andere Betäubungsverfahren** in Betracht (z.B. Plexusanästhesie am Bein, intravenöse Regionalanästhesie, Lokalanästhesie), klären wir Sie darüber gesondert auf.

Die Spinalanästhesie und Periduralanästhesie
eignen sich insbesondere für Operationen an den Beinen, in der Leiste, am Damm und im Unterleib. Eingespritzt wird das Betäubungs- und/oder Schmerzmittel (siehe Abb. 1)

- bei der **Spinalanästhesie** in den mit Nervenwasser (Liquor) gefüllten Raum der Lendenwirbelsäule;

- bei der **Periduralanästhesie (PDA)** in den Raum vor der harten Rückenmarkshaut im Bereich
  – der Lendenwirbelsäule (lumbale PDA) oder
  – des Kreuzbeines (kaudale PDA).

Die Periduralanästhesie im Bereich des Kreuzbeins (kaudale PDA) entspricht im Wesentlichen der (tiefen) lumbalen PDA. Bei Säuglingen, Kleinkindern und jüngeren Schulkindern ist der Zugang über das Kreuzbein jedoch einfacher.

Die Einspritzung ist im Allgemeinen nicht sehr schmerzhaft, da die Einstichstelle betäubt wird.

Die **Spinalanästhesie** wirkt nach wenigen Minuten, die **PDA** frühestens nach 15 Minuten. Unterleib und Beine werden warm und gefühllos; das Kind kann die Beine eine bis mehrere Stunden nicht oder nur eingeschränkt bewegen.

Die Wirkung der Schmerzmittel (z.B. Opioide) setzt rasch ein und dauert durchschnittlich 12 Stunden an; die Beine bleiben beweglich.

Werden **PDA und Spinalanästhesie kombiniert,** tritt die Wirkung der Schmerzbetäubung schneller ein und hält länger an.

Die Armplexusanästhesie
eignet sich für Eingriffe an der Hand, am Arm und an der Schulter. Das Betäubungsmittel wird (abhängig vom Operationsgebiet) an folgenden Stellen in das Armnervengeflecht (**Armplexus**) eingespritzt:

Abbildungsbeschriftungen (Abb. 1):
- harte Rückenmarkshaut
- Periduralraum
- Raum mit Gehirn-Rückenmark-Flüssigkeit (Liquor)
- schmerzleitende Nervenfasern
- Injektion bei kaudaler PDA
- Brustwirbelsäule
- Lendenwirbelsäule
- Kreuzbein
- Injektionsbereich bei lumbaler PDA und Spinalanästhesie

Abb. 1: Injektionsbereich bei Spinal-/Periduralanästhesie

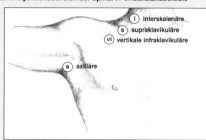

- i interskalenäre
- s supraklavikuläre
- vi vertikale infraklavikuläre
- a axilläre

Abb. 2: Injektionsstellen bei der Armplexusanästhesie

- in der Achselhöhle (Abb. 2, **a**)
- nahe der Nervenstämme unterhalb des Schlüsselbeins (Abb. 2, **vi**)
- oberhalb des Schlüsselbeins (Abb. 2, **s**)
- im Bereich der Halsmuskulatur (Abb. 2, **i**).

Das Kind verspürt dabei eventuell ein leichtes Druckgefühl. Das Aufsuchen des Armplexus mit der Injektionsnadel kann kurzzeitig ein „Elektrisieren" hervorrufen. Wird ein Nervenstimulator verwendet, zeigen Muskelzuckungen die richtige Lage der Nadel an. Etwa 15 Minuten nach Injektion wird der Arm ganz oder teilweise warm und gefühllos; für eine bis mehrere Stunden kann ihn das Kind nicht oder nur eingeschränkt bewegen.

Mögliche Nebenwirkungen und Risiken der Betäubungsverfahren

Blutergüsse, stärkere Blutungen und Infektionen im Bereich der Einstichstelle (z.B. Spritzenabszess, Absterben von Gewebe, Nerven- und/oder Venenreizungen/-entzündungen), die einer Behandlung/Operation bedürfen, sind selten. Extrem selten führen Infektionen zu einer **allgemeinen Blutvergiftung (Sepsis).**

Vorübergehende oder bleibende **Nervenschäden** (z.B. Missempfindungen, Berührungsempfindlichkeit) sind selten, bleibende **Lähmungen** nach Nervenverletzung, nach Blutergüssen oder nach schwerwiegenden Entzündungen extrem selten. **Lähmungen an Armen und Beinen** durch Druck oder Zerrung während der Anästhesie sind bei Kindern extrem selten und bilden sich ggf. meist innerhalb weniger Monate zurück.

Unerwünschte Nebenwirkungen von Betäubungs- und Schmerzmitteln oder anderen Medikamenten (z.B. Juckreiz, Übelkeit) können vor allem bei Überempfindlichkeit (Allergien) und bei Vorerkrankungen auftreten, nach denen wir in der Anamnese fragen. Seltener kommt es zu **Atembeschwerden** oder **Kreislaufreaktionen** (z.B. Blutdruckabfall, Verlangsamung des Herzschlags), die sich meist schnell beheben lassen. **Schwerwiegende Unverträglichkeitsreaktionen und andere lebensbedrohliche Komplikationen**, z.B. Herz-Kreislauf- bzw. Atemstillstand, Organschäden, Verschluss von Blutgefäßen (Embolie) durch verschleppte Blutgerinnsel (Thromben) sind bei allen Betäubungsverfahren äußerst selten, selbst bei Kindern in schlechtem Allgemeinzustand und mit Begleiterkrankungen. **Insgesamt gesehen ereignet sich bei Zehntausenden von Anästhesien nur <u>ein</u> folgenschwerer Anästhesiezwischenfall.**

Spezielle Risiken der Narkose:
Übelkeit und Erbrechen sind seltener geworden. Lebensbedrohliche Zwischenfälle durch Einatmen von Erbrochenem, die eine intensivmedizinische Überwachung/Behandlung erfordern, sind sehr selten. Ein lebensbedrohlicher **krampfartiger Verschluss der Luftwege** kann vor allem bei Einleitung oder Beendigung der Narkose auftreten. Er lässt sich in der Regel jedoch mit einfachen Methoden beherrschen.

Äußerst selten steigt die Körpertemperatur infolge einer massiven, lebensbedrohlichen **Stoffwechselentgleisung** extrem an **(maligne Hyperthermie)**. Eine sofortige medikamentöse und intensivmedizinische Behandlung ist dann erforderlich.

Die Intubation/Anwendung der Larynxmaske kann vorübergehend **Schluckbeschwerden** und **Heiserkeit** verursachen. Sehr selten sind **Verletzungen** im Bereich von Rachen, Kehlkopf und Luftröhre sowie Stimmbandschädigungen mit **bleibenden Stimmstörungen** (Heiserkeit) und **Atemnot**. Es kann zu **Zahnschäden** und zum **Zahnverlust** kommen, insbesondere bei lockeren Zähnen. Bitte weisen Sie den Anästhesisten auf **wackelnde Zähne** hin!

Spezielle Risiken der Spinal- und Periduralanästhesie:
Starke **Kopfschmerzen** nach einer Spinalanästhesie, seltener nach einer Periduralanästhesie (PDA), können eine spezielle Behandlung (z.B. Einspritzung von Eigenblut in den Periduralraum, „blood patch") erfordern. Länger andauernde **Schmerzen im Bereich des Kreuzbeins** nach einer kaudalen PDA sind selten. Eine vorübergehende **Harnverhaltung** ist häufig; sie kann das Einlegen eines Blasenkatheters zur Blasenentleerung erforderlich machen.

Eine direkte **Verletzung des Rückenmarks** ist bei der Spinalanästhesie sowie bei der lumbalen und kaudalen PDA nahezu ausgeschlossen, da das Rückenmark in der Regel oberhalb der Injektionsstelle endet (vgl. Abb. 1).

Bleibende Lähmungen (im äußersten Fall Querschnittslähmung) als Folge von Blutergüssen, Entzündungen oder Nervenverletzungen sind extrem selten. Das Gleiche gilt für bleibende **Verschlechterungen des Hör- oder Sehvermögens** und eine **Hirnhautentzündung (Meningitis)**.

Spezielle Risiken der Armplexusanästhesie:
Gelangt das Betäubungsmittel trotz aller Sorgfalt in ein Blutgefäß, so kann es sich über weitere Körperregionen ausbreiten, einen **Krampfanfall** auslösen, das Bewusstsein ausschalten und schwerwiegende, in sehr seltenen Fällen auch lebensgefährliche **Herz- und Kreislaufreaktionen** verursachen. Sehr selten sind Einwirkungen des Betäubungsmittels auf das Halsrückenmark mit **schwerwiegenden Kreislaufreaktionen,** die eine Beatmung und intensivmedizinische Behandlung notwendig machen.

Blutergüsse bilden sich in aller Regel von selbst zurück. Ein länger anhaltendes „Kribbeln" des Armes (bei Streckbewegungen) oder eine **Gefühlsstörung im Arm oder Nacken** vergeht meist innerhalb von drei Monaten. **Bleibende Nervenschädigungen** (z.B. chronische Schmerzen) nach Nervenverletzungen, Blutergüssen oder Entzündungen sind selten und **bleibende Lähmungen** (z.B. des Stimmbandnervs oder des Zwerchfellnervs mit Behinderung der Atmung) sehr selten.

Vorübergehend kann ein **Wärmegefühl** im Gesicht und **Heiserkeit** auftreten, das **Augenlid kann hängen** und die **Atmung** etwas **erschwert** sein.

Dringt Luft in den Brustfellraum ein (Pneumothorax), kann sich dies durch **erschwerte Atmung** sowie **Schmerzen** in der Brust bemerkbar machen. Es kann dann erforderlich werden, die Luft abzusaugen.

Extrem selten kann es zu einer **Verletzung von Blutgefäßen** (Arterien oder Venen) kommen, die nahe der Einstichstelle verlaufen. Eine operative Behandlung und/oder Bluttransfusion kann dann erforderlich werden.

Bitte auf Seite 4 weiterlesen.

DIOmed-Aufklärungssystem. 11/05   An1K

→ Perforationslinie zum Abtrennen →

Neben- und Folgeeingriffe

Auch vorbereitende, begleitende oder nachfolgende Maßnahmen, z.B. Injektionen, Infusionen, das Legen einer Verweil-kanüle oder eines zentralen Venenkatheters, sind nicht frei von Risiken.

Trotz aller Sorgfalt, mit der Fremdblutkonserven, Plasmaderivate und andere Blutprodukte hergestellt werden, lässt sich bei ihrer Übertragung/Anwendung eine **Infektion,** z.B. sehr selten mit Hepatitis-Viren (Leberentzündung) und extrem selten mit HIV (AIDS) sowie evtl. auch mit den Erregern von BSE bzw. der neuen Variante der Creutzfeldt-Jakob-Erkrankung, nicht sicher ausschließen. Eine **Eigenblutübertragung** vermeidet solche Risiken. Die Eigenblut-spende eignet sich aber nur für bestimmte Operationen und einen Teil der Patienten. **Bitte fragen Sie, wenn Sie mehr dazu wissen möchten.**

Nach dem Eingriff wird Ihr Kind ggf. noch für einige Zeit auf der **Intensivstation** betreut. Zum Schutz vor Verletzungen kann eine Einschränkung der Bewegungsfreiheit (z.B. durch Bettgitter) nach der Prämedikation bzw. nach dem Eingriff bis zum Abklingen der Nachwirkungen der Anästhesie erforderlich werden.

Bitte unbedingt beachten!   Sofern ärztlich nicht anders angeordnet!

Vor dem Eingriff:

- **Bis zu 6 Stunden vor der Anästhesie** darf Ihr Kind noch eine kleine Mahlzeit (z.B. eine Scheibe Weißbrot mit Marmelade, ein Glas Milch) zu sich nehmen. Danach darf es **nichts mehr essen, nicht mehr rauchen und nichts mehr trinken!**
- Erlaubt sind jedoch **bis zu 2 Stunden vor der Anästhesie** 1-2 Gläser/Tassen <u>klare Flüssigkeit</u> ohne Fett und ohne feste Bestandteile (z.B. Mineralwasser, Limonade, Tee), aber **keine Milch** und **kein Alkohol!**
- **Kinder unter 1 Jahr** dürfen **bis zu 6 Stunden vor der Anästhesie** gefüttert werden und Vollmilch erhalten. **Bis zu 4 Stunden vor der Anästhesie** darf gestillt und **bis zu 2 Stunden vorher** Tee oder Wasser gegeben werden.
  Sagen Sie es uns, wenn Ihr Kind entgegen diesen Anweisungen doch etwas gegessen oder getrunken hat (Gefahr des Erbrechens)!
- Bis kurz vor dem Eingriff können benötigte Medikamente und Medikamente für die Narkosevorbereitung mit einem Schluck Wasser eingenommen werden.
- Fragen Sie den Anästhesisten, welche **Medikamente** eingenommen bzw. abgesetzt werden müssen.
- Kontaktlinsen, Zahnregulierungsspangen, Ringe, Schmuck (auch *Piercing*-Schmuck!), künstliche Haarteile müssen abgelegt und sicher aufbewahrt werden. Keine Gesichtscreme und Kosmetika (Make-up, Nagellack, etc.) verwen-den!

Oft wird am Vorabend und/oder kurz vor dem Eingriff ein Beruhigungsmittel (z.B. als Saft, Tablette, Zäpfchen oder sel-ten als Spritze) gegeben **(Prämedikation).**

Nach dem Eingriff:

Bitte verständigen Sie <u>sofort</u> den Arzt und informieren Sie ihn, dass eine Anästhesie durchgeführt wurde, wenn bei Ihrem Kind folgende Beschwerden auftreten:

- schwere Übelkeit, Erbrechen, Fieber, Schüttelfrost, erschwerte Atmung, Schmerzen in der Brust, Anzeichen von Lähmungen;
- Halsschmerzen, Heiserkeit, Sprechstörungen nach einer Narkose mittels Larynxmaske oder Intubation;
- Kopfschmerzen, Nackensteife, Rückenschmerzen, Missempfindungen (auch an der Einstichstelle) nach einer Spinal-/Periduralanästhesie.

Nach Beendigung der Anästhesie ist Ihr Kind noch nicht straßenfähig und unter Umständen noch nicht gehfä-hig. Holen Sie es nach einem ambulanten Eingriff bitte ab und stellen Sie für die ersten 24 Stunden seine häus-liche Betreuung sicher. Ihr Kind sollte am gleichen Tag unter Beaufsichtigung in der Wohnung bleiben.

Liebe Eltern: Bitte füllen Sie den Fragebogen **<u>vor</u> dem Aufklärungsgespräch** gewissenhaft aus. Wir helfen Ihnen bei Bedarf gerne dabei. <u>Bitte bringen Sie auch wichtige Untersuchungsbefunde mit.</u>

Wenigstens ein Elternteil sollte mit dem Kind zum Aufklärungsgespräch erscheinen. Falls Ihnen dies nicht möglich ist, werden wir Ihnen ggf. telefonisch die notwendigen Fragen stellen. Soweit möglich, werden wir das Anästhesieverfahren auch mit Ihrem Kind besprechen. Falls Sie **nicht** zum Aufklärungsgespräch kommen kön-nen, bestätigen Sie bitte mit Ihrer Unterschrift, dass Sie mit dem Anästhesieverfahren einverstanden sind, das Anästhesistin/Anästhesist wählen.

Unterschrift der Ärztin/des Arztes:

DIOmed-Aufklärungssystem. 11/05   An1K

Patientenname und -adresse:

Narkose/Regionalanästhesie Doku **An1K**
Kinder

Tel.-Nr. der Eltern privat: _____

Tel.-Nr. der Arbeitsstelle: _____

Wird vom Arzt ausgefüllt!

Vorgesehener Eingriff: _____

Anästhesie: _____

Termin: _____ ASA: _____

Fragebogen (Anamnese)
bitte vor dem Aufklärungsgespräch ausfüllen!

Bitte Zutreffendes ankreuzen,
unterstreichen bzw. ergänzen.   N = Nein   J = Ja

Alter: _____ Jahre   Geschlecht: ☐ weiblich ☐ männlich

Größe: _____ cm   Gewicht: _____ kg

War Ihr Kind ein Frühgeborenes?   N J

Welche Schwangerschaftswoche? _____

Geburtsgewicht: _____

War nach der Geburt eine **Atemhilfe** erforderlich?   N J

1. Wurde Ihr Kind in den letzten 4 Monaten   N J
   ärztlich behandelt? Weswegen?

   _____

   Hat es zzt. oder hatte es in den letzten 3 Wochen   N J
   einen **Infekt der oberen Luftwege?**

   Seit wann? _____

   Leidet es an einer **anderen Infektion?**   N J

   Wurde Ihr Kind in den letzten 14 Tagen **geimpft?**   N J

   Wogegen? _____
   (Bitte Impfpass vorlegen.)

   Traten Beschwerden auf?   N J

2. Nahm Ihr Kind in den vergangenen Tagen oder   N J
   Wochen **Medikamente** ein?

   Welche? _____

3. Wurde Ihr Kind schon einmal **operiert?**   N J
   (Bitte Eingriff und Jahr bezeichnen.)

   _____
   _____

4. Traten nach einer **früheren Narkose/Regionalan-**   N J
   ästhesie/örtlichen Betäubung Beschwerden auf?

   Welche? _____

Traten bei Blutsverwandten Besonderheiten im   N J
Zusammenhang mit einer Anästhesie auf?

5. Wurden Ihrem Kind schon einmal **Blut oder**   N J
   Blutbestandteile (Transfusion) übertragen?
   Gab es Komplikationen?   N J

6. Bestehen oder bestanden **folgende Erkrankungen**
   oder **Anzeichen dieser Erkrankungen?**

   Herz/Kreislauf: Ist die körperliche Leistungs-   N J
   fähigkeit eingeschränkt? Zeigt Ihr Kind Atemnot
   und Blauwerden bei Anstrengung? Herzfehler?
   Herzerkrankungen?

   oder _____
   (Bitte ggf. Herzpass vorlegen.)

   Atemwege/Lunge: Bronchitis, Asthma, Pseudo-   N J
   Krupp, Lungenentzündung, Tuberkulose, Schlafapnoe, Stimmbandlähmung

   oder _____

   Wann zuletzt? _____

   Leber/Nieren: Gelbsucht nach der Neugebore-   N J
   nenperiode, schwere Nierenfunktionsstörungen,
   Dialysepflicht

   oder _____

   Stoffwechsel: Diabetes, häufiges Erbrechen   N J

   oder _____

   Schilddrüse: Unter- oder Überfunktion, Kropf   N J

   oder _____

   Nerven: Nervenkrankheit, Krampfanfälle   N J
   (Epilepsie), häufige Kopfschmerzen

   oder _____

   Traten bei Fieber Zuckungen oder Krämpfe auf?   N J

   Psyche: Leidet Ihr Kind unter einem Aufmerksam-   N J
   keitsdefizit-/Hyperaktivitätssyndrom (ADHS)?

   oder _____

   Augen: Grüner Star, Kontaktlinsen, Schielen   N J

   Blut: Häufiges Nasenbluten, auffällig langes   N J
   Bluten nach Verletzungen, blaue Flecken auch
   ohne Verletzung bzw. nach leichter Berührung,
   Blutungsneigung bei Blutsverwandten

   oder _____

   Muskeln, Skeletterkrankungen: Muskelschwä-   N J
   che, Muskelerkrankungen, auch bei Blutsverwandten des Kindes

   oder _____

   Allergie (z.B. Heuschnupfen) oder **Überempfind-**   N J
   lichkeit gegen Nahrungsmittel, Medikamente, Iod,
   Pflaster, Latex (z.B. Luftballon, Gummihandschuhe)

   oder _____

7. **Andere Erkrankungen / Behinderungen?**   N J

   Chronische Schmerzen?   N J

   _____

DIOmed-Aufklärungssystem. 11/05 Empfohlen vom Berufsverband Deutscher Anästhesisten e.V. im Einvernehmen mit der Deutschen
Gesellschaft für Anästhesiologie und Intensivmedizin. Herausgeber: **Prof. W. Weißauer, Prof. K. Ulsenheimer** (Medizinrecht).
Autoren: **Prof. F.-J. Kretz, Prof. W. Weißauer.** Illustration: Atelier Gluska.
Copyright 2005 by DIOmed Verlags GmbH · An der Lohwiese 38 · D-97500 Ebelsbach · Telefon +49 (0) 95 22/ 94 35-0 · Telefax +49 (0) 95 22/ 94 35 35
www.diomed.de   Vervielfältigungen jeglicher Art, auch Fotokopieren, verboten.   Bestell-Nr. 01/008

6

8. Hat Ihr Kind wackelnde oder kariöse **Zähne,** eine Regulierungsspange, Zahnprothese (z.B. Krone, Brücke)?   N   J

Zahnstatus (wird vom Arzt ausgefüllt)

8	7	6	5	4	3	2	1	1	2	3	4	5	6	7	8
			V	IV	III	II	I	I	II	III	IV	V	Milch-		

Re   V   IV III   II   I | I   II III IV   V ⌐ zähne   **Li**

8	7	6	5	4	3	2	1	1	2	3	4	5	6	7	8

e = ersetzte Zähne   c = kariöse Defekte
k = Krone   f = fehlende Zähne
b = Brücke   z = zerstörte Zähne

9. Raucht Ihr Kind?   N   J

Wieviel täglich? _____

Ist Ihr Kind **Passivraucher?**   N   J

10. Nimmt oder nahm Ihr Kind **Drogen?**   N   J

Welche? _____

11. Sonstige Umstände, die Ihnen wichtig erscheinen?

Zusatzfragen für ambulante Eingriffe

1. Wer kümmert sich in den ersten 24 Stunden zu Hause um Ihr Kind?
Name, Alter: _____

2. Ist eine **ständige Betreuung** gewährleistet?   N   J

3. Verfügen Sie über ein Telefon?   N   J
Tel.Nr.: _____

4. Ist die Wohnung von unserer Praxis/Klinik oder von der Praxis des Hausarztes innerhalb von 15 Minuten erreichbar?   N   J

5. Steht Ihnen ein Auto mit Fahrer zur Verfügung oder ist ein Taxi schnell erreichbar?   N   J

6. Hausarzt / überweisender Arzt: _____
Name

Straße _____ PLZ/Ort _____

Tel.Nr. _____

Dokumentation des Aufklärungsgesprächs

Zutreffendes bitte ankreuzen, unterstreichen bzw. ergänzen.

☐ Den **Aufklärungsbogen** habe ich gelesen und verstanden. Ich konnte im Aufklärungsgespräch alle mich interessierenden Fragen stellen. Sie wurden vollständig und verständlich beantwortet.
Die Fragen zur **Krankenvorgeschichte (Anamnese)** habe ich nach bestem Wissen beantwortet.

☐ Den **abgetrennten Info-Teil** bzw. ☐ ein **Zweitstück des Bogens** habe ich zum Mitnehmen und Aufbewahren erhalten.
Die **Verhaltenshinweise** werde ich beachten.

Vermerke der Ärztin/des Arztes (Name) _____ **zum Aufklärungsgespräch:**

Erörtert wurden z.B.: das Anästhesieverfahren, Vor- und Nachteile gegenüber anderen Verfahren, mögliche Komplikationen, Risiken spezieller Verfahren, risikoerhöhende Besonderheiten, Neben- und Folgeeingriffe (z.B. Legen eines Katheters, Bluttransfusion, Eigenblutspende) sowie (bitte hier auch etwaige Änderungen des Info-Teils vermerken):

_____

_____

_____

_____

Einwilligung

Wir haben uns unsere Entscheidung gründlich überlegt; wir benötigen keine weitere Überlegungsfrist.

Für den Eingriff (bitte bezeichnen) _____ **willigen wir ein** in eine:

☐ **Maskennarkose**   ☐ **Intubationsnarkose**   ☐ **Larynxmaske**
☐ **Lumbale Periduralanästhesie**   ☐ **Kaudale Periduralanästhesie**
☐ **Spinalanästhesie**   ☐ **Armplexusanästhesie**   ☐ **Spezielles Verfahren:** _____
und in notwendige Änderungen/Erweiterungen des Anästhesieverfahrens sowie in erforderliche Neben- und Folgeeingriffe.

Falls Sie bestimmte einzelne Maßnahmen oder Verfahren ablehnen, bitte bezeichnen: _____

Datum, Uhrzeit _____ Mutter/Vater/Sorgeberechtigte* _____ Ärztin/Arzt _____

Weiterer Eingriff

Wir sind einverstanden, dass folgender weiterer Eingriff

_____ in _____ erfolgt.
(bitte Eingriff bezeichnen)   (bitte Anästhesieverfahren bezeichnen)

Datum, Uhrzeit _____ Mutter/Vater/Sorgeberechtigte* _____ Ärztin/Arzt _____
* Unterschreibt ein Elternteil allein, erklärt er mit seiner Unterschrift zugleich, dass ihm das Sorgerecht allein zusteht, oder dass er im Einverständnis mit dem anderen Elternteil handelt.

DIOmed-Aufklärungssystem. **11/05**   An1K

S

Info **An8**   Klinik / Praxis:

Narkose bei herzchirurgischen Eingriffen

Empfohlen von der
Deutschen Gesundheitshilfe e.V.

Bitte <u>vor</u> dem Aufklärungsgespräch lesen und den Fragebogen ausfüllen!

Sehr geehrte Patientin, sehr geehrter Patient!

Der bei Ihnen geplante herzchirurgische Eingriff erfordert eine Narkose. Dieser Informationsbogen soll Sie auf das **Aufklärungsgespräch** mit der Narkoseärztin/dem Narkosearzt (Anästhesistin/Anästhesist) vorbereiten, in dem auch Ihre Fragen beantwortet werden.

Die Narkose

schaltet Bewusstsein und Schmerzempfinden aus und erzeugt einen schlafähnlichen Zustand.

Vor Einleitung der Narkose legen wir eine Kanüle in eine Vene (meist an Hand oder Unterarm), über die wir die Narkosemittel einspritzen.

Nachdem Sie eingeschlafen sind, führen wir einen Beatmungsschlauch **(Tubus)** in die Luftröhre ein. Dieser sichert die Beatmung mit Sauerstoff und verhindert weitgehend das Einatmen von Speichel oder Mageninhalt während der Narkose.

Während der Operation wird die Narkose durch die dosierte Gabe von Narkosemitteln über den Venenkatheter **(intravenöse Narkose),** durch die Beimischung gasförmiger Narkosemittel in die Atemluft **(Inhalationsnarkose)** über den Tubus oder durch eine Kombination beider Verfahren **(balancierte Anästhesie)** aufrecht erhalten und gesteuert.

Die Überwachungsmaßnahmen

Während der Narkose gehören die Überwachung und Aufrechterhaltung der lebenswichtigen Körperfunktionen, insbesondere der Atmung und der Herz-Kreislauf-Funktion, zu den wesentlichen Aufgaben des Sie betreuenden Anästhesieteams. Deshalb leiten wir <u>vor</u> und <u>während</u> der Narkose eine Reihe von **Überwachungsmaßnahmen** ein, die wir bis zum Ende der Narkose durchführen. Diese helfen uns, schwierige Situationen und Komplikationen, die sich aus dem herzchirurgischen Eingriff und aus der Narkose ergeben können, schnellstmöglich zu erkennen und darauf zu reagieren.

<u>Vor der Narkose:</u>

Zur Aufzeichnung des EKGs werden Elektroden angelegt und es wird mit einem klammerähnlichen Fühler (Sensor) an einem Finger die Sauerstoffsättigung im Blut überwacht.

Der arterielle Katheter

wird in die Schlagader der Hand oder der Leiste gelegt, um den Blutdruck kontinuierlich direkt im Blut zu messen und in regelmäßigen Abständen Blut zur Bestimmung des Sauerstoffgehaltes und anderer Werte abzunehmen. Die Blutdruckkurve und die Blutdruckwerte werden fortlaufend am Monitor angezeigt, so dass Änderungen sofort wahrgenommen werden können.

<u>Während der Narkose:</u>

Der Zentrale Venenkatheter (ZVK, Kavakatheter)

ist ein dünner Kunststoffschlauch (vgl. Abb. 1), den wir während der Narkose in eine Halsvene oder in die Vene unterhalb des Schlüsselbeins einführen. Die Katheterspitze wird bis in die obere Hohlvene (Vena cava) vorgeschoben und ihre Lage durch eine EKG-Ableitung oder eine Röntgen(kontrast)aufnahme kontrolliert.

DIOmed-Aufklärungssystem. `01/05` Empfohlen vom Berufsverband Deutscher Anästhesisten e.V. im Einvernehmen mit der Deutschen Gesellschaft für Anästhesiologie und Intensivmedizin. Herausgeber: **Prof. W. Weißauer, Prof. K. Ulsenheimer** (Medizinrecht). Autoren: **PD Dr. U. Schirmer, Prof. W. Weißauer.** Illustration: Atelier Gluska
Copyright 2005 by DIOmed Verlags GmbH · An der Lohwiese 38 · D-97500 Ebelsbach · Telefon (0 95 22) 94 35-0 · Telefax (0 95 22) 94 35 35.
www.diomed.de   **Vervielfältigungen jeglicher Art, auch Fotokopieren, verboten.**   Bestell-Nr. 01/018

Service

Der Zentrale Venenkatheter ermöglicht es,
- den venösen Blutdruck (zentralen Venendruck) kontinuierlich zu messen
- Blut aus den Venen abzunehmen
- Flüssigkeitsverluste auszugleichen und
- Medikamente sowie Lösungen zur künstlichen Ernährung nach der Operation zu infundieren.

Die beiden folgenden Überwachungsmaßnahmen werden nicht in jedem Fall eingesetzt. Falls sie bei Ihnen vorgesehen sind, kreuzen wir sie im Kästchen an:

☐ **Der Lungenarterienkatheter (Pulmonaliskatheter)**
ist ein dünner Kunststoffschlauch mit eingebautem Temperaturfühler und einem kleinen aufblasbaren Ballon an der Spitze. Er wird während der Narkose in eine Halsvene oder in die Vene unterhalb des Schlüsselbeins eingeführt (vgl. Abb. 1) und unter Kontrolle der Druckkurve oder unter Röntgenkontrolle mit dem Blutstrom über den rechten Herzvorhof und die rechte Herzkammer in die Lungenarterie eingeschwemmt.

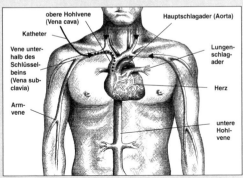

Abb. 1: **Zentraler Venenkatheter**
▶ Mögliche Einführungsstellen des Katheters

Er ermöglicht es,
- den Blutdruck im rechten Herzen und in der Lungenarterie zu messen
- die Pumpleistung des Herzens zu überwachen
- verschiedene wichtige Funktionswerte des Lungenkreislaufs und Körperkreislaufs zu bestimmen
- Veränderungen und evtl. auftretende Störungen der Herz-Kreislauf- und/oder Lungenfunktion schnellstmöglich zu erkennen sowie
- die Wirkung kreislaufunterstützender Medikamente zu überwachen und intensivmedizinische Maßnahmen zu steuern.

☐ **Die Ultraschalluntersuchung des Herzens (TEE, Transösophageale Echokardiographie)**
Eine biegsame Sonde mit Ultraschallkopf wird über den Rachen in die Speiseröhre eingeführt

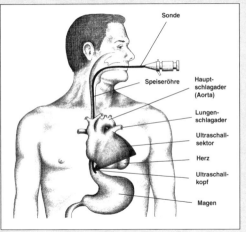

Abb. 2: **Ultraschalluntersuchung des Herzens (TEE)**

(vgl. Abb. 2). Die Darstellung in verschiedenen Bildebenen ermöglicht eine genaue und zuverlässige Beurteilung des Herzens und der von ihm ausgehenden großen Schlagadern sowie ihres Funktionszustandes (Pumpfunktion, Klappenfunktion, Füllungszustand, Herzklappenveränderungen, Blutgerinnsel u.a.).

Der Blasenkatheter
wird durch die Harnröhre in die Blase vorgeschoben. Er dient der Überwachung der Urinproduktion, die Rückschlüsse auf die Herz-Kreislauf-Funktion zulässt.

Allgemeine Risiken
Keine Narkose und keine Überwachungsmaßnahme ist ohne Risiken. Auch bei medizinischen Routinemaßnahmen, wie dem **Legen von Kanülen,** die nahezu jeder Patient aus eigener Erfahrung kennt, lassen sich Komplikationen nicht völlig ausschließen.

Blutergüsse und stärkere Blutungen im Bereich der Einstichstelle, die einer Behandlung bedürfen, sind selten. Kommt es zu einer **Entzündung** mit Rötung, Überwärmung und Schmerzen an der Einstichstelle und/oder in der Vene, wird die Kanüle entfernt. Vorübergehende oder bleibende **Nervenschäden** (z.B. Missempfindungen, Berührungsempfindlichkeit) durch das Legen von Kanülen sind selten, bleibende **Lähmungen** nach Nervenverletzung, nach Blutergüssen oder nach schwerwiegenden Entzündungen sind extrem selten.

Spezielle Risiken der Narkose

Als Folge der **Intubation** können vorübergehend **Schluckbeschwerden** und **Heiserkeit** auftreten. Sehr selten sind **Verletzungen** im Bereich von Rachen, Kehlkopf und Luftröhre sowie Stimmbandschädigungen mit **bleibenden Stimmstörungen** (Heiserkeit) und Atemnot. Es kann zu **Zahnschäden** und zum **Zahnverlust** kommen, insbesondere bei lockeren Zähnen.

Übelkeit und Erbrechen nach einer Narkose und lebensbedrohende Zwischenfälle durch Einatmen von Erbrochenem (**Aspiration**), die eine intensivmedizinische Behandlung erfordern, sind in der Herzchirurgie sehr selten. Selten kommt es zu einem **krampfartigen Verschluss der Luftwege,** der sich in der Regel beherrschen lässt.

Haut- und **Gewebeschäden** durch die Lagerung auf dem Operationstisch sowie **Nervenschäden und Lähmungen an Armen und Beinen** durch Druck, Zerrung oder Überstreckung während der Narkose lassen sich nicht absolut sicher ausschließen; sie bilden sich meist innerhalb weniger Monate zurück, können sehr selten aber auch von Dauer sein.

Unerwünschte Nebenwirkungen von Betäubungs- und Schmerzmitteln oder anderen Medikamenten treten vor allem bei Vor- und Begleiterkrankungen sowie bei Überempfindlichkeiten/Allergien auf, nach denen wir in der Anamnese fragen. **Schwerwiegende Unverträglichkeitsreaktionen und andere lebensbedrohende Komplikationen** (z.B. Herz-Kreislauf- bzw. Atemstillstand, Organschäden, Stoffwechselentgleisung bei maligner Hyperthermie), sind bei <u>allen</u> Betäubungsverfahren äußerst selten, selbst bei Patienten in hohem Lebensalter, in schlechtem Allgemeinzustand und mit Begleiterkrankungen. Bei Zehntausenden Anästhesien ereignet sich nur <u>ein</u> folgenschwerer Anästhesiezwischenfall.

Risiken der Überwachungsmaßnahmen

Auch Überwachungsmaßnahmen sind nicht frei von Risiken. Diese wiegen jedoch sehr viel weniger schwer als die Gefahr, dass eine Herz-Kreislauf-Störung nicht rechtzeitig erkannt bzw. nicht optimal behandelt werden kann.

Spezielle Risiken des arteriellen Katheters

Bei der Gefäßpunktion oder beim Vorschieben des arteriellen Katheters können sich Ablagerungen von der Gefäßwand ablösen. Verschließen sie ein Blutgefäß (**arterielle Embolie**), so kann dies sehr selten zu **Durchblutungsstörungen** im betroffenen Gefäßgebiet führen, die extrem selten eine Operation am Gefäß notwendig machen. Sehr selten kann auch der im Gefäß liegende Katheter ein Blutgerinnsel oder eine Durchblutungsstörung verursachen; er muss dann entfernt werden.

Zieht sich eine Arterie bei der Punktion zusammen (Gefäßspasmus), kann dies die Durchblutung einschränken. Der Katheter wird dann entfernt und an einer anderen Stelle gelegt.

Spezielle Risiken des zentralen Venenkatheters und Lungenarterienkatheters

Bei der Punktion einer zentralen Vene zur Einführung dieser Katheter kann es zu **Gefäßverletzungen** oder zur **Verletzung der Pleurahöhle** (Raum zwischen Rippenfell und Lungenfell) kommen. Dies führt selten zu **stärkeren Blutungen** und **größeren Blutergüssen,** sehr selten zu **Schluckbeschwerden** und **Atemstörungen.** Ansammlungen von Blut oder Flüssigkeit in der Pleurahöhle (**Hämatothorax**) bzw. in die Pleurahöhle eindringende Luft (**Pneumothorax**) lassen sich meist komplikationslos absaugen.

Trotz aller Sorgfalt lässt sich nicht ausschließen, dass in Einzelfällen bei der venösen Punktion am Hals unbeabsichtigt eine Arterie punktiert wird. Sehr selten werden dadurch arteriosklerotische Ablagerungen abgelöst. Dies kann **Durchblutungsstörungen,** z.B. im Gehirn (Schlaganfall), zur Folge haben. **Bleibende Lähmungen** (im äußersten Fall Halbseitenlähmung), **Seh-, Hör-** oder **Sprachstörungen** sind sehr selten. Die medikamentöse Auflösung des Gerinnsels oder eine Operation können dann erforderlich werden.

Verletzungen von Nerven, die zu Atemstörungen, Heiserkeit oder Gefühls- und Bewegungsstörungen im Arm oder zu einem hängenden Augenlid führen können, sind sehr selten.

Selten wird beim Einführen und Vorschieben eines Katheters die **Gefäßwand** und sehr selten die **Herzwand** oder eine der **Herzklappen** verletzt oder durchstoßen (Perforation).

Bitte auf Seite 4 weiterlesen.

→ Perforationslinie zum Abtrennen

→

Infektionen können extrem selten zu einer **allgemeinen Blutvergiftung** (Sepsis) oder zur **Entzündung der Herzinnenhaut** (Endokarditis) führen.

Insbesondere bei längerer Liegedauer (z.B. im Rahmen der Intensivbehandlung) können Blutgerinnsel (**Thromben**) entstehen, die den Flüssigkeitsabstrom aus dem Arm behindern (Ödem). Löst sich ein Blutgerinnsel von der Gefäßwand ab und verschließt ein Blutgefäß, das die Lunge versorgt, kann selten eine lebensgefährdende **Lungenembolie** auftreten. Auch Luft, die beim Einführen des Katheters in die Vene eindringt, kann einen Gefäßverschluss herbeiführen (**Luftembolie**). Die Lungenembolie erfordert eine Behandlung auf der Intensivstation und evtl. die medikamentöse Auflösung oder die operative Entfernung des Gerinnsels.

Sehr selten machen Knotenbildungen oder ein unbeabsichtigtes Annähen des Katheters einen Eingriff zur Entfernung des Katheters notwendig.

Spezielle Risiken der transösophagealen Echokardiographie

Beim Einführen der Sonde kann eine leichte **Schleimhautblutung** in Rachen und Speiseröhre auftreten. Nach der Operation kann es selten zu **Hals- und Schluckbeschwerden** kommen. **Zahnschäden** oder **Zahnverluste, Kehlkopfverletzungen** oder eine **Verletzung oder Durchstoßung der Speise- oder Luftröhre** sind sehr selten.

Spezielle Risiken des Blasenkatheters

Das Legen eines **Blasenkatheters** kann zu einer **Verletzung, Infektion** oder zu einer **Verengung der Harnröhre** führen und u.U. eine Behandlung mit Antibiotika oder eine Operation erfordern.

Weitere Maßnahmen, Neben- oder Folgeeingriffe

Bitte willigen Sie auch in jetzt noch nicht vorhersehbare begleitende oder nachfolgende Maßnahmen ein, die sich während der Narkose als notwendig oder sinnvoll erweisen können.

Bluttransfusionen können vor, während und nach der Operation notwendig werden, um die lebensnotwendigen Funktionen aufrecht zu erhalten. Trotz aller Sorgfalt, mit der Fremdblutkonserven, Plasmaderivate und andere Blutprodukte hergestellt werden, lässt sich bei ihrer Übertragung/Anwendung eine **Infektion**, z.B. sehr selten mit Hepatitis-Viren (Leberentzündung) und extrem selten mit HIV (AIDS) sowie evtl. auch mit den Erregern von BSE bzw. der neuen Variante der Creutzfeldt-Jakob-Erkrankung, nicht sicher ausschließen.

Mit einer **Eigenblutspende** können, soweit sie ausreicht, diese Risiken vermieden werden; sie eignet sich aber nur für bestimmte Operationen und einen Teil der Patienten und ist ebenfalls nicht frei von Risiken.

Bitte fragen Sie, wenn Sie mehr dazu wissen möchten.

Bitte unbedingt beachten!   Sofern ärztlich nicht anders angeordnet!

<u>Vor dem Eingriff</u>

- **Bis zu 6 Stunden vor der Anästhesie** dürfen Sie noch eine kleine Mahlzeit (z.B. eine Scheibe Weißbrot mit Marmelade, ein Glas Milch) zu sich nehmen. Danach **nicht mehr essen, rauchen und trinken,** ausgenommen
- **bis zu 2 Stunden vor der Anästhesie** 1-2 Gläser / Tassen <u>klare</u> **Flüssigkeit ohne Fett und ohne feste Bestandteile** (z.B. Mineralwasser, Limonade Tee, Kaffee), jedoch keine Milch und keinen Alkohol.
  Sagen Sie es uns, wenn Sie entgegen dieser Anweisungen doch etwas gegessen / getrunken haben.
- Am Vorabend und/oder kurz vor dem Eingriff erhalten Sie ein Medikament zur Vorbereitung auf die Narkose (**Prämedikation**).
- Am Morgen des Operationstags bekommen Sie von der Station die Medikamente, die Sie mit einem Schluck Wasser noch einnehmen sollen. Nehmen Sie bitte keine eigenen Medikamente zusätzlich ein!
- Kontaktlinsen, herausnehmbaren Zahnersatz, Ringe, Schmuck (auch *Piercing*-Schmuck!), künstliche Haarteile ablegen und sicher aufbewahren. Keine Gesichtscreme und Kosmetika (Make-up, Nagellack etc.) verwenden!

Individuelle Besonderheiten werden wir am Vorabend mit Ihnen besprechen.

<u>Nach dem Eingriff</u>

kommen Sie zur lückenlosen Überwachung, Aufrechterhaltung und Wiederherstellung lebenswichtiger Körperfunktionen auf die **Intensivstation.** Einzelheiten werden wir mit Ihnen besprechen.

Patientenname und -adresse:

6. Für Patientinnen: Könnte möglicherweise eine **Schwangerschaft** bestehen? [N] [J]

7. Bestehen oder bestanden folgende **Erkrankungen** oder **Anzeichen dieser Erkrankungen?**

Herz/Kreislauf: Rhythmusstörungen, Schwindel, hoher oder niedriger Blutdruck, Bewusstlosigkeit [N] [J]

oder _____

Gefäße: Krampfadern, Thrombosen, Durchblutungsstörungen, Schlaganfall [N] [J]

oder _____

Atemwege/Lunge: chronische Bronchitis, Asthma, Lungenentzündung, Tbc, Lungenblähung, Schlafapnoe [N] [J]

oder _____

Leber: Gelbsucht, Leberverhärtung, Fettleber, Gallensteine [N] [J]

(Arzt-Box, linke Spalte:)
Wird vom Arzt ausgefüllt

Vorgesehener Eingriff: _____

Anästhesie: _____

Termin: _____ ASA: _____

Fragebogen (Anamnese)
bitte vor dem Aufklärungsgespräch ausfüllen!

Alter: _____ Jahre   Geschlecht: ☐ weiblich ☐ männlich

Größe: _____ cm   Gewicht: _____ kg

Ausgeübter Beruf:

Bitte Zutreffendes ankreuzen, unterstreichen bzw. ergänzen.   [N] = Nein   [J] = Ja

1. **Ärztliche Behandlung** in letzter Zeit? [N] [J] Weswegen?

_____

Besteht zzt. eine **Erkältung?** [N] [J]

Traten in den letzten vier Wochen **Durchfall** und/oder **Erbrechen** auf? [N] [J]

Liegt eine **andere Infektion** vor? [N] [J]

2. Einnahme **gerinnungshemmender Medikamente** in den letzten Wochen? Z.B. Aspirin®, ASS®, Marcumar®, Ticlopidin, Clopidogrel [N] [J]
oder

_____

Regelmäßige Einnahme **anderer Medikamente?** [N] [J]
Z.B. Blutdruck-/Herzmedikamente, Schmerzmittel, „Antibabypille", Psychopharmaka, Antidiabetika
oder

_____

3. **Frühere Operationen?** [N] [J]
(Bitte Eingriff und Jahr bezeichnen.)

_____

4. Beschwerden (z.B. Lagerungsschäden) nach einer früheren Narkose / Regionalanästhesie / örtlichen Betäubung? [N] [J]

Welche? _____

Traten bei Blutsverwandten Besonderheiten im Zusammenhang mit einer Anästhesie auf? [N] [J]

5. Wurden schon einmal **Blut oder Blutbestandteile** übertragen (Transfusion)? [N] [J]

Wenn ja, wann? _____

Gab es Komplikationen? [N] [J]

---

oder _____

Nieren: erhöhte Kreatininwerte, Dialysepflicht, Nierenentzündung, Nierensteine [N] [J]

oder _____

Speiseröhre, Magen, Darm: Geschwür, Engstelle, Verdauungsstörungen, Sodbrennen, Refluxkrankheit [N] [J]

oder _____

Stoffwechsel: Zuckerkrankheit, Gicht [N] [J]

oder _____

Schilddrüse: Unter- oder Überfunktion, Kropf [N] [J]

oder _____

Skelettsystem: Gelenkerkrankungen, Rücken-/Bandscheibenbeschwerden, Schulter-Arm-Syndrom [N] [J]

oder _____

Nerven/Gemüt: Krampfanfälle (Epilepsie), Lähmungen, Depressionen, häufige Kopfschmerzen [N] [J]

oder _____

Augen: Grüner Star, Grauer Star, Kontaktlinsen [N] [J]

oder _____

Blut: Gerinnungsstörungen, auch bei Blutsverwandten, häufiges Nasenbluten, blaue Flecken auch ohne Verletzung bzw. nach leichter Berührung, Nachbluten nach Operationen [N] [J]

oder _____

Muskeln: Muskelschwäche, Muskelerkrankungen, auch bei Blutsverwandten [N] [J]

oder _____

Allergie (z.B. Heuschnupfen) oder **Überempfindlichkeit** gegen Nahrungsmittel, Fruchtzucker, Medikamente, Iod, Röntgenkontrastmittel, Pflaster, Latex (z.B. Gummihandschuhe) [N] [J]

oder _____

8. **Andere Erkrankungen** (z.B. chronische Schmerzen)? [N] [J]

_____

6

9. Lockere Zähne, Karies? [N] [J]

Zahnersatz (Prothese, Stiftzahn, Krone)? [N] [J]
Zahnstatus (wird vom Arzt ausgefüllt)

```
    8  7  6  5  4  3  2  1 │ 1  2  3  4  5  6  7  8
             V  IV III II  I │ I  II III IV  V
Re ─────────────────────────────────────────── Li
             V  IV III II  I │ I  II III IV  V
    8  7  6  5  4  3  2  1 │ 1  2  3  4  5  6  7  8
```

e = ersetzte Zähne   c = kariöse Defekte
k = Krone   f = fehlende Zähne
b = Brücke   z = zerstörte Zähne

10. Schwerhörigkeit? [N] [J]

Hörgerät? [N] [J]

11. Raucher/in? Wenn ja, was und wie viel täglich? [N] [J]

_____

12. Trinken Sie **Alkohol?** [N] [J]

Wenn ja, wie häufig? _____

Was und wie viel? _____

13. Häufige Einnahme von **Schlaf-** oder [N] [J]
Beruhigungsmitteln?

Welche? _____

14. Nehmen Sie oder nahmen Sie früher **Drogen** ein? [N] [J]

Welche? _____

15. Besonderheiten:
War Ihnen nach früheren Operationen übel [N] [J]
oder mussten Sie erbrechen?

Neigen Sie zu Übelkeit oder Erbrechen, z.B. auf [N] [J]
Flug- oder Schiffsreisen?

Dokumentation des Aufklärungsgesprächs

Zutreffendes bitte ankreuzen, unterstreichen bzw. ergänzen.

☐ Den **Aufklärungsbogen** habe ich gelesen und verstanden. Ich konnte im Aufklärungsgespräch alle mich interessierenden Fragen stellen. Sie wurden vollständig und verständlich beantwortet.
Die Fragen zur **Krankenvorgeschichte (Anamnese)** habe ich nach bestem Wissen beantwortet.

☐ Den **abgetrennten Info-Teil** bzw. ☐ ein **Zweitstück des Bogens** habe ich zum Mitnehmen und Aufbewahren erhalten.
Die **Verhaltenshinweise** werde ich beachten.

Vermerke der Ärztin / des Arztes (Name) _____ **zum Aufklärungsgespräch:**

Erörtert wurden z.B.: die Narkose, notwendige Überwachungsmaßnahmen, mögliche Komplikationen, Risiken spezieller Verfahren, risikoerhöhende Besonderheiten, Neben- und Folgeeingriffe (z.B. Bluttransfusion, Eigenblutspende) sowie (bitte hier auch etwaige Änderungen des Info-Teils vermerken):

_____
_____
_____
_____
_____
_____
_____
_____

Einwilligung

Ich habe mir meine Entscheidung gründlich überlegt; ich benötige keine weitere Überlegungsfrist. **Ich willige** für den Eingriff

(bitte bezeichnen) _____ **ein** in die

Narkose, in das Legen eines arteriellen Katheters, eines zentralen Venenkatheters und eines Blasenkatheters sowie in die nachfolgend angekreuzten Maßnahmen:

☐ **Lungenarterienkatheter**

☐ **Ultraschalluntersuchung des Herzens**

☐ andere Maßnahme (bitte bezeichnen): _____

Mit notwendigen Änderungen oder Erweiterungen des Anästhesieverfahrens sowie mit erforderlichen Neben- und Folgeeingriffen bin ich einverstanden.

Falls Sie bestimmte einzelne Maßnahmen ablehnen, bitte bezeichnen: _____

_____   _____   _____
Ort, Datum, Uhrzeit   Patientin / Patient bzw. Betreuer / Bevollmächtigter   Ärztin / Arzt

DIOmed-Aufklärungssystem. 01/05   An8

Patienteninformation zum Abtrennen!

Info **EA**   Praxis/Klinik:

Ambulante Eingriffe
- Untersuchung / Behandlung -

Sehr geehrte Patientin, sehr geehrter Patient, liebe Eltern!

Bitte kommen Sie am _____ pünktlich um _____ Uhr zur ambulanten Untersuchung/Behandlung. Über den Eingriff und die vorgesehene Anästhesie klären wir Sie gesondert auf.

Geplante Untersuchung/Behandlung: _____   Geplante Anästhesie: _____
(bitte bezeichnen)   (bitte bezeichnen)

Verspäten Sie sich, muss die Untersuchung/Behandlung möglicherweise abgesagt werden. Informieren Sie uns bitte rechtzeitig, wenn Sie verhindert sind oder sich Ihr Gesundheitszustand bzw. der Ihres Kindes verschlechtert hat.

Bitte mitbringen: ☐ Befundmitteilungen; ggf. Allergie-/Medikamentenpass   Aktuelle Laborwerte: ☐ Gerinnung

☐ Röntgenbilder _____   ☐ Ultraschallbilder _____   ☐ EKG   ☐ kleines Blutbild   ☐ Leberwerte

☐ Versichertenkarte   ☐ Überweisungsschein   ☐ Nierenwerte   ☐ Elektrolyte

☐ evtl. Aufklärungs-/Fragebögen, die Sie zum Lesen/Ausfüllen erhielten   ☐ Sonstiges: _____

☐ Sonstiges: _____

Bitte unbedingt beachten!   Sofern ärztlich nicht anders angeordnet!

Eingriffe dürfen **ambulant** nur dann durchgeführt werden, wenn sich dadurch das Risiko für den Patienten nicht erhöht. Dazu gehört auch die Prüfung, ob Sie/Ihr Kind nach dem Eingriff verkehrstauglich und/oder pflegebedürftig sind.

Das Kästchen ☒ **„Rückkehr nach Hause"** kreuzen wir an, wenn damit zu rechnen ist, dass Sie/Ihr Kind wegen der Nachwirkungen des Eingriffs und/oder der Betäubungs-/Schmerz-/Beruhigungsmittel oder anderer Medikamente bei der Entlassung nicht verkehrstauglich sind. Ihre Reaktionen sind verzögert, auch wenn Sie dies selbst nicht wahrnehmen. Deshalb muss eine erwachsene Begleitperson Sie/Ihr Kind abholen. Diese Person sollte sich während der Fahrt um Ihr Kind kümmern können und nicht zugleich das Fahrzeug steuern. Sie/Ihr Kind dürfen **24 Stunden** lang nicht aktiv am Straßenverkehr teilnehmen, auch nicht als Fußgänger/Radfahrer, und sollten für **24 Stunden** nicht an laufenden Maschinen arbeiten, keinen Alkohol trinken und keine wichtigen Entscheidungen treffen oder Verträge abschließen.

Ist das Kästchen ☒ **„Häusliche Pflege / Ärztliche Hilfe"** angekreuzt, so müssen Sie/Ihr Kind zu Hause mindestens 24 Stunden lang betreut werden. Kinder müssen in dieser Zeit beaufsichtigt werden; sie dürfen – auch beim Spielen – keinen Gefahren und größeren Belastungen ausgesetzt werden.

Zu Ihrer eigenen Sicherheit führen wir die Untersuchung/Behandlung nur dann ambulant durch, wenn Sie die folgenden Fragen eindeutig positiv beantworten können:

EA 12/05

EA 12/05

AOK	LKK	BKK	IKK	VdAK	AEV	Knappschaft

Name, Vorname des Versicherten/Privatpatienten

geb. am

Kassen-Nr.   Versicherten-Nr.   Status

Vertragsarzt-Nr.   VK gültig bis   Datum

☐ **Rückkehr nach Hause** (Bitte Zutreffendes ankreuzen)

☐ Eine erwachsene Begleitperson holt mich ab.

Name und Lebensalter

☐ Ein Taxi holt mich ab. Der Fahrer begleitet mich bis zur Haustüre.

☐ Bitte rufen Sie ein Taxi, das mich auf meine Kosten nach Hause bringt.

☐ Falls ich mit dem eigenen PKW komme, gebe ich den Schlüssel am Empfang ab mit der Weisung, ihn nur an die Begleitperson herauszugeben, die mich abholt.

Empfohlen von der Deutschen Gesundheitshilfe e.V.

☐ **Häusliche Pflege / Ärztliche Hilfe**   Doku **EA**

1. Wo sind Sie in den ersten 24 Stunden nach dem Eingriff ständig erreichbar?

_____

Ort, Straße, Hausnummer

_____

Tel.-Nr.

2. Wer betreut Sie in dieser Zeit ständig?

_____

Name und Lebensalter

3. Innerhalb welcher Zeit sind Sie von unserer Praxis/Klinik oder von der Praxis des Hausarztes aus erreichbar? _____ **Minuten**

4. Wie lange brauchen Sie, um das nächstgelegene Krankenhaus zu erreichen? _____ **Minuten**

5. Steht Ihnen ein Auto mit Fahrer zur Verfügung oder ist ☐ Ja ☐ Nein ein Taxi schnell erreichbar?

6. **Hausarzt/überweisender Arzt:** _____

Name

_____

Ort   Straße

_____

Tel.-Nr.

Dokumentation

DIOmed-Aufklärungssystem. 12/05 Empfohlen vom Berufsverband Deutscher Anästhesisten e.V. im Einvernehmen mit der Deutschen Gesellschaft für Anästhesiologie und Intensivmedizin sowie vom Berufsverband der Deutschen Chirurgen.
Herausgeber: Prof. W. Weißauer, Prof. K. Ulsenheimer (Medizinrecht). Autor: Prof. W. Weißauer.
Copyright 2005 by DIOmed Verlags GmbH · An der Lohwiese 38 · D-97500 Ebelsbach · Telefon (095 22) 94 35-0 · Telefax (095 22) 94 35 35.
DIOmed   www.diomed.de   Vervielfältigungen jeglicher Art, auch Fotokopieren, verboten.   Bestell-Nr. 01/010

Bitte unbedingt beachten!   **Sofern ärztlich nicht anders angeordnet!**

<u>Vor der Untersuchung/Behandlung:</u>

– Bis zu **6 Stunden** vor dem Eingriff dürfen Sie/darf Ihr Kind noch eine kleine Mahlzeit (z.B. eine Scheibe Weißbrot mit Marmelade, ein Glas Milch) zu sich nehmen. Danach **nichts mehr essen, nicht mehr rauchen und nichts mehr trinken!** Erlaubt sind jedoch bis zu **2 Stunden** vor dem Eingriff 1-2 Gläser/Tassen <u>klare Flüssigkeit</u> ohne Fett und ohne feste **Bestandteile** (z.B. Mineralwasser, Limonade, Tee), aber **keine Milch** und **kein Alkohol!** Kinder unter 1 Jahr dürfen bis zu **6 Stunden** vor dem Eingriff gefüttert werden und Vollmilch erhalten. Bis zu **4 Stunden** vor dem Eingriff darf gestillt und bis zu **2 Stunden** vorher Tee oder Wasser gegeben werden. Sagen Sie es uns, wenn Sie bzw. Ihr Kind entgegen diesen Anweisungen doch etwas gegessen/getrunken haben!

– Fragen Sie die Ärzte, welche **Medikamente** Sie/Ihr Kind einnehmen bzw. absetzen müssen.

– Kontaktlinsen, herausnehmbaren Zahnersatz, Schmuck/Piercing, künstliche Haarteile ablegen und sicher aufbewahren. Keine Gesichtscreme und Kosmetika (Make-up, Nagellack etc.) verwenden!

– Bequeme, lockere Kleidung (Jogginganzug, Schlafanzug/Nachthemd) mitbringen; Blase kurz vor dem Eingriff entleeren.

<u>Nach der Untersuchung/Behandlung:</u>

Ggf. verordnete Medikamente einnehmen (Name und Dosierung): _____

– Ab _____ Stunden kann schluckweise getrunken werden (z.B. Tee). Ab _____ Stunden ist leichte Kost erlaubt.

– **Bettruhe** ist ☐ erforderlich ☐ nicht erforderlich.

– Wurde eine **Drainage** (Kunststoffschlauch) gelegt, damit Wundsekret abfließen kann, die Menge in der Auffangflasche bitte regelmäßig kontrollieren. Drainageschläuche keinesfalls selbst entfernen!

– Bei einem **festen Verband** (z.B. Gips) das betroffene Bein/den Arm zunächst längere Zeit hochlagern; danach möglichst oft für kürzere Zeit. Zur Verbesserung der Durchblutung und um Funktionsstörungen vorzubeugen, die gipsfreien Gelenke regelmäßig bewegen und die Muskeln unter dem Verband an- und entspannen. **Verband nicht selbst entfernen!**

– **Sonstige Hinweise:** _____

Bei Komplikationen sofort den Arzt verständigen, insbesondere bei Übelkeit, Erbrechen, auffallender Blässe, Fieber (über 38°C), Schüttelfrost, Nackensteife, erschwerter Atmung, außergewöhnlichen Schmerzen, Nachblutungen, starken Kopfschmerzen, Blau- oder Weißverfärbung von Fingern bzw. Zehen im festen Verband, Schwellungen, Gefühlsstörungen (z.B. Kribbeln, Taubheitsgefühl), Anzeichen von Lähmungen oder Krämpfen oder:

_____

Sie erreichen mich: ☎ _____   ☎ _____
             (Praxis/Klinik)   (privat)

Meinen Vertreter: ☎ _____   ☎ _____
             (Name, Praxis/Klinik)   (privat)

Aufklärung / Einwilligung   Ambulante Eingriffe

☐ Nach **gründlicher Überlegung** bin ich damit einverstanden, dass der vorgesehene Eingriff **ambulant** durchgeführt wird. Über Vor- und Nachteile der ambulanten gegenüber der stationären Behandlung wurde ich aufgeklärt. Meine Fragen wurden vollständig und verständlich beantwortet. Auch mit einem eventuell notwendigen Wechsel zur stationären Behandlung bin ich einverstanden. Ich habe die Fragen zur Rückkehr nach Hause und zur häuslichen Betreuung nach bestem Wissen beantwortet.

☐ Die abgetrennte Patienteninformation habe ich zum Mitnehmen und Aufbewahren erhalten. Die Verhaltenshinweise werde ich befolgen. Die Praxis/Klinik werde ich erst nach der ärztlichen Abschlussuntersuchung verlassen.

Vermerke der Ärztin/des Arztes zum Aufklärungsgespräch: _____

_____

_____

_____

Ort, Datum, Uhrzeit	**Patientin/Patient bzw. Betreuer/Bevollmächtigter/Sorgeberechtigte***	**Ärztin / Arzt**

☐ Wenn das Kästchen „Rückkehr nach Hause" angekreuzt ist: Bei der Abschlussuntersuchung wurde die Patientin/der Patient noch einmal ausdrücklich darauf hingewiesen, dass sie/er 24 Stunden nicht aktiv am Straßenverkehr teilnehmen darf.

Datum, Uhrzeit	**Ärztin / Arzt**

* Unterschreibt ein Elternteil allein, erklärt er mit seiner Unterschrift zugleich, dass ihm das Sorgerecht allein zusteht, oder dass er im Einverständnis mit dem anderen Elternteil handelt.

DIOmed-Aufklärungssystem. 12/05   EA

S

**Institut für Anaesthesiologie
und Notfallmedizin I**
Chefarzt: Prof. Dr. med. Christian Madler
Tel. 0631/2031030
Fax 0631/2031922

Westpfalz-Klinikum GmbH
Standort I
✉ Westpfalz-Klinikum GmbH
67653 Kaiserslautern

Wichtige Information für unsere ambulanten Patienten

Sie haben sich für eine ambulante Operation entschieden, das heißt Sie werden die Nacht vor und nach dem Eingriff in ihrem eigenen Bett schlafen.
Über das Narkoseverfahren (Allgemeinanästhesie, Regionalanästhesie) wurden Sie gesondert aufgeklärt.
Für die Ambulante Behandlung möchten wir Sie bitten die nachfolgenden Verhaltensweisen zu beachten:

Vor dem Eingriff:
- ➢ Zur Operation müssen Sie nüchtern sein, d. h. Sie sollten 6 Stunden vor der Operation nichts mehr essen (auch kein Kaugummi), nichts trinken und nicht rauchen.
- ➢ Kinder unter 1 Jahr dürfen 6 Stunden vor dem Eingriff nichts mehr essen, bis 4 Stunden vorher darf Milch, bis 2 Stunden vorher klare Flüssigkeit (Tee, Wasser) gegeben werden.
- ➢ Medikamente sollten nur nach Rücksprache mit dem Operateur und dem Anästhesisten eingenommen werden.
- ➢ Bitte **kein** Make-up auflegen, Nagellack, Schmuck und Piercing vor der OP entfernen.
- ➢ Kontaktlinsen und herausnehmbaren Zahnersatz bitte sicher aufbewahren.

Nach dem Eingriff:
Durch die Medikamente, die Sie während der Narkose erhalten haben, kann vorübergehend Ihre Reaktionsfähigkeit –auch unmerklich- herabgesetzt sein.
Daher dürfen Sie 24 Stunden nach der Operation
- ➢ kein Fahrzeug lenken
- ➢ nicht ohne Begleitperson am Straßenverkehr teilnehmen
- ➢ nicht an gefährlichen Maschinen und laufenden Motoren arbeiten
- ➢ keine Abschlüsse jeglicher Art (z. B. Unterzeichnung von Verträgen) vornehmen
- ➢ keinen Alkohol zu sich nehmen

Nach der Operation müssen Sie von einer erwachsenen Person nach Hause begleitet werden. Für die ersten 24 Stunden nach der Operation muss die Betreuung durch eine Bezugsperson geregelt sein, da Sie während dieser Zeit nicht allein sein dürfen.
Im Haus muss ein funktionsfähiges Telefon vorhanden sein.

Bei besonderen Problemen (stärkere Schmerzen, Fieber, Schüttelfrost, Zittern, anhaltendes Erbrechen, Blutung) bitte im Krankenhaus anrufen:
0631 / 203 – 0 (Pforte) oder **0631 / 203-1950** (Zentralambulanz)
und den diensthabenden Arzt der Abteilung verlangen, bei der Sie operiert worden sind
(z. B. Chirurgie, Unfallchirurgie, Gynäkologie, HNO...) oder den diensthabenden Anästhesisten.

EINWILLIGUNG:
Über die obengenannten Verhaltensweisen vor und nach ambulantem Eingriff wurde ich aufgeklärt und habe keine weitern Fragen.
Auf die 24 Std. Überlegungsfrist wird verzichtet.

Den Informationsteil habe ich zum Mitnehmen erhalten.

Ort, Datum   *Unterschrift Patient*   *Unterschrift Arzt*

Index

Abkürzungsverzeichnis

AHA	American Heart Association
AIMS	Anästhesie-Informations-Management-Systeme
ASA	American Society of Anesthesiologists
BDA	Berufsverband deutscher Anästhesisten
BGA	Blutgasanalyse
CCS	Canadian Cardiovascular Society
COPD	cronic obstructive pulmonary disease
CP	Clinical Pathways
CPAP	continuous positive airway pressure: kontinuierlich positiver Atemwegsdruck
DGAI	Deutsche Gesellschaft für Anästhesie und Intensivmedizin
EFQM	European Foundation for Quality Management
FRC	functional residual capacity: funktionelle Residualkapazität
G-DRG	German Refined-Diagnosis Related Groups
IDDM	insulin dependent diabetes mellitus
KIS	Klinikinformationssystem
LMWH	low moleculare weight heparine
MET	metabolische Einheit
NPO	non per os: nicht peroral
NSAID	non-steroidal anti-inflammatory drugs
NSAR	nichtsteroidale Antirheumatika
NYHA	New York Heart Association
PCCL	Patient Clinical Complexity Levels
PDMS	Patienten-Daten-Management-Systeme
PONV	postoperative Übelkeit (Nausea) und Erbrechen (Vomitus)
PRIND	prolongiertes reversibles ischämisches neurologisches Defizit
PTCA	perkutane transluminale Koronarangioplastie
QS	Qualitätssicherung
RIS	Radiologieinformationssystem
SOPs	Standard Operating Procedures
TEE	transösophageale Echokardiographie
TEP	totale Endoprothese
TIA	transitorische ischämische Attacke
TTE	transthorakale Echokardiographie
VHF	Vorhofflimmern
ZVK	zentraler Venenkatheter